TRAUMA

John J. FRIED et John G. WEST

TRAUMA

FRANCE LOISIRS
123 boulevard de Grenelle, Paris

Titre original :
Trauma

Publié par Holt, Rinehart and Winston, New York

Traduit par Hubert Tezenas

Édition du Club France Loisirs, Paris
avec l'autorisation des Presses de la Cité

ISBN 2-7242-3363-8

1

– Docteur Kirk... Docteur Kirk... souffla une voix.

Une main se posa sur son épaule gauche et le secoua timidement.

– Désolée de vous réveiller, docteur Kirk. L'ambulance vient de nous amener quelqu'un.

Allan Kirk leva des yeux ahuris vers son interlocutrice et discerna un visage rond au teint sombre, encadré par une chevelure noire que dix heures de service trépidant avaient décoiffée. Une lourde odeur de sueur imprégnait la petite pièce où il s'était assoupi. Était-ce lui, ou la propriétaire du visage? Il n'aurait su le dire. Quand il eut recouvré une vision claire, il reconnut l'infirmière philippine qui l'assistait aux urgences.

– Vous êtes sûr que tout va bien, docteur?

– Oui... excusez-moi. Ça va très bien, parvint-il à articuler après s'être frotté les paupières. J'arrive tout de suite.

Tandis qu'elle s'éloignait, il chercha à tâtons sa montre posée à côté de lui, sur la tablette, puis l'approcha de son visage. Elle indiquait trois heures six du matin; il lui fallut plusieurs secondes pour réaliser qu'on était donc dimanche. Plus de trente heures qu'il était de garde!

Il passa dans la salle de bains, contiguë au dortoir qu'occupaient les médecins de garde aux urgences du centre de soins de Coit Hill Memorial. Il s'aspergea le visage, puis se regarda un instant dans la glace. A trente-quatre ans, il avait déjà derrière lui cinq ans de pratique chirurgicale, et entamait sa seconde année de recherches à l'Université de Californie, à San Francisco. Quoique sa carrière universitaire fût déjà bien avancée, il faisait depuis six semaines des gardes au noir dans divers hôpitaux du comté, afin d'en finir une bonne fois pour toutes avec les dettes qu'il avait accumulées pour financer ses études de médecine. Mais les semaines de soixante-douze heures à l'Université – où il faisait des pieds et des mains pour mettre en place un service de chirurgie spécialisé dans les soins aux traumatisés – ajoutées à ses gardes dans plusieurs autres institutions, étaient très lourdes à porter. Son visage, naturellement émacié, était devenu hâve, ses traits étaient tirés. Ses yeux, où naguère encore brillaient la curiosité et la soif d'agir, semblaient s'être éteints, obscurcis par de lourds cernes noirs. Ses cheveux, çà et là teintés de gris, paraissaient ternes et sans vie.

De la salle de bains, il passa dans une autre pièce qui n'était guère plus qu'un grand cagibi. La majorité de l'espace était occupée par des rayonnages où s'empilaient des blouses de chirurgien, des masques et des chaussons. Le peu de place qui restait était envahi par une table sur laquelle étaient posées une cafetière, une boîte de lait en poudre et diverses variétés de sucres. D'un regard las, il parcourut les étagères en quête d'une tenue déjà maintes fois portée. Il les préférait ainsi : il les trouvait plus agréables. Après en avoir passé une, il renfila les mocassins qu'il avait adoptés pour ne pas perdre de temps à nouer et dénouer des lacets. Il prit sur la table un gobelet qu'il remplit aux trois quarts de café, puis y ajouta quatre grandes cuillerées de sucre. Il n'aimait ni le café ni le sucre, mais l'un comme l'autre lui étaient nécessaires pour le sortir de sa torpeur et lui apporter rapidement un regain d'énergie.

Quand il entra dans le service des urgences, il aperçut deux infirmiers qui se hâtaient vers la sortie devant laquelle était garée leur ambulance. Il les interpella et l'un d'eux s'arrêta pour l'attendre.

– Hé, Doc! Déjà réveillé? plaisanta-t-il. Vous avez à peu près aussi bonne mine que nos clients!

– En gros, je suis dans le même état... Pourquoi est-ce que vous m'avez tiré du lit?

– Un jeune. Lui, ses potes et leurs petites copines étaient sortis en bande. Après les pizzas et la bière, ils se sont payé une petite balade à moto. A un feu rouge, il a oublié de s'arrêter, si on peut dire. Il l'a grillé et s'est fait dégommer par une camionnette. La petite qui était derrière a été tuée net. Lui, il était dans les pommes, mais il a commencé à s'agiter sur le trajet. Ceci dit, il est bien sonné... Il arrête pas d'appeler sa mère.

– Fonctions vitales?

– Là-bas, c'était bon. Tension à 11/7, pouls à 110.

– Quand a eu lieu l'accident?

– A trois heures. On venait juste d'expédier un autre appel dans le secteur, alors on y est allés direct.

Allan jeta un coup d'œil à sa montre. Il était trois heures dix. Si les blessures étaient graves, il fallait faire très vite.

L'autre ambulancier héla son collègue depuis la porte.

– Hé, Jack, tu rappliques? On a un arrêt cardiaque sur les bras, faut qu'on s'remue!

– On doit y aller, Doc. Le môme est en réanimation, salle B.

Allan le salua d'un hochement de tête, puis, pour chasser sa fatigue, il se força à trottiner jusqu'à la salle de réanimation.

Là, à proximité de l'entrée, un jeune homme athlétique, vêtu d'un jean et d'un sweat-shirt aux manches coupées aux épaules, était étendu sur un lit. Il pouvait avoir dix-huit ou dix-neuf ans. Ses muscles saillirent lorsqu'il s'agrippa au garde-fou latéral pour essayer de se redresser. Il vociférait des obscénités, exigeait qu'on lui dise où il était, et continuait à appeler sa mère d'une voix plaintive. « Tous les garçons blessés appellent leur mère », songeait Allan en s'approchant du lit.

Ses hurlements indiquèrent au médecin que les voies respiratoires étaient dégagées, et par conséquent que le blessé était en mesure de respirer normalement. De sa main, il attrapa le poignet de l'adolescent. Son pouls battait à une vitesse alarmante. Le teint était livide. Des gouttes de sueur minuscules perlaient sur son front. Allan constata que les vaisseaux sanguins s'étaient contractés pour maintenir une tension artérielle suffisante. Le jeune homme était en état de choc.

Un bruissement de papiers attira son attention. Il releva les yeux et aperçut Esperanza Gomez, l'infirmière philippine, assise sur un tabouret dans un coin de la salle et occupée à remplir consciencieusement un des innombrables formulaires qui devraient alimenter le dossier médical du jeune accidenté. Elle s'y appliquait comme si la vie du patient en dépendait.

Allan se retint de laisser exploser son impatience coutumière.

– Serait-il possible que vous laissiez ceci un moment pour venir prendre sa tension? se borna-t-il à observer.

– Oh, mais il n'y a pas de problème, docteur. Je venais de la vérifier quand vous êtes arrivé. Tension à 10/6, pouls à 120. La respiration est normale.

– Reprenez la tension, insista Allan, décidé à garder son sang-froid malgré la désinvolture de l'infirmière.

Sa placidité, il en était certain, était certainement bien plus due à son inexpérience qu'à l'indifférence : sans doute ne réalisait-elle pas clairement l'urgence de la situation.

– Apportez-moi un chariot à pansements, demanda-t-il après qu'elle eut repris la tension du blessé.

Il porta sa main à la tête du garçon. Une vilaine éraflure courait depuis la tempe sur toute la hauteur du visage.

– Petit... murmura Allan, qui espérait obtenir un indice de son état mental. Dis-moi ton nom, petit. Comment t'appelles-tu?

Le blessé émit quelques grognements incohérents. « M'man » fut tout ce qu'Allan put distinguer. Malgré l'apparence normale des pupilles, il se promit de faire venir un neurochirurgien un peu plus tard pour l'examiner. Puis il poursuivit son examen. Il promena ses mains sur le corps du blessé, depuis le cou jusqu'à la cage thoracique. Côté gauche, les côtes semblaient intactes. Mais à droite, il sentit sous ses doigts quelques aspérités aiguës au niveau des côtes inférieures, très certainement cassées et entrecroisées. Ses mains descendaient toujours. Il exerça une légère pression sur l'abdomen. Immédiatement, il sentit les muscles se contracter sous sa paume droite, à hauteur du foie. Le blessé poussa un gémissement et tenta d'écarter Allan. Le médecin revint bientôt à la charge et lui palpa le bassin. Encore une fois, l'adolescent laissa échapper une plainte.

– Désolé, petit... Je n'avais pas l'intention de te faire mal. Mais si on veut te tirer d'affaire, il faut bien qu'on trouve ce qui cloche.

« Au minimum, ce gosse a le foie touché, une fracture du bassin et des fractures multiples des côtes. »

Il releva la tête pour voir si l'infirmière lui avait rapporté ce qu'il avait réclamé. A sa grande surprise, elle n'avait pas bougé. Elle croisa son regard stupéfait.

Il étouffa de justesse un aboiement.

– Qu... qu'est-ce que vous attendez? interrogea-t-il avec un calme approximatif.

– Je suis désolée, docteur... Nous n'avons pas de chariot à pansements ici. Il faut que j'envoie quelqu'un au magasin.

Allan jeta un regard inquiet à l'horloge murale : elle indiquait trois heures quatorze. Quelques minutes à peine s'étaient écoulées depuis son arrivée dans la pièce; pourtant, il sentit une vague d'appréhension monter en lui. Il était convaincu que le patient souffrait d'hémorragies internes. Il avait toujours affirmé, aux internes comme à ses étudiants, que pour sauver une personne gravement traumatisée, on doit avoir jugulé l'hémorragie interne au plus tard une heure après l'accident. Dans le cas présent, il s'était produit à trois heures : quatorze minutes de son « heure de grâce » s'étaient déjà écoulées.

« Je crois que je vais avoir du pain sur la planche pendant les quarante-six prochaines minutes, pensa-t-il en contemplant toujours l'infirmière un peu troublée malgré toute sa bonne volonté, et mon petit doigt me dit que je ne trouverai pas beaucoup d'aide dans le secteur. »

Il prit une bonne bouffée d'air puis soupira longuement.

– Bon. D'accord... Oubliez le chariot à pansements. Faites-lui une perfusion au bras droit. Pour le bras gauche, j'aurai besoin d'un cathéter de 14 et d'un litre de liquide de Ringer.

L'infirmière s'ébranlait déjà.

– Avant tout ça, reprit-il, coupant net son élan, appelez la réception par l'interphone, et demandez-leur de nous envoyer l'infirmière-chef, un type du labo, et aussi quelqu'un pour nous apporter une radio portative.

Pendant qu'elle se dirigeait vers le téléphone, Allan prit la grosse paire de ciseaux à pansement accrochée à sa blouse à l'aide d'une épingle à nourrice. En quelques gestes vifs, il découpa le sweat-shirt, le pantalon et le slip du blessé, qui se retrouva bientôt nu comme un ver, à l'exception d'une vieille paire de bottes mexicaines. Allan se rendit au pied du lit et empoigna la botte gauche par le talon. En commençant à tirer dessus, il sentit qu'il y avait quelque chose d'anormal, comme une souplesse excessive. Il inspecta le membre de plus près et découvrit une plaie béante juste sous le sommet de la botte. En inclinant légèrement celle-ci avec d'infinies précautions, il repéra des fragments d'os qui affleuraient à la surface de la blessure. Il eut un frisson en songeant qu'il avait été parfaitement inconscient de vouloir ainsi retirer la botte, sans penser à effectuer un examen préalable des membres inférieurs. S'il avait persisté ne fût-ce qu'une seconde, il aurait probablement rendu nécessaire l'amputation.

Gomez, ainsi qu'il le constata non sans un certain soulagement, avait installé la perfusion qu'il lui avait réclamée; en revanche, ni l'envoyé du laboratoire ni les techniciens du service de radiologie ne s'étaient encore manifestés.

– J'ai absolument besoin qu'on établisse son groupe sanguin et qu'on lui transfuse huit unités de sang! Qu'est-ce qu'il fout, le type du labo? Bon sang, mais tout tourne de travers dans cette taule!

– Tout fonctionne parfaitement dans cet hôpital, docteur Kirk, je puis vous le garantir. Mais le technicien radio est pour le moment occupé aux soins intensifs. Quant aux autres, ils sont également pris, et personne ne peut se trouver en deux endroits à la fois. Ils seront là aussi tôt que possible.

C'était la voix de Gloria Cluny, l'infirmière-chef de nuit, dont Allan avait fait la connaissance une semaine auparavant, lors de sa première garde à Coit Hill.

« Formidable, songea-t-il. Non seulement je dois me débrouiller avec une infirmière débutante, mais en plus il va falloir supporter cette espèce de harpie qui essaiera de me mettre des bâtons dans les roues au lieu de m'aider. »

Cluny était une femme corpulente au physique de matrone. Ses yeux froids étaient abrités derrière une paire de lunettes sans monture. Elle n'avait probablement guère plus de la cinquantaine, mais ses lunettes et ses cheveux soigneusement tirés en arrière et rassemblés en chignon la vieillissaient. Ainsi qu'Allan en avait été averti par les autres médecins des urgences, elle était extrêmement à cheval sur le règlement. Et le règlement, il le savait bien, n'était qu'un obstacle de plus durant le compte à rebours, déjà largement entamé, qui déciderait de la vie ou de la mort de son patient.

Toutefois, Allan choisit de rester courtois à son égard. S'il voulait avoir une chance de sauver la vie du garçon, il fallait qu'il exploite toute coopération potentielle de sa part. Elle était entrée à trois heures vingt. Le blessé disposait d'à peine quarante minutes de sursis.

Il esquissa un sourire gauche, espérant que son visage prendrait l'air penaud qui s'imposait.

– Excusez-moi... Je suis persuadé que les techniciens font tout ce qu'ils peuvent. Mais ce gosse me donne des inquiétudes. Pas de doute, il est en train de se vider de son sang. Auriez-vous la gentillesse de les appeler, s'il vous plaît?... Oh, et pourriez-vous faire préparer une salle d'op?

Elle lui jeta un regard froid.

– Certainement, docteur.

Elle tourna les talons, puis changea d'avis et fit demi-tour.

– Peut-être souhaitez-vous parler maintenant aux parents?

– Merde!... Ils sont déjà ici?

Malgré sa longue expérience des soins d'urgence, il trouvait toujours aussi pénible d'affronter la famille des blessés graves, en particulier lorsqu'il s'agissait des parents d'un adolescent. La manière dont ils le fixaient lui faisait sentir qu'ils exigeaient de lui des efforts surhumains. Et si le patient venait à succomber, leurs regards inquisiteurs l'accusaient invariablement d'avoir échoué là où il aurait dû réussir. A présent, certain que le jeune homme souffrait d'abondantes hémorragies internes, ne sachant trop quand un chirurgien se présenterait, Allan renâclait plus que jamais à cette corvée.

Il ravala son dégoût, sortit de la salle de réanimation d'un pas vif et se dirigea vers une porte où était inscrit « Privé ». Il respira profondément, tourna le bouton et entra. L'une des deux chaises était occupée par une femme. Des tresses de cheveux argentés s'échappaient d'un chapeau qu'elle avait visiblement mis à la hâte. Elle portait un vieil imperméable, de ceux que les habitants de San Francisco gardent habituellement dans leur garage, pour le cas où il pleuvrait à l'heure de sortir les poubelles. Il ne put distinguer ses traits, car elle avait baissé la tête. Ses yeux étaient rivés sur ses mains jointes, posées sur ses genoux. Sur son épaule était posée la main d'un homme qui se tenait debout derrière elle. Il était grand, osseux. Son visage était assombri par une barbe de la veille. Lorsque Allan s'avança à leur rencontre, ses yeux s'élargirent.

La femme, qui ne semblait pas avoir entendu le médecin entrer, leva la tête à son tour, alertée par un tressaillement de la main de son mari. En un éclair, elle fut debout.

– Mon fils, docteur...? implora-t-elle. Est-ce qu'il va bien? Dites-moi qu'il va bien! L'infirmière qui nous a appelés nous a dit que...

– C'est sûrement une erreur, Doc, pas vrai? intervint l'homme. Greg était à Berkeley. Il va à l'école là-bas... Il n'avait aucune raison d'être dans le coin. Ça n'est pas Greg, dites?

Allan aida sa femme à se rasseoir. Ses yeux allèrent à l'homme, puis revinrent se poser sur elle. Son cœur battait à tout rompre, il avait les lèvres sèches comme de la craie.

– Non... Désolé, mais ça n'est pas une erreur.

En parlant, il crut un instant que sa langue allait rester collée à son palais. Il avait l'impression d'émettre des grognements incompréhensibles.

– Greg et son amie étaient venus de ce côté-ci de la baie. Ils étaient sur le chemin du retour à l'Université quand ils ont été percutés par une camionnette...

Il fut interrompu par les premiers sanglots de la femme. Le père respirait bruyamment, longuement, luttant pour rester calme. Une pensée incongrue occupa un instant l'esprit d'Allan : « Un grand fumeur... » Il fallait qu'il s'en aille.

– Madame... articula-t-il en s'efforçant de paraître rassurant. Nous faisons tout notre possible. Je tâcherai de vous tenir au courant.

Sur ce, il se dirigea vers la sortie. Le père le rattrapa.

– C'est notre seul enfant, docteur...

Allan sentit que l'homme cherchait désespérément quelque chose à ajouter. Mais rien ne vint. Il hocha la tête et sortit.

Il regagna au pas de course le service des urgences et manqua entrer en collision avec un technicien du laboratoire qui apportait le matériel nécessaire au prélèvement sanguin. Une femme le suivait de peu en poussant devant elle une radio portative. Pour gagner quelques secondes, Allan l'aida à transporter son encombrant engin jusqu'à la salle de réanimation.

– Docteur Kirk! appela Gomez. La tension vient de chuter à 6/4!

– Ce gosse doit avoir une chienne d'hémorragie, c'est sûr,

lâcha-t-il. Il devrait déjà être sur le billard, et on est encore là à faire joujou avec des perfusions!

Il marqua un léger temps d'arrêt.

– Il va lui falloir un maximum de sérum pour tenir jusqu'à l'arrivée d'un chirurgien.

Il se tourna vers le laborantin.

– Je vais aussi avoir besoin de sang, et le plus vite possible.

A nouveau, il s'adressa à Gomez :

– Les deux perfusions qu'on lui a faites ne suffiront pas à lui donner le sang et le sérum dont il a besoin. Apportez-moi un scalpel et des tubulures stériles.

– Quel type de cathéter avec les tubulures, docteur?

– Oubliez donc le cathéter. Nous allons placer directement l'intubation dans la veine saphène, dans la cheville droite.

Pendant qu'il enfilait ses gants, l'infirmière versa sur la cheville du blessé une dose généreuse d'antiseptique. Dès qu'elle eut terminé, Allan y injecta un anesthésique et, quasiment dans la foulée, saisit un scalpel. Il pratiqua une incision longue et rectiligne dans la peau diaphane; puis, en deux ou trois coups secs, il écarta la couche de graisse jaunâtre, jusqu'à mettre à nu la surface fibreuse et claire de la veine qu'il voulait atteindre. Il entailla la veine d'un geste sûr. Aussitôt, il clampa le vaisseau afin d'éviter que la coulée de sang ne lui complique la tâche. Gomez lui tendit la tubulure intraveineuse. Délicatement, il la fit glisser, à travers l'entaille qu'il avait pratiquée, jusqu'au centre de la veine. L'infirmière raccorda alors l'autre extrémité de la tubulure à une bouteille de liquide de Ringer, dont elle ouvrit ensuite la valve au maximum pour laisser couler le sérum. Cela fait, elle se précipita pour reprendre la tension du blessé.

– La tension est remontée à 10/6, docteur.

– Pour le moment, c'est bon. Maintenez toutes les valves grandes ouvertes.

Il se détourna et cria en direction de la porte, que les techniciens n'avaient pas refermée derrière eux.

– Quand peut-on espérer avoir un chirurgien ici?!

– Le docteur Weiss est en tête de la liste de garde, mais son service n'arrive pas à le joindre, répondit de loin Cluny.

– D'accord! Alors, appelez le suivant! cria Allan. Et appelez donc la banque, il nous faut du sang!

Une nouvelle fois, il leva les yeux sur l'horloge : quatre minutes étaient encore passées. Puis son regard revint se poser sur le blessé étendu sur le lit. A moitié inconscient, il secouait la tête de droite et de gauche en marmonnant des obscénités. Allan lui appliqua son stéthoscope sur le thorax. Il eut du mal à entendre son souffle au niveau du poumon droit, ce qui semblait indiquer une hémorragie importante dans cette région. Il promena ses mains sur le ventre. Il était moins contracté qu'auparavant : le gros du sang avait dû s'écouler dans la partie inférieure de l'abdomen. La grande aiguille de l'horloge vint chatouiller le six. Il estima que le sort du patient serait réglé dans les trente-cinq minutes à venir. Son regard tomba sur le laborantin qui était revenu sans bruit. Il avait l'air sombre.

– Vous avez fait vite, observa Allan. Vous avez déterminé son groupe et son Rhésus?

– Ouais... Docteur, autant vous le dire tout de suite : on a un sérieux problème de sang, déclara-t-il tranquillement. Le gosse est O Rhésus positif. Mais il y a deux heures, le Dr Harper a utilisé tout notre stock de O+, plus tout ce que nous avons pu obtenir de la Croix-Rouge, pour une résection d'anévrisme. Je vous apporte tout ce que j'ai pu dénicher : deux unités de O-, donneur universel.

– Merde! explosa Allan. D'accord. Merci... Mettez en place ces deux unités.

Il se retourna vers la porte toujours ouverte.

– Il nous faut quelqu'un maintenant! hurla-t-il à l'intention de Cluny. Où en êtes-vous avec les chirurgiens de garde?

– J'ai essayé de joindre le Dr Goodenouw, mais il est en vacances. Il a un remplaçant pour assurer ses consultations, mais il n'est pas résident chez nous et n'est donc pas habilité à opérer.

Il sembla à Allan que le ton de Cluny était un peu pincé.

– On perd du temps, bon sang! Qui est responsable de la liste de garde?

– Le Dr Harper, notre médecin-chef. Mais il n'est pas de garde. Et par-dessus le marché, il a travaillé jusqu'à une heure du matin sur une rupture d'anévrisme.

– Appelez-le et passez-le-moi! On économisera au moins un intermédiaire!

Pendant que Cluny composait le numéro, Allan s'approcha du comptoir du standard où elle se tenait. Par la fenêtre située à quelques pas derrière, il aperçut le père du blessé, qui faisait les cent pas dehors en fumant une cigarette. Cluny débita quelques phrases rapides au téléphone, puis tendit l'appareil à Allan. Celui-ci se présenta brièvement.

– Écoutez, Kirk, coupa Harper. J'ai travaillé jusqu'à minuit passé. Alors, dites-moi ce qu'il y a de si important pour qu'on me fasse réveiller à trois heures et demie du matin!

Allan s'efforça de rester maître de lui. Il décrivit les blessures du jeune motocycliste et raconta ses efforts pour maintenir une tension élevée. Mais à l'instant où il mentionna la cruelle carence de sang, il se rendit compte qu'il venait de commettre une faute stratégique.

– Docteur Kirk, l'interrompit aussitôt Harper. J'ai bien l'impression que votre patient souffre de traumas irréparables. Figurez-vous que je me suis occupé de ce service, jeune homme, et que j'ai vu défiler un bon millier de cas semblables. Je suis désolé, mais ça ne vaut pas la peine que je revienne à l'hôpital. Certains cas échappent à notre compétence, voilà tout. On ne peut pas sauver tout le monde...

Du standard, Allan se tourna tout à coup vers la porte d'entrée du service, qui venait de s'ouvrir. Le père du jeune blessé y avait passé la tête et regardait à la ronde. Allan, effrayé à l'idée qu'il pût apercevoir son fils dans l'état où il était, s'avança vers lui pour s'interposer. En le voyant, l'homme vint à sa rencontre.

Allan appliqua l'appareil tout contre sa bouche.

– Docteur Harper! souffla-t-il à la hâte. Nous pouvons le sauver en contrôlant l'hémorragie dans les vingt-cinq ou trente minutes qui viennent!

– Écoutez, mon petit, rétorqua Harper en mettant l'accent sur « petit ». Ce gosse est déjà mort. Même si le Christ débarquait à l'instant pour pratiquer lui-même l'opération, ça ne changerait rien. Et vous venez de me dire vous-même qu'il n'y a pas assez de sang pour le maintenir!

Allan pivota pour tourner le dos à l'homme, qui s'était immobilisé à quelque distance et attendait.

– La Croix-Rouge dit qu'elle peut nous trouver une douzaine d'unités, mentit-il.

– Permettez-moi d'en douter. Et même si c'était vrai, ça reviendrait à verser douze unités de sang dans une passoire en espérant la remplir. Il faut savoir renoncer à s'acharner, docteur. Allons, retournez donc vous reposer, et laissez-moi en faire autant...

Allan sentit qu'Harper s'apprêtait à raccrocher sans délai.

– Harper! glapit-il d'une voix qu'il voulait basse. Je vous garantis que je peux le maintenir en vie jusqu'à votre arrivée! J'en prends la responsabilité. Mais si vous ne venez pas immédiatement, et si ce gosse meurt, alors ce sera vous le responsable! Et je ferai tout pour que vous en répondiez...

Il transpirait. Ses mots durs résonnèrent un instant sous son crâne.

Il pouvait entendre Harper respirer lentement.

– D'accord... lâcha finalement le chirurgien. J'arrive. Il me faudra vingt minutes. Mais il vaudrait mieux pour vous que le cœur du gosse batte encore à ce moment-là.

Allan, tremblant, reposa le téléphone et s'avança à la hâte vers le père du blessé. Il lui posa une main sur l'épaule et le reconduisit avec ménagements vers la sortie.

– Je viens de parler au chirurgien, essaya-t-il d'expliquer pendant que l'autre, d'une main mal assurée, portait à ses lèvres une cigarette. Il sera là dans vingt minutes.

– Il a besoin d'être opéré? fit l'homme d'une voix étranglée. Greg a besoin d'une opération...?

– Oui. Mais il n'y a pas de quoi s'affoler. Une fois qu'on l'aura admis en salle d'opération, ce sera comme s'il était sur pied. Croyez-moi...

L'homme le dévisageait de ses yeux brillants. Il leva la main qui tenait la cigarette, et, de l'index, s'essuya le coin de l'œil.

– Doc... si le petit meurt... je ne sais pas ce qu'on va devenir.

– Nous faisons tout ce qui est en notre pouvoir, répondit Allan. Allons, vous nous faciliterez beaucoup la tâche en retournant attendre avec votre femme.

Allan revint en courant au chevet du blessé. Au moment précis où il atteignit le bout du lit, la manipulatrice radio entra précipitamment, clichés en main. Elle les disposa sur le négatoscope et en alluma la lumière. Allan examina rapidement les radios. Elles confirmaient ses soupçons: il y avait bien une hémorragie thoracique dans le flanc droit.

– Il va falloir faire une ponction pleurale, dit-il à Gomez. Apportez-moi une tubulure de trente-six et préparez une pompe pleurale.

L'infirmière, gênée, se dandinait.

– Nous n'avons pas de tubulure de trente-six, docteur... bredouilla-t-elle.

– D'accord... Alors, donnez-moi ce que vous avez. Je choisirai. Et tant que vous y êtes, apportez-moi des gants, de la Bétadine, un scalpel, une seringue de dix centimètre cubes, de la Xylocaïne, de la soie de O sur une grosse aiguille et des bandes larges. Allez-y.

Gomez revint précipitamment avec un plateau. Allan saisit les gants et les enfila tout en suivant du coin de l'œil l'infirmière qui badigeonnait la poitrine du blessé de Bétadine.

Aussitôt que ce fut fait, Allan injecta le contenu anesthésique de la seringue au niveau de la cinquième côte. Puis il s'empara du scalpel, à l'aide duquel il pratiqua une incision d'un peu plus d'un centimètre. Il reposa l'instrument pour mettre en place un écarteur destiné à maintenir ouverte l'entaille qu'il venait de faire. Un peu d'air s'échappa, suivi d'un flot de sang. Il retira l'écarteur, glissa son doigt dans l'ouverture et l'y fit tourner pour s'assurer que le poumon n'était pas collé contre la paroi costale.

Il put constater avec soulagement que ce n'était pas le cas. Il saisit une tubulure de vingt-huit et l'introduisit profondément dans la cavité thoracique. Un jet de sang l'éclaboussa, maculant sa blouse et l'uniforme de l'infirmière. Il ne put s'empêcher de sourire, et croisa au même instant un regard déconcerté que lui adressait Gomez.

– Nous avons touché une poche, expliqua-t-il comme s'il s'adressait à ses étudiants. C'est la preuve que nous avons fait le bon choix : une telle hémorragie mettait en danger la vie du patient. Il n'y a rien de plus désolant que de pratiquer une ponction pleurale – c'est une chose pénible pour le patient – et de ne récolter que quelques gouttes de sang. A présent, il faut protéger notre installation des infirmières : rien de pire que de voir une infirmière débutante s'évanouir et arracher le tout en tombant.

Tout en fixant la tubulure avec du sparadrap, il poursuivit son monologue :

– Le critère, ce serait qu'on puisse accrocher ce type au plafond par ce tube sans que ça lâche. Bon... Il faut lui refaire une radio, histoire de vérifier qu'on ne lui a pas perforé le diaphragme.

Allan regarda l'heure : trois heures trente-six. Encore six minutes évanouies... Grâce à la ponction, il avait pu siphonner le sang répandu, ce qui permettait au poumon de se dilater de nouveau. Mais l'hémorragie abdominale représentait toujours une menace considérable. Il restait environ quinze minutes pour la juguler et sauver ainsi la vie du blessé.

Allan courut jusqu'à la porte.

– Il nous faut plus de sang! cria-t-il à Cluny. Essayez encore la banque du sang de San Francisco. S'ils n'ont rien, passez un appel à la police et aux pompiers. Peut-être qu'on trouvera des donneurs parmi les types en service de nuit.

Il s'apprêtait à reprendre le chemin de la salle de réanimation lorsqu'il se souvint que le jeune homme avait été assommé lors du choc. L'image de sa contusion à la tempe et l'écho de ses murmures sans suite lui revinrent en mémoire.

– Ah! Et voyez si vous pouvez faire venir un neurochirurgien!

– C'est impossible tant qu'on n'a pas fait de scanner.

– Ah bon! Eh bien, faisons-en un tout de suite.

– Nous ne pouvons pas. Le manipulateur est rentré chez lui. Il lui faudrait trois quarts d'heure pour revenir, plus une demi-heure pour faire chauffer l'appareil. Et n'importe quel neurochirurgien, si vous l'appelez plus de deux heures après l'admission du patient, vous répondra quels que soient les résultats du scanner que si ce patient a tenu jusque-là tout seul, il tiendra bien jusqu'au lendemain; et il vous dira qu'il passera le voir dans l'après-midi, quand il en aura terminé avec ses interventions programmées. C'est déjà arrivé.

Elle fit une légère pause.

– Peut-être qu'un orthopédiste...? suggéra-t-elle.

– Bon Dieu non! s'écria Allan. C'est la seule race qu'on ne doit laisser entrer ici sous aucun prétexte. Faites venir un orthopédiste, et il va se mettre à tout chambouler en ordonnant toute une série d'examens inutiles. Non, je vais me contenter d'éclisser les fractures. Une fois qu'on l'aura stabilisé en salle d'op, on pourra laisser s'approcher un orthopédiste. Bon, si vous ne pouvez pas non plus faire venir un neurochirurgien, je vais faire le nécessaire pour tout préparer pour l'arrivée de Harper. C'est tout ce qui peut aider le gosse pour le moment.

Il retourna au chevet du blessé. Sa peau était crayeuse. La sueur dégoulinait de tous ses pores.

– Reprenez donc sa tension, ordonna-t-il à Gomez.

– Elle est redescendue à 8, docteur... et le pouls est à 120.

Pendant qu'il s'entretenait avec le père de l'accidenté, elle ou Cluny lui avait placé un cathéter dans la vessie. Allan regarda la poche en plastique fixée à l'autre extrémité de la tubulure : elle contenait un fond d'urine insignifiant.

– Il y a combien de temps que vous l'avez vidée?

– On lui a retiré deux cents centimètres cubes d'urine il y a dix minutes, et depuis il n'en a plus produit.

Allan sentait sa chemise collée à son dos trempé de sueur. Les yeux lui piquaient. Sa nuque était ankylosée, ses jambes molles. L'absence d'urine indiquait que les reins s'étaient bloqués sous l'effet de l'état de choc. Il fallait absolument colmater les vaisseaux qui déversaient tout leur sang dans le ventre du jeune homme. Et l'horloge lui signalait que Harper ne serait pas là avant dix ou douze minutes... Allan sentit le désespoir l'envahir. D'ici à ce qu'ils aient réussi à mettre le gosse sous anesthésie...

Une bouffée de sueur froide l'arracha soudainement à ses pensées. Luttant pour rester maître de lui, il courut vers le standard, où Cluny remplissait tranquillement une liasse de formulaires.

– Mademoiselle Cluny... avez-vous appelé un anesthésiste?

Elle termina d'écrire le mot qu'elle avait commencé, puis leva les yeux sur lui.

– Non, docteur Kirk. Il est inutile de le faire avant l'arrivée du Dr Harper. Dans cet établissement, on ne fait venir l'anesthésiste qu'après que le chirurgien a examiné le patient et pris la décision d'opérer.

– Mademoiselle Cluny... le Dr Harper a pour ainsi dire accepté d'opérer. Pouvez-vous s'il vous plaît appeler le premier anesthésiste que vous trouverez?

– Je regrette, docteur, mais c'est le règlement. Je ne me permettrai en aucun cas d'usurper les prérogatives du Dr Harper.

Sans un mot, Allan passa derrière le comptoir et attrapa le téléphone. Juste à côté du combiné était posée la liste de garde. Il la parcourut jusqu'à ce qu'il repère un anesthésiste. Avec une rage à peine contenue, il enfonça brutalement les touches pour composer le numéro. Lorsque son correspondant décrocha, Allan déversa un torrent de paroles pour lui expliquer la situation. A mots couverts, il le sommait de venir immédiatement.

– Kirk, je n'ai jamais entendu parler de vous. J'imagine que vous êtes nouveau chez nous. Alors laissez-moi vous mettre un peu au courant, au cas où personne n'aurait...

– Si vous avez l'intention de me répéter que seul un chirurgien peut vous convoquer, je vous signale que le Dr Harper va arriver d'une seconde à l'autre. J'ai la certitude qu'il fera immédiatement admettre ce patient en salle d'opération. Écoutez, nous avons très peu de temps. Chaque minute...

– Laissez tomber les violons! Je ne sais vraiment pas comment vous avez réussi à faire venir Harper, mais il n'est pas question que j'accoure au beau milieu de la nuit sur votre ordre. J'ai un programme surchargé demain matin.

– Docteur, votre responsabilité...

– Hé! Pas la peine de me faire un cours là-dessus. Je parie que l'hémorragie de ce gosse est tout bonnement due à la fracture du bassin, et que la mollesse de l'abdomen est une simple conséquence des côtes cassées. Il tiendra jusqu'à demain. Je parie que vous n'avez même pas fait de drainage péritonéal.

– Ça n'est pas nécessaire.

– Pour moi, si. Comment saurai-je autrement s'il a une hémorragie abdominale? Rappelez-moi quand vous aurez effectué le drainage. Si Harper n'est pas encore arrivé, je verrai si je dois venir ou non.

Sans rien ajouter, il raccrocha.

Lentement, Allan reposa le combiné et consulta sa montre. Les chiffres scintillants annonçaient trois heures cinquante-deux. Il avait l'impression qu'il était ici depuis une éternité. Ses muscles lombaires le faisaient souffrir, ses jambes étaient en coton. Ses bras gourds semblaient attirés vers le sol par une gravité décuplée.

Il revint en traînant les pieds vers l'accidenté. Son corps était hérissé de tubes disposés depuis quelques minutes à peine. A présent, il fallait encore lui percer l'abdomen pour dépister une éventuelle hémorragie massive. Allan était résolu à faire venir l'anesthésiste. S'il ne pratiquait pas ce drainage, il ne pourrait jamais le convaincre.

Il s'approcha de Gomez, et, après avoir prié le ciel pour qu'elle comprenne de quoi il parlait, il lui demanda de préparer les instruments de drainage péritonéal.

– On n'en utilise jamais la nuit, répondit-elle.

C'était sans doute une manière de dire qu'elle n'avait pas la moindre idée de ce que cela pouvait être.

Avant qu'il ait eu le temps de réagir, Cluny apparut à leurs côtés.

– Soyez gentille, lui dit-il, déterminé à rester poli malgré l'anxiété qui commençait à l'étouffer. Faites un tour au local de stérilisation, et voyez si vous pouvez me rapporter des instruments de drainage.

Moins de deux minutes plus tard, elle était de retour avec un plateau à instruments. Allan crut un instant qu'il allait pleurer de joie.

Tandis qu'il enfilait une nouvelle paire de gants, Gomez rasa une partie de l'abdomen, à environ trois centimètres sous le nombril, qu'elle frotta ensuite avec un antiseptique puissant. Allan effectua une rapide incision par laquelle il introduisit un tube terminé par une lame, selon un angle de quarante-cinq degrés. A peine la lame se fut-elle enfoncée d'un centimètre dans la cavité abdominale que le garçon commença à gémir en bandant ses muscles. D'une pression ferme, Allan perfora la paroi abdominale. La tubulure s'y introduisit.

En la guidant, il la fit avancer d'une quinzaine de centimètres. Un jet de sang s'échappa. Une fraction de seconde, comme à chaque fois, il frémit à l'idée d'avoir peut-être touché l'aorte ou un autre vaisseau majeur. Mais le jet se tarit à peu à peu pour se transformer en simple écoulement. Il avait bel et bien crevé la poche qui, comme il l'avait pressenti, s'était constituée dans l'abdomen.

D'un vif mouvement du poignet, il retira le cathéter. Le blessé émit un grognement sourd et tenta de se retourner.

Dans la salle planait un pesant silence. Lorsqu'il leva les yeux, il perçut dans les regards des deux infirmières quelque chose qui ressemblait à du respect. Il retourna au standard, retrouva le numéro de l'anesthésiste et l'appela. De loin, Cluny et Gomez le virent parler, puis raccrocher.

– J'ai eu son service, leur dit-il sans attendre la question. Ils m'ont dit qu'il avait donné les consignes pour ne pas être dérangé, sauf si c'était Harper qui appelait.

Il s'approcha du blessé.

– Si Harper n'est pas là dans les cinq minutes...

Mentalement, il se vit en train de signer le certificat de décès. Et pour la cause? Inscrirait-il « Patient décédé suite à l'indifférence des médecins »? Ou encore, « Patient décédé en raison de l'incompétence totale des chirurgiens en matière de traumatologie »?

Que se passerait-il s'il pratiquait lui-même l'intervention? Il résolut de s'adresser à Cluny qui l'avait rejoint.

– Je vais le faire entrer en salle d'op, lâcha-t-il avec une conviction qui, espérait-il, impressionnerait la redoutable infirmière-chef.

– Docteur Kirk, pourquoi ne m'avoir pas dit plus tôt que vous étiez habilité à opérer ici? fit-elle d'une voix glaciale.

– Je ne le suis pas...

– Dans ce cas, que voulez-vous dire, Seigneur Dieu? Il est exclu que j'ouvre la salle d'opération sur l'ordre d'un médecin qui n'a pas le droit de pratiquer une intervention. Exclu!

Elle lui lança un regard hautain puis se radoucit quelque peu.

– Soyez donc patient, docteur Kirk. Il est presque quatre heures. Le Dr Harper sera ici dans cinq minutes.

Allan ne releva pas la remarque.

– Pouvons-nous le faire transférer à l'Université? Il existe des dispositions en ce sens.

– Oui, mais le Département de la Santé du comté l'interdit au cas où les fonctions vitales du patient sont à ce point instables. Ce garçon ne peut pas être transféré. Je suis navrée, mais je ne demanderai ni ne vous laisserai demander son transfert.

Allan regarda à la ronde, désespéré.

« Pas moyen de faire venir quelqu'un parce que personne n'a rien à foutre de ce genre de cas. Je ne peux pas non plus l'opérer parce que je n'en ai pas le droit dans ce putain d'hôpital. Je ne peux pas le transférer à l'Université, tout ça parce qu'il n'est pas en état de gambader dans les couloirs... »

– Docteur! cria Gomez. La tension est tombée à 4/0!

Son premier réflexe fut de réclamer du sang, mais il se retint en se rappelant qu'ils avaient déjà utilisé tout le stock disponible à l'hôpital, et qu'il n'y avait pour l'heure aucune réponse aux appels qu'ils avaient lancés à l'extérieur. Les parents du gosse, peut-être? Même s'ils étaient tous deux de même groupe sanguin, il pourrait en obtenir un litre au grand maximum, et c'était nettement insuffisant. Sans dire un mot, Allan sortit de la pièce et se précipita vers le parking. Sous les puissantes lumières jaunes des réverbères, sa vieille Chevrolet se détachait vivement. Il l'atteignit en une dizaine de foulées. Il ouvrit la malle arrière et, dans un grand coffret métallique, il prit une boîte contenant douze sachets en plastique qui renfermaient un épais liquide. Puis il claqua le battant du coffre et repartit en courant vers l'entrée des urgences.

Gomez et Cluny, réunies au chevet du mourant, s'efforçaient fébrilement de rajuster les valves des perfusions de sérum.

– Laissez tomber ces conneries! hurla Allan en arrivant en trombe. Ça n'est jamais que de l'eau sucrée, bon Dieu! Il lui faut quelque chose pour oxygéner ses tissus!

Le blessé émettait maintenant des râles d'agonisant en respirant. Allan débrancha précipitamment une des bouteilles de sérum et y substitua un des sachets qu'il avait rapportés. Après avoir répété l'opération avec l'autre perfusion, il saisit le sachet dans sa main et le pressa pour en accélérer le débit. Plus il serrait, plus il sentait le pouls ralentir et se stabiliser.

– Tension artérielle?

– Elle monte, docteur, répondit Gomez. 8/6.

L'espace d'un instant, Allan s'autorisa à souffler. Peut-être que le petit s'en sortirait, peut-être Harper allait-il arriver, là, tout de suite...

En contemplant les traits du blessé, son attention fut attirée par la contusion qui lui mangeait le côté du visage.

– Bon Dieu! s'écria-t-il, sans s'adresser à personne en particulier. Scanner cérébral ou pas, j'appelle un neurochirurgien!

Il se tourna vers Cluny et lui montra du doigt les deux autres sachets qu'il avait apportés.

– Installez ceux-là quand les autres seront vides.

L'infirmière-chef, qui le suivait des yeux d'un air soupçonneux depuis son retour du parking, n'esquissa pas un geste.

– Je n'ai aucune idée de ce que contiennent ces sachets, docteur. Tant que vous ne me l'aurez pas expliqué, je ne participerai pas à leur injection.

Allan la fusilla du regard. Il hésitait. Devait-il aller téléphoner?

Ses pensées furent brusquement interrompues par le cri aigu de Gomez.

– Arrêt cardiaque!!

Allan jeta les yeux sur l'écran de contrôle de l'électrocardiogramme, et vit une ligne horizontale continue. Il réagit instantanément. L'infirmière partit en courant à la recherche du défibrillateur qui pourrait relancer le cœur.

– Laissez tomber! lui cria Allan qui avait deviné son intention. On va l'ouvrir. De la Bétadine sur le thorax, vite!

Gomez étala le stérilisant. Allan saisit un scalpel, incisa entre la quatrième et la cinquième côte, puis, d'un geste vigoureux et précis, fit descendre la lame en diagonale, jusqu'à ce qu'elle vînt buter contre le drap sur lequel reposait le corps. Il écarta sans difficulté les muscles à vif à l'aide de deux doigts. Il reprit son scalpel, cette fois pour ouvrir le muscle intercostal. Deux coups plus rapides dégagèrent complètement le thorax. Il songea un instant à réclamer un écarteur de côtes, mais, anticipant la réponse probable de Gomez, il resta silencieux. A la place, il passa trois doigts de chaque main dans l'ouverture, tira de toutes ses forces et écarta les côtes.

Il parvint à glisser sa main droite dans le thorax. Presque instantanément, il sentit sous ses doigts le péricarde, membrane poisseuse et chaude qui enveloppe le cœur. A l'intérieur, l'organe battait faiblement, agité des derniers spasmes de l'agonie.

Allan appuya sur le cœur et le sentit mou sous ses doigts.

– Il n'y a plus une goutte de sang là-dedans! cria-t-il. Bon Dieu, Gomez! Transfusez un des sachets, vite!

Effrayée, écartelée entre Allan et Cluny qui la fixait froidement, l'infirmière hésita, puis se résolut finalement à obéir à l'injonction du médecin.

Allan pressait, puis relâchait régulièrement le cœur, à un rythme estimé de quatre-vingts ou quatre-vingt-dix pulsations par minute. Il ne le sentait pas réagir. Pour s'en assurer, il s'interrompit : l'organe gisait dans ses mains, inerte.

Il recommença en ignorant la crampe fulgurante qui lui tétanisait les muscles de l'avant-bras et la morsure aiguë des côtes qui lui rentraient dans le poignet.

Cluny se pencha sur le visage du blessé.

– Les pupilles sont fixes et dilatées, docteur...

Allan, effondré, retira sa main des entrailles du jeune homme. Puis il leva les yeux. Sur le seuil, un homme entre deux âges contemplait silencieusement la scène; tous ses traits exprimaient une rage folle. Allan était certain qu'il s'agissait de Harper.

– Docteur... commença-t-il, mais il n'osa rien ajouter.

Harper le dévisagea intensément, secoua lentement la tête avec une moue dégoûtée; puis il remit son imperméable et s'en fut brusquement.

Ni Gomez ni Cluny ne regardaient Allan. La réceptionniste, qui avait quitté son poste pour suivre le dénouement du drame, sortit de la salle. Gomez entreprit de retirer les diverses perfusions du corps, qu'elle recouvrit ensuite à l'aide du drap souillé de sang et d'urine. Pour sa part, Cluny s'était mise à rassembler sur un plateau les scalpels et autres instruments.

Allan jeta un coup d'œil à travers les doubles portes vitrées. L'aube commençait à poindre. Il était anéanti. Il n'avait qu'une envie : quitter cet endroit et faire le vide dans sa tête pour se donner une chance d'y voir clair. Et aussi arrêter de trembler...

Lointaine, la voix de Gomez parvint jusqu'à lui.

– Et la famille, docteur? Vous allez leur parler?

Qu'allait-il faire? Il avait la peur au ventre. D'ordinaire, lorsqu'il perdait un patient, les remords ne le prenaient pas immédiatement, mais au moins quelques heures, voire quelques jours après le décès. Cette fois-ci, il était déjà à la torture. N'aurait-il pas dû le faire transférer plus tôt? Remuer ciel et terre pour trouver un chirurgien à tout prix? Comment pourrait-il se présenter devant ces gens?

Il alla au lavabo de la salle de réanimation et s'aspergea le visage et la nuque d'eau glacée. Lentement, cherchant à gagner du temps, il s'essuya la figure et les mains puis rentra sa chemise dans son pantalon. Éperdu, il envisagea d'amener avec lui une infirmière, ou de laisser une assistante sociale se charger d'annoncer la nouvelle aux parents...

La petite salle d'attente était silencieuse lorsqu'il y pénétra. La mère n'avait pas quitté sa chaise. Le bras de son mari, à nouveau posé sur son épaule, tremblait visiblement.

En marchant vers eux, il vit à leurs yeux qu'ils avaient déjà compris. La femme détourna la tête. Fondant en larmes, elle enfouit son visage au creux du bras de l'homme. Les traits de celui-ci se figèrent en un masque grimaçant.

Allan, luttant pour ne pas laisser paraître son émotion, parla d'une voix sourde, comme s'il espérait qu'ils ne l'entendraient pas.

– Il nous a été amené le plus vite possible, et nous avons fait tout ce qui était en notre pouvoir...

« Menteur! » souffla une voix intérieure.

– Nous étions sur le point de l'opérer quand son cœur a lâché. Je suis navré...

L'homme s'inclina en avant et pressa sa tête contre celle de sa femme. Ses épaules étaient secouées de soubresauts. Allan aurait voulu s'échapper, courir pour fuir cette douleur qui menaçait d'exploser. « Le gosse devrait être vivant »; cette pensée dansait dans son esprit comme un refrain continuel. Ses mains étaient moites et glacées. Il aurait voulu crier : « Votre fils est mort! Mort, à cause de cet hôpital et de ses médecins qui l'ont laissé tomber! »

La femme leva ses yeux rougis et gonflés de larmes sur Allan.

– Ça n'est pas Greg! cria-t-elle en se levant et en s'avançant vers lui. Pas mon petit Greg! Non! Il n'a que dix-neuf ans! Mon Dieu, il n'a que dix-neuf ans!

Le père eut un mouvement de recul. Il tourna vers Allan un regard suppliant. Le médecin prit doucement la femme par les épaules, la reconduisit à sa chaise et l'aida à se rasseoir.

– Je vais vous envoyer une infirmière, put-il seulement dire.

– Je n'ai pas besoin d'infirmière! sanglota la femme. Je veux qu'on me rende mon petit Greg!

– Est-ce que nous pouvons le voir, docteur? s'enquit le père.

– Bien sûr. Il faudra seulement attendre quelques minutes, le temps que les infirmières aient tout remis en ordre.

Il se dirigea vers la porte.

– Doc... ses affaires...?

Allan les emmena avec lui jusqu'à la réception des urgences. Le préposé avait déjà rassemblé le portefeuille, le bracelet et la chaîne du jeune homme dans un sac de papier brun. Il tendit le paquet à la femme avec un sourire compatissant; elle le pressa contre son sein.

– On vous préviendra quand vous pourrez le voir, fit doucement le préposé. Pourquoi n'iriez-vous pas attendre dans le hall un petit moment?

Allan les regarda s'éloigner vers la sortie. Lorsqu'ils furent hors de vue, il jeta alentour un dernier coup d'œil circulaire. Gomez était déjà partie. Cluny était encore en train de ranger la salle de réanimation. Derrière elle, il vit le cadavre blanc et nu. Quelque chose lui murmurait que cette mort allait le hanter. Il fallait réagir.

Il s'en fut en direction du parking.

Cluny le suivit des yeux jusqu'à ce qu'il eût disparu derrière les doubles portes automatiques. Puis elle décrocha un des sachets en plastique qu'il avait rapportés de sa voiture et le glissa dans sa poche. Cela fait, elle se remit au travail.

2

Pour Albert Averell Anthony, le directeur du centre de soins de Coit Hill Memorial, la contemplation de soi dans le miroir suspendu au-dessus du dressoir en bois de rose de son bureau était un rituel quotidien. Ce matin-là, comme tous les autres jours, il s'estima satisfait du spectacle qu'il y vit.

En toute honnêteté, il n'était pas parvenu à éliminer toutes les traces de ses origines italiennes. Il trouvait toujours son teint un rien trop mat, considérait avec un certain agacement la forme de son nez, et il lui arrivait de temps à autre de maudire ses cheveux trop noirs et trop drus. Mais son costume trois-pièces de soie, taillé sur mesure (celui-ci plus ses six autres, il l'avait calculé, représentaient le prix d'une petite voiture japonaise), avait été soigneusement étudié pour l'amincir. Il lui conférait même une touche d'élégance discrète. Sa cravate, dont les motifs de couleurs vives attiraient les regards, signalait à ses interlocuteurs qu'ils avaient devant eux un homme qui, à l'occasion, avait le goût du risque.

Il s'épousseta l'épaule droite de la main gauche. Il donna à sa cravate impeccablement nouée un léger pli et la tira délicatement vers le haut afin qu'elle ne paraisse pas plaquée contre sa chemise. Cela fait, il décida qu'il était prêt. Aujourd'hui était le grand jour, celui auquel il se préparait depuis le moment où, près de quatorze mois plus tôt, il avait obtenu la charge suprême à Coit Hill. Dans une dizaine de minutes, il devait prendre son petit déjeuner avec le banquier Richard Marden, sans doute le membre le plus influent du conseil d'administration de l'hôpital. Puis, à dix heures trente, ainsi que l'indiquait son agenda, il avait rendez-vous avec Harvey Wallace, un des principaux anesthésistes de Coit Hill, et à douze heures trente avec Sherman Harper, le patron du service de cardiologie récemment restructuré et pompeusement rebaptisé « Institut du cœur de Coit Hill Memorial ». Un court instant, en promenant son doigt sur les lignes de son agenda, Anthony songea à repousser ses rendez-vous avec les deux médecins, au cas où l'entretien avec Marden ne se déroulerait pas comme prévu. Mais il écarta aussitôt cette hypothèse : Marden l'écouterait, puis lui donnerait carte blanche pour mener à bien son projet.

D'un pas décidé, il franchit la lourde porte de chêne qui donnait sur la réception, où la secrétaire de direction et sa secrétaire particulière s'appliquaient déjà à leur tâche. La première organisait son programme de travail, tandis que l'autre avait entrepris de taper les diverses lettres que le directeur lui avait dictées la veille au soir. Comme tous les jours, elles s'adressaient à d'autres directeurs d'hôpitaux, à certains services administratifs, à divers notables de San Francisco et aux rédacteurs en chef de plusieurs journaux. Chaque lettre était tournée différemment et traitait d'un sujet distinct. Mais toutes délivraient le même message implicite, que tous les gens en place de la ville étaient invités à percevoir : Coit Hill était déterminé à laisser son empreinte, à se battre bec et ongles pour devenir l'hôpital le plus prestigieux de la région de la baie.

Il passa devant les deux secrétaires et les salua d'un ton enjoué avant de franchir les doubles portes vitrées.

En marchant vers la salle à manger réservée au personnel dirigeant où il avait convenu de rencontrer Marden, il tenta bien en vain de ne pas prêter attention aux postes d'infirmières jonchés de papiers, aux chariots qui débordaient déjà de piles de vaisselle sale, au sol taché et aux cendriers pleins. L'entassement et le désordre blessaient l'œil de cet homme qui, hormis son agenda, un téléphone et un maroquin de cuir, ne laissait jamais rien traîner sur son bureau. Ils lui rappelaient que s'il avait sauvé l'établissement de la banqueroute, il lui restait encore beaucoup à accomplir pour le façonner à l'image de l'idéal qu'il s'était fixé. Dans six mois, il se le promit intérieurement, plus un rouleau de bande ne traînerait par terre.

Marden était déjà assis à une petite table, de l'autre côté de la pièce. Il parcourait la une du *Telegraph* de San Francisco tandis qu'une tasse de café refroidissait devant lui. Comme à chaque fois qu'il le rencontrait, Anthony se demanda pourquoi il ne s'offrait pas une perruque : avec une chevelure uniforme qui mettrait en valeur ses yeux sombres, son nez aquilin et sa mâchoire carrée, il aurait belle allure, Anthony en était certain.

Il agita la main en direction du banquier puis se dirigea vers le buffet, où il retira un plateau sur lequel étaient disposés un toast, un bol de céréales, du jus d'orange et une tasse de café. Après avoir échangé avec Marden une vigoureuse poignée de main, il s'attabla à son tour.

– Alors... lâcha finalement le banquier après qu'ils eurent passé cinq bonnes minutes à commenter sans conviction les performances lamentables des Giants en ce début de saison. Quel est le sommaire, ce matin?

Bien qu'il eût passé des mois à planifier les réformes qu'il s'apprêtait à proposer, malgré les longues heures consacrées à répéter les propos qu'il devait tenir, Anthony sentit son cœur bondir. Il s'était battu pour payer ses études, d'abord à Temple University, puis à l'Université du Michigan. Depuis dix ans, il était passé d'hôpital en hôpital, gravissant régulièrement les échelons de la hiérarchie. Son poste de directeur à Coit Hill représentait l'aboutissement d'un vieux rêve. Choquer Marden aujourd'hui reviendrait à court terme à lui remettre sa démission. Il lui faudrait partir, chercher ailleurs. Mais ses hésitations disparurent aussi vite qu'elles étaient venues. Il décida de se jeter à l'eau.

– Nous nous sommes beaucoup battus pour redresser la situation financière de Coit Hill, déclara-t-il. A présent, il est temps d'aller de l'avant. Nous ne pouvons pas nous permettre de continuer à gérer cet hôpital au jour le jour.

– Nous nous sommes pas mal débrouillés jusqu'à présent, observa Marden d'un ton neutre. Certes, notre maison n'est peut-être pas tout à fait aussi prestigieuse que vous le souhaiteriez, mais nous sommes en bonne place. Nous sommes utiles à la collectivité et nos patients sont bien soignés.

– Vous avez parfaitement raison, répondit Anthony en remplissant les deux tasses de café. Mais tout ceci, hélas, ne suffit plus. Juste un exemple : près de quarante pour cent de nos lits sont actuellement occupés par des patients dont les frais de prise en charge sont couverts par l'État ou l'Administration fédérale. Sur chacun de ces patients, nous perdons de l'argent.

– Et qu'envisagez-vous pour remédier à cette situation?

Anthony attendit un instant avant de répondre. Marden, connu pour son tempérament et sa fougue, était de surcroît estimé à San Francisco pour son attachement aux œuvres de charité. A son arrivée à Coit Hill, Anthony s'était appliqué à en apprendre le plus long possible sur les gens avec qui il devait compter. Ainsi savait-il que les efforts de Marden en faveur des déshérités s'enracinaient dans une conscience sociale sincère. Sa famille était riche depuis au moins deux générations, et lui croyait profondément qu'il était du devoir des nantis d'assister les démunis.

Anthony reposa sa tasse et affronta le regard de Marden.

– Autant que possible, il faut nous débarrasser de cette clientèle pauvre, et...

– Je vous demande pardon?

– Je sais que cela paraît cruel, mais il n'y a aucun autre moyen. Il nous faut absolument réduire la proportion de non-assurés que nous acceptons à l'hôpital. Nous avons beaucoup trop d'étrangers en situation illégale, beaucoup trop de chômeurs. Ils ne nous rapportent rien. Et souvent, ils ont de sérieux problèmes, demandent des soins prolongés. Ils occupent de nombreux lits. Nous avons besoin de patients dont l'assurance couvre les frais à cent pour cent.

– Je ne pensais pas avoir besoin de vous rappeler qu'au moins deux ailes de ce bâtiment ont pu être construites grâce aux subventions fédérales, qui nous sont versées à la condition expresse que nous accueillions ceux qui n'ont aucun moyen de s'offrir une assistance médicale.

– Je suis tout à fait au courant de ce point. Mais à l'heure actuelle, nous prenons en charge près de deux fois plus d'indigents que le nombre fixé par les quotas légaux.

– Et selon vous, que devrions-nous faire de ces gens-là?

Anthony n'en était pas absolument certain, mais il lui sembla que la voix de Marden n'était pas aussi sèche que s'il avait totalement condamné son idée.

– Je ne suis pas en train de dire qu'il faut les jeter à la rue. Mais bon Dieu, confions-les à l'hôpital du comté, ou bien à l'Université. Ils ont tout ce qu'il faut pour s'occuper d'eux, et sans doute même mieux que nous!

Ce fut au tour de Marden de remplir les tasses.

– J'imagine que votre plan ne s'arrête pas là?...

– Non, monsieur, répondit Anthony avec un léger rire. Attendez la suite. Il nous faut également songer à réduire la proportion de personnes âgées couvertes par le gouvernement. Pour dire les choses crûment, il y en a beaucoup trop qui viennent ici seulement pour mourir. Et comme l'Administration ne couvre pas leurs frais à cent pour cent, tant s'en faut, leur prise en charge nous coûte des sommes folles. En plus, étant donné que le gouvernement réduit régulièrement la part des frais qu'il est censé payer, la situation ne pourra qu'empirer, croyez-moi.

Pour la première fois, une lueur de dégoût passa dans les yeux du banquier.

– Vous êtes un vrai humaniste, n'est-ce pas?

– L'humanisme n'a rien à voir là-dedans. Il s'agit de gérer convenablement cet hôpital pour éviter qu'il se retrouve encore une fois sur la paille. Écoutez, si ça peut vous rassurer, je voterais les yeux fermés pour le premier politicien favorable à un programme national d'assurances médicales, et pas seulement parce que nous y gagnerions quelques dollars. Mais pour l'instant, ça n'est pas réaliste. Les hôpitaux sont des entreprises, pas des associations de charité. Ils doivent être rentables pour rester en course et offrir un service digne de ce nom à leurs clients. Si c'est ça qui vous intéresse, vous et les autres membres du conseil, continuez donc à faire de la charité. Mais d'ici un an, Coit Hill n'accueillera plus que des pauvres et des vieux.

– Et comment comptez-vous remplir tous ces lits que vous aurez vidés?

– C'est simple comme bonjour! Donnez-moi la liste de tous les chefs d'entreprise liés à votre banque, ou que vous et les autres membres du conseil connaissez personnellement. Nous leur proposerons, à eux et à leurs cadres, un éventail de check-up, de cures d'amaigrissement ou de conditionnement physique, bref, tout ce dont ils ont besoin, tout ce dont ils rêvent. Quand ils viendront pour leur check-up, nous les mettrons en rapport avec nos médecins. Et en un an, nous nous serons constitué une solide clientèle de gens aisés... Une clientèle qui nous sera reconnaissante.

– Peut-être. Mais en admettant que ça marche, ça ne remplira pas nos lits.

Anthony comprit que Marden était intéressé. Il jugea que le moment était venu de dévoiler la partie suivante de son plan.

– Vous voyez cet immeuble de huit étages, à côté de l'hôpital?

– Oui. Huit ou dix médecins de notre équipe se sont associés pour financer sa construction. C'est d'ailleurs ma banque qui leur a accordé le prêt nécessaire.

– Avez-vous suivi les progrès de l'affaire?

– Non. Je n'ai aucune raison de le faire. Ils acquittent leurs traites.

– Peut-être, mais sûrement pas avec l'argent que leur rapporte cet immeuble. Ils n'ont jamais réussi à tout louer, si bien qu'ils doivent payer de leur poche la différence entre le revenu des loyers et le montant des traites qu'ils versent à votre banque.

– Vous voulez dire qu'ils seront bientôt dans l'incapacité de rembourser?

– Tout ce que je veux dire, c'est qu'ils sont en difficulté. Et de vous à moi, ils ne sont pas près de sortir du tunnel. Deux d'entre eux n'ont déjà plus les moyens de combler leurs pertes. Je dirais même que l'association est au bord de la faillite. Et j'ajouterais qu'une offre raisonnable concernant l'immeuble ne les laisserait pas insensibles. Ce que je suggère, c'est que l'hôpital reprenne le bail, assume les traites et leur verse éventuellement un petit quelque chose.

– Vous croyez que l'hôpital réussira mieux à attirer des locataires et à rentabiliser l'immeuble?

– Vous pensez! Pour nous, l'investissement est pratiquement nul. Cet immeuble nous sera précieux pour mener à bien la restructuration de l'hôpital. Nous attirerons les médecins par exemple en leur faisant cadeau de la première année de loyer, bref, tout ce qu'il faudra pour les faire venir. Ils pourront accéder à l'ensemble de nos services à des prix défiant toute concurrence. Peut-être même qu'ils paieront pour s'inscrire au somptueux centre sportif que nous aurons ouvert dans l'immeuble. Et pendant qu'ils seront là à transpirer pour perdre leur brioche, on lavera leurs voitures! Ou alors, on ouvre une salle à manger réservée aux médecins, et on leur sert des repas gastronomiques!

– Vous savez, Al, nous prenons de temps en temps vos idées en considération. Je dois dire qu'elles sont loin d'être toutes aussi originales.

– Je n'ai jamais prétendu qu'elles l'étaient. Prenez n'importe quel hôpital qui tourne bien, je vous montrerai que son équipe dirigeante a su tirer parti des vieilles recettes en les améliorant. Si Coit Hill ne l'a pas fait, c'est parce que, jusqu'à l'année dernière, son directeur ne s'est pas donné la peine de les mettre en pratique.

– Peut-être est-ce parce que certains d'entre nous persistent à croire qu'un hôpital fonctionne avant tout dans l'intérêt de la collectivité. Ou que personne n'avait envie que ça change...

– Je ne vous le fais pas dire! Vous n'avez qu'à regarder autour de vous pour voir à quel point les médecins dirigent tout ici.

– Pensez-vous sérieusement ce que vous dites?

– Il faut voir les choses en face, Rick. Peu avant mon arrivée ici, les radiologues se sont mobilisés pour obtenir un scanner de la troisième génération. Peu leur importait que cela coûte sept cent cinquante mille dollars! Et que ses avantages par rapport aux engins de la deuxième génération ne concernent qu'une poignée de patients! Ils le voulaient et ils ont bien failli l'avoir!

– Si mes souvenirs sont bons, vous y avez mis bon ordre. A la suite de votre décision, mon téléphone n'a pas cessé de sonner pendant plusieurs jours.

– Encore heureux que je sois arrivé ici avant la signature du contrat! Dommage que je n'aie pas été nommé à temps pour régler certains autres problèmes...

– Par exemple?

– Combien d'ophtalmologistes sont résidents chez nous? Trois? Quatre? Il y a deux ans, l'hôpital a dépensé près d'un million de dollars pour leurs gadgets. Certains sont d'une utilité contestable, les autres concernent encore moins de monde que le scanner de la troisième génération. Je peux vous donner des exemples dans n'importe quel service, sans même parler de l'équipement à la Buck Rogers que les orthopédistes ont exigé et obtenu! Tout ce que ces caractériels demandaient, le précédent directeur le leur accordait les yeux fermés. Parce que, comme vous l'avez dit, personne n'avait envie que ça change. Parce que dire non, ça aurait créé trop de problèmes...

– J'ai l'impression, Al, que vous ne portez pas les médecins dans votre cœur. Ça n'est pas très sain, à mon avis.

– Non, à dire les choses clairement, je ne les aime pas. Ce sont des nombrilistes persuadés d'être parfaitement irremplaçables, alors qu'ils ne le sont pas tant que ça. Bon sang! Donnez-moi une douzaine d'infirmières compétentes et deux ou trois toubibs sans prétention, et je vous organise un hôpital qui tourne rond!

– Soit... fit Marden en allumant sa troisième cigarette. Mais n'avez-vous pas songé que si le directeur accordait aux docteurs tous leurs gadgets, comme vous dites, c'est parce qu'il obéissait fondamentalement à la même philosophie que vous, à savoir que si l'on veut faire venir les clients, il faut d'abord que les médecins soient satisfaits de leur sort?

– Si c'est à cela qu'il pensait, il s'y prenait très mal. C'est vrai, il faut ménager les médecins, mais tout en contrôlant la situation, pas en leur laissant la bride sur le cou. Quitte à faire des concessions, autant qu'elles contribuent à augmenter le nombre de patients. Mais ces appareils ultra-sophistiqués qui ne nous amènent qu'un ou deux patients par semaine! Et encore une fois, il s'agit d'accueillir des malades couverts à cent pour cent par une assurance privée, et surtout pas par une administration quelconque qui réglera automatiquement votre facture à vingt pour cent et mettra un mois à vous envoyer le chèque par-dessus le marché!

Anthony se leva et retourna au buffet. En se servant une assiette d'œufs brouillés au bacon, il sentit le regard du banquier posé sur lui. Il était sûr que celui-ci était en train de se demander si le conseil d'administration n'avait pas fait une erreur en nommant un directeur aux dents aussi longues.

– Il y a encore autre chose, reprit Anthony lorsqu'il eut regagné sa place et étalé sa serviette sur ses genoux.

– Vous fichez dehors les pauvres et les vieux, vous récupérez un immeuble, vous y installez un centre sportif... et il y a encore autre chose...?

Anthony avala une bouchée d'œufs.

– Oh, mais toutes ces petites réformes seront très utiles. Rien qu'avec elles, nous pouvons espérer redresser complètement cet établissement, et peut-être même faire un petit bénéfice sous quinze ou dix-huit mois.

– Ce serait déjà une grande réussite.

– Oui, mais cela ne suffira pas. La fonction des hôpitaux est en train d'évoluer, Rick. Si nous voulons survivre à la prochaine décennie, nous ne devons pas nous contenter de faire des économies. Ni trouver le moyen de soigner plus de vésicules.

L'expression de Marden indiquait qu'il ne voyait pas bien où Anthony voulait en venir. Mais il resta silencieux.

– J'ai la conviction qu'il nous faut envisager la possibilité de transformer Coit Hill, reprit le directeur. D'en faire un véritable centre médical, capable de rivaliser avec les établissements les plus prestigieux de la région.

Marden ne disait toujours rien. Anthony marqua une pause et songea qu'il devrait veiller lui-même à ne pas aller trop loin.

– Je crois que nous pouvons nous y mettre dès maintenant, poursuivit-il d'un ton imperceptiblement hésitant. Dans un premier temps, il serait bon d'ouvrir un nouveau service susceptible de nous faire de la publicité en gravant notre nom dans tous les esprits, et bien sûr de provoquer un gros arrivage de clientèle.

– Et le moyen d'y parvenir, c'est?

– De mettre en place un service de traumatologie.

– Un service de traumatologie? répéta Marden. Écoutez...

– Je sais ce que vous allez dire, coupa Anthony. Davantage d'installations, de chirurgiens et de spécialistes, cela représente autant d'investissements supplémentaires pour l'hôpital. Cela nous coûterait trop cher. Je me trompe?

– C'est bien ça. Avec cet immeuble que vous voulez prendre en charge, cela fait beaucoup trop, même si vous parvenez à serrer les coûts comme vous l'avez dit. Je crois qu'il vaudra mieux reparler de ce service de traumatologie plus tard.

Marden replia sa serviette et la posa sur la table. Il s'apprêtait à se lever.

– Rick! lâcha Anthony, avec une certaine précipitation. Faites-moi confiance. Nous pouvons lancer le projet sans dépenser des millions. Et d'autre part...

Il fit une pause et esquissa un sourire triomphal.

– ... J'ai trouvé le moyen de financer ce service, ainsi que nos dépenses pour l'immeuble. Ça ne coûtera pas un *cent* supplémentaire à l'hôpital!

Marden finit sa tasse et consulta sa montre.

– J'aimerais beaucoup que vous m'expliquiez tout ça, mais j'ai un autre rendez-vous. Et dans deux jours, je quitte la ville pour environ trois semaines. Nous pourrons en rediscuter à mon retour.

– Je n'ai absolument pas l'intention de vous bousculer, mais certaines décisions doivent impérativement être prises très vite. C'est d'elles que dépend la possibilité de lancer un service de traumatologie dans l'année qui vient.

Marden se leva et repoussa sa chaise contre la table.

– D'accord, Al. Faites-moi un topo sur le financement de tout ça et envoyez-le à mon bureau avant mon départ. Et si vous avez besoin d'entreprendre des démarches préliminaires, allez-y. Mais songez à ne pas voir trop grand...

En retournant à son bureau, Anthony avait du mal à dissimuler sa joie. Il avait toujours pensé que Marden, comme tous les profanes, plaçait les médecins sur un piédestal. Son intuition s'était trouvée confirmée par l'expression de Marden, quand il s'était permis de critiquer l'attitude du précédent directeur. Il songea que Marden serait désolé d'apprendre que le financement du nouveau service reposait sur la campagne qu'Anthony avait déjà lancée pour saper les privilèges de quelques spécialistes de l'équipe médicale. Toutefois, il était convaincu que Marden ne ferait rien pour contrecarrer ses projets.

Six mois plus tôt, Anthony avait convoqué successivement un cardiologue et un neurologiste. Tous deux étaient membres de l'association propriétaire de l'immeuble voisin. Ils étaient l'un comme l'autre liés à Coit Hill par des contrats lucratifs, au terme desquels ils étaient payés cent mille dollars par an pour assurer un service de consultation auprès des patients déjà hospitalisés. Invoquant la mauvaise situation financière de l'établissement, Anthony avait réduit leur salaire de moitié. Malgré quelques protestations, les médecins ne s'étaient pas opposés à cette décision, confortant le directeur dans l'idée qu'il disposait d'une marge de manœuvre considérable. En outre, la baisse brutale de leurs revenus avait obligé les deux hommes à se retirer de la copropriété de l'immeuble qu'Anthony convoitait. Entre le moment où il avait modifié les clauses de leur contrat et son entretien avec Marden, l'association n'avait trouvé personne pour les remplacer. Le bruit circulait déjà que le bâtiment serait bientôt mis en vente. En entrant dans son bureau, Anthony se promit d'appeler dans la journée le conseiller juridique de l'hôpital pour lancer l'opération de rachat de l'immeuble.

***

La cible suivante d'Anthony, en la personne d'Harvey Wallace, le patron des anesthésistes de Coit Hill, feuilletait un magazine dans l'antichambre du bureau du directeur. Celui-ci l'introduisit dans son bureau, lui offrit un siège et s'assit à son tour. Pendant que Wallace le suivait des yeux, Anthony commença à consulter un imposant listing qu'il venait de sortir d'un tiroir de son bureau. Il promena son doigt le long des colonnes de chiffres avec ostentation. En réalité, il connaissait par cœur les statistiques qu'il allait utiliser contre l'anesthésiste. Finalement, il écarta la liasse de papiers et leva son regard sur Wallace.

– Si mes renseignements sont bons, docteur Wallace, vous et vos onze anesthésistes avez facturé cette année vos prestations pour un montant global de quatre millions quatre cent mille dollars, c'est bien cela?

– Eh bien, je... je ne sais pas au juste ce qui...

– Quatre millions quatre cent mille dollars pour être précis, docteur, répliqua sèchement Anthony avant de se replier dans un silence d'autant plus pénible qu'il fixait intensément son interlocuteur.

Ce dernier avait eu vent de la réduction des contrats du neurologiste et du cardiologue. Mais ne connaissant guère les deux médecins concernés, et trouvant d'ailleurs que leurs salaires étaient vraiment faramineux, il ne s'en était guère soucié. Il ne lui était jamais venu à l'idée qu'Anthony pourrait s'en prendre un jour aux anesthésistes. Leur travail, après tout, était parfaitement indispensable.

– Mais c'est que... enfin, je... voyez-vous, douze anesthésistes... bredouilla-t-il.

– C'est beaucoup trop, docteur Wallace, coupa Anthony. Du moins de notre point de vue. Ça ne peut plus durer.

– Excusez-moi, mais je crains de n'avoir pas compris. Qu'est-ce que cela signifie?

Les traits d'Anthony se durcirent.

– A partir d'aujourd'hui, le service d'anesthésie sera fondé sur une base contractuelle. En gros, les termes en seront les suivants : le patron du service se verra allouer une somme annuelle de deux cent mille dollars. Le contrat sera renouvelable chaque année. En sus de ses fonctions antérieures, il sera chargé de recruter les anesthésistes qui travailleront sous sa direction. Je suggérerais qu'il leur propose des contrats annuels de soixante-quinze ou quatre-vingt mille dollars.

– Et vous pensez réduire les frais des patients en conséquence? Vous êtes tombé sur la tête, Anthony! Vos collègues des autres hôpitaux vous chasseront de la ville!

– Je n'ai jamais dit que les patients paieraient moins cher, docteur Wallace. Ils seront toujours facturés selon les indices existants. La différence reviendra à l'hôpital.

– En somme, ce que vous proposez, c'est purement et simplement de vous approprier... environ trois millions deux cent mille dollars sur notre dos?! Et vous croyez pouvoir vous en tirer comme ça?

Anthony prit un dossier et affecta d'en lire attentivement le contenu.

– Voyons... Arrêtez-moi si je me trompe... Vous êtes divorcé, vous avez eu deux enfants de ce premier mariage. Votre fils est à Harvard en seconde année de médecine. Votre fille termine ses études secondaires dans une pension du Missouri. Vous continuez à payer le loyer de la maison où vit votre ex-femme avec ce poète pour lequel elle vous a plaqué...

– Eh! Qu'est-ce que...

– Attendez. Continuons. Vous êtes remarié avec une avocate de vingt-huit ans affiliée à la Cour. Qu'est-ce que ça rapporte, vingt mille par an? Vous avez eu d'elle un gosse il y a trois ans. Il a une nounou à temps plein, une Anglaise authentique que papa et maman paient grassement pour s'occuper de lui pendant qu'ils sont au boulot.

– Ça va, Anthony. Je connais ma situation financière!

Le visage de Wallace s'était empourpré.

– Où voulez-vous en venir, bon Dieu?

– Je crois que vous sauriez employer les deux cent mille dollars que nous proposons au chef anesthésiste. Marchez avec nous. Acceptez ce poste, chargez-vous de recruter vos collaborateurs, et tout le monde sera content.

Les deux hommes s'affrontèrent du regard. Les yeux de Wallace exprimaient le dégoût, ceux d'Anthony une satisfaction suffisante.

– En somme, c'est moi qui devrai me charger du sale boulot à votre place, hein? lâcha finalement Wallace. Je sors d'ici, et j'annonce à mes collègues que s'ils veulent continuer à travailler, ils n'ont plus qu'à se serrer la ceinture. Et s'ils refusent?

– S'ils refusent? Voulez-vous que je vous lise les cent trente candidatures d'anesthésistes que nous avons reçues cette année? Nous trouverions preneur à n'importe quel poste dans les quarante-huit heures.

Wallace se leva et marcha jusqu'à la porte, puis se retourna.

– Je vais réfléchir... Je vous ferai connaître ma réponse.

Anthony, soucieux de ne pas l'humilier complètement, se retint de lui faire remarquer qu'en ce qui le concernait c'était une affaire réglée. Infiniment satisfait de lui-même, il appela sa secrétaire pour lui dicter quelques lettres avant son déjeuner avec Sherman Harper, le célèbre cardiochirurgien.

Harper représentait un des premiers coups d'éclat de l'actuel directeur de Coit Hill. Auparavant, il était résident de l'hôpital de l'Université de San Francisco, et sa notoriété s'étendait bien au-delà des limites de la ville. Mais il n'était pas satisfait de sa situation. Il était arrivé à San Francisco attiré non seulement par la perspective de vivre dans une ville qu'il aimait, mais aussi et surtout par les promesses que lui avait faites l'Université : elle lui offrait l'occasion de mettre sur pied un grand centre de chirurgie cardio-vasculaire, de concevoir et de faire construire lui-même ses salles d'opération; elle lui garantissait une liberté totale quant au choix des programmes de recherche qu'il pourrait juger nécessaires à l'approfondissement de ses connaissances – déjà considérables – du métabolisme des lipides et de son rôle dans le déclenchement des troubles coronariens.

Pour la plupart, ces promesses, quoique sincères, n'avaient pas abouti : l'Université, confrontée à une réduction drastique de son budget, s'était trouvée dans l'incapacité totale de financer les brillants projets qu'elle avait fait miroiter à Harper. De guerre lasse, celui-ci avait fini par envisager de quitter son poste.

Par hasard, Anthony avait eu vent de l'insatisfaction du chirurgien au cours d'une conversation avec un ami des services administratifs de l'Université du Michigan. Celui-ci lui avait appris que Harper étudiait sérieusement une proposition que lui avait faite Ann Harbor. Immédiatement après avoir raccroché, Anthony avait sollicité une réunion extraordinaire du conseil d'administration. Après un débat parfois houleux, le conseil avait accepté sa proposition, selon laquelle une bonne partie des cinq millions et demi de dollars prévus pour renforcer la résistance antisismique des bâtiments serait finalement investie dans la construction d'un service de cardiologie ultramoderne. Quelques jours plus tard, Anthony avait pris rendez-vous avec Harper.

Au cours de leur entretien, Anthony lui avait brutalement assené sa proposition, sans aucun détour. Il lui avait décrit les grandes lignes de son projet, qui donnait à Harper une chance de réaliser la plupart de ses rêves déçus.

Le cardiologue l'avait écouté attentivement avant de parler.

– Il faut absolument que vous compreniez que je suis venu ici sur la foi de promesses qui sont restées lettre morte, avait-il ensuite souligné. Et quoique je sois flatté de l'intérêt que vous semblez me porter, je crois savoir que Coit Hill est loin d'avoir les ressources nécessaires.

Anthony était alors allé jusqu'à son bureau, sur lequel était posée une enveloppe. Il l'avait saisie et était revenu devant Harper. Sans rien dire, il avait ouvert l'enveloppe et en avait sorti un chèque qu'il avait déposé sur la table basse chromée placée entre eux deux.

– Ceci, docteur Harper, avait-il ensuite expliqué, est un chèque d'un montant de deux millions sept cent cinquante mille dollars. Si vous acceptez notre offre, nous nous rendrons de ce pas à la banque où nous ouvrirons un compte spécial, sur lequel vous serez le seul autorisé à effectuer des opérations, à la condition que vous nous rendiez compte de vos travaux de trois mois en trois mois. Je sais que cela ne suffira pas à financer la totalité de votre service, mais c'est un bon début. En d'autres termes, vous aurez plus en temps voulu.

Sans regarder à la dépense, Harper s'était lancé dans l'aventure avec enthousiasme. Le cinquième étage de l'hôpital fut rebaptisé « Institut du cœur de Coit Hill Memorial ». Le bloc opératoire flambant neuf trépidait d'activité de six heures et demie du matin jusqu'aux dernières lueurs de l'après-midi. L'Institut bénéficiait des derniers gadgets électroniques. Le programme de rééducation cardiaque – destiné à ceux qui avaient subi un pontage et aux victimes d'attaque qui préféraient éviter l'opération – attirait de nombreux patients, dont beaucoup venaient d'autres établissements. Des cadres pris de la psychose de l'infarctus venaient assister aux cours de conditionnement cardiaque et aux séminaires antitabac. Ils amenaient leurs femmes, qui y apprenaient à préparer des repas à faible taux de cholestérol et de graisses saturées. Quand il n'était pas pris par ses opérations et ses consultations, Harper travaillait fiévreusement à organiser le premier symposium de l'Institut, qui devait rassembler les plus éminents spécialistes du pays. Anthony avait réussi à faire de Harper un homme heureux.

A midi et demi, lorsqu'il pénétra dans la salle à manger, le directeur constata que ce jour-là, le chirurgien était dans une humeur noire. Toujours plein d'une intense jubilation intérieure, Anthony décida d'ignorer le mécontentement pourtant flagrant du médecin. Il le salua chaleureusement, puis s'adressa à son voisin de table, Bernard Claudet, le chef comptable de Coit Hill.

– Comment va, Bernie? Vous avez la fiche technique?

– Oui, j'ai tous les chiffres, répondit l'autre en poussant devant lui une chemise cartonnée.

Harper, qui semblait prêt à exploser, se leva brusquement.

– Excusez-moi, maugréa-t-il. Je vais me chercher quelque chose à manger.

Anthony adressa à Claudet un regard interrogateur, mais le comptable se contenta de hausser les épaules. Le directeur emboîta le pas du chirurgien.

Sans échanger une parole, les deux hommes prirent chacun un plateau, des couverts et une assiette. Anthony jeta son dévolu sur une macédoine, tandis qu'Harper optait pour une assiette de morue aux palourdes.

– Sherman, vous avez l'air au bord de l'infarctus, fit Anthony à mi-voix, alors qu'ils s'étaient immobilisés devant un assortiment de vins de Californie et de bières de toutes marques. C'est grave?

– Si vous voulez dire que je suis en rogne, vous avez bougrement raison! grommela Harper, qui tira une bouteille du bac à glace et la posa lourdement sur son plateau. Hier, j'ai travaillé toute la journée comme une bête, et il a fallu que je revienne autour de minuit pour une rupture d'anévrisme. Alors, après ça, je n'ai pas tellement apprécié d'être réveillé à trois heures du matin par un petit externe de merde qui...

– Doucement, Sherman. De quoi parlez-vous, au juste?

Sur une étagère, Harper prit une part de tarte aux pommes et la posa sur son plateau.

– Ce matin, à trois heures, un type du nom de Kirk m'appelle de la salle de réanimation. Il a quelqu'un sur les bras, un gosse qui vient d'être renversé par une voiture. D'après ce qu'il me raconte au bout du fil, je devine que le petit est déjà condamné. Mais non, Monsieur insiste! Je veux dire, ce petit enfoiré m'a pratiquement ordonné de venir opérer sur-le-champ! Mais qu'est-ce que...

Anthony avait soulevé son plateau.

– Vous avez réglé la question? coupa-t-il en ouvrant la marche en direction de leur table.

– Je vous ai dit que ce fils de pute m'avait pour ainsi dire ordonné de venir!

Ils rejoignirent la table où Claudet sirotait déjà son café.

– Vous voulez savoir pourquoi je suis en rogne? continua Harper tandis qu'ils déposaient le contenu de leurs plateaux sur la table. Parce que ce salaud n'a pas seulement eu le culot de me dire qu'il me rendrait responsable de la mort du gosse si je ne venais pas! Mais ensuite, quand je suis arrivé...

Harper, qui semblait s'apercevoir que la salle était pleine de monde, se rapprocha d'Anthony et baissa le ton.

– ... Le gosse était mort! Exactement comme je le lui avais dit!

Anthony voulut le calmer.

– C'est tout à fait désolant. Ce type n'aurait jamais dû vous appeler.

– Je pense bien qu'il n'aurait pas dû! Bon Dieu, mais est-ce que j'ai besoin de ce genre de problèmes? ! Avec mon emploi du temps, vous croyez que je peux me permettre de revenir au beau milieu de la nuit pour des cas aussi banals?

Anthony leva les yeux de son assiette et les riva sur ceux du chirurgien.

– Pourtant, Sherman, j'ai bien peur que vous ne soyez obligé de répondre à ce type d'appels, du moins pendant un certain temps.

– Écoutez, je sais que j'ai le statut de médecin-chef, mais nous avions clairement convenu qu'il s'agissait d'un titre purement formel. Je répète : il m'est impossible d'en assumer les responsabilités.

– Je le sais bien, Sherman. Pourtant, il faudra bien. Nous allons développer notre service d'urgence, et je viens de passer des accords pour que plus d'accidentés soient dirigés sur Coit Hill.

– Des accords? Quel genre d'accords? Et avec qui?

Anthony ne put réprimer un rire à la vue de l'air soupçonneux affiché sur le visage du médecin.

– Il y a environ quatre ans, le conseil général a divisé le comté en quatre zones d'urgence. Dans chacune d'elles, il a attribué à un hôpital un émetteur-récepteur radio, censé servir à donner des instructions aux ambulanciers sur les lieux de l'accident, et aussi à les diriger sur le plus proche hôpital disposant des structures et de la place nécessaires. Evidemment, en réalité, ils dirigent toujours les blessés sur leur propre service d'urgence.

– Laissez-moi deviner... intervint Harper. Bientôt, nous aussi nous serons équipés d'une installation radio.

– Vous comprenez vite, Sherman. Pour les dernières élections, deux membres de notre conseil d'administration ont versé vingt-cinq mille dollars pour soutenir la campagne du conseiller qui dirige aujourd'hui le sous-comité d'organisation des secours d'urgence. Comme vous vous en doutez, nous n'avons eu aucune peine à le persuader que le comté manque cruellement d'un point d'accueil supplémentaire. Nous nous sommes portés volontaires.

– Vous êtes cinglé?!

Si Anthony avait décrété qu'à compter de ce jour les médecins de Coit Hill en reviendraient à l'usage des sangsues, Harper n'aurait pas été plus éberlué.

– Vous voulez qu'on hérite de tous les zonards blessés, de toutes les putes massacrées par leurs michetons? De tous les types assez cons pour se faire renverser par le funiculaire?... Qu'est-ce que vous me chantez là, bon Dieu?

– J'essaie de vous expliquer que nous allons dorénavant exploiter un domaine que nous avions complètement négligé, pour remplir nos lits et donner leur chance à des médecins qui n'ont pas les mêmes privilèges que vous, pour encaisser le fric des compagnies d'assurances qui nous passe sous le nez pour l'instant au profit de certains autres hôpitaux, parmi lesquels, si je puis me permettre, l'Université.

– Je vous répète ma question, Al. Êtes-vous cinglé? La moitié des types qui se font dégommer sur les quais ou flinguer dans le Haight n'ont pas un sou en poche. Bon sang, mais comment voulez-vous faire de l'argent avec eux?

– Ces gens-là, vous n'en verrez pas tant que ça, rassurez-vous. D'abord, la plupart se font ramasser dans la zone impartie à l'Université. Et même si ce n'est pas le cas, où est le problème? Tout ce que nous avons à faire si nous héritons d'un non-assuré, c'est de le stabiliser pour le transférer ensuite à l'hôpital du comté. Par contre, les blessés couverts par une assurance resteront chez nous tout le temps qu'il faudra, cela va sans dire.

– Ce que vous demandez, en somme, c'est que nous passions nos nuits à cavaler, que nous foutions au panier nos travaux programmés et tout le reste... Tout ça pour charcuter des cadavres ambulants et gagner une poignée de dollars!

– Une poignée de dollars? Si ce gosse était assuré et si vous l'aviez tiré d'affaire, ça nous aurait rapporté un minimum de cinquante mille dollars. Multipliez ce chiffre par cinq cents tous les ans, et vous aurez une vague idée de ce dont il s'agit. Sans compter que certains cas peuvent nous rapporter un million de dollars à eux tout seuls.

– Je sais très bien de quoi il s'agit, et je vais vous le dire : vous avez la folie des grandeurs, Al! Laissez tomber, le jeu n'en vaut pas la chandelle.

– Ça vaut beaucoup plus que ce que vous vous imaginez, parce qu'il ne s'agit pas que d'argent. Quand notre centre de traumatologie commencera à faire parler de lui...

– Notre quoi?!

– Notre centre de traumatologie. Quand il se sera fait un nom, les clients commenceront à affluer chez nous, même pour des broutilles comme une hystérectomie ou un nez à refaire. Ces braves gens s'imagineront que si nous sommes capables d'arracher au tombeau des traumatisés, nous pouvons également accomplir toutes sortes d'autres miracles. Donnez-moi cinq ans, et nous deviendrons l'hôpital le plus coté de la région. Et vous en bénéficierez également.

– Présenté comme ça, c'est simple comme bonjour... Mais vous ne croyez pas que vous oubliez quelque chose? Vous n'avez pas trois chirurgiens qui s'intéressent aux cas de trauma. Moi, sûrement pas. Qui pourrait avoir envie d'être appelé pour ce genre de trucs? Tout ce que ça peut nous rapporter, c'est une surcharge de travail. Nous ne pourrons même plus faire correctement le reste de notre boulot. Laissez donc les traumas à l'Université. Mieux vaut que nous nous occupions de nos affaires.

– Notre affaire, c'est de survivre, Sherman. Et sans aller de l'avant, c'est impossible. Pour le moment, votre Institut marche comme sur des roulettes. Mais vos bénéfices reposent essentiellement sur les pontages coronariens que vous pratiquez. Et rien ne garantit que le pontage restera le traitement de base pour les artères bouchées. L'angioplastie percutanée fait des progrès rapides, et c'est un procédé largement moins coûteux. Et on se met à envisager l'utilisation du laser. D'ici quelques années, vous pourriez vous retrouver complètement hors du coup ! Ou encore, si le nombre des attaques cardiaques continue de chuter...

– Vous délirez, Al ! Voyons, laissez ces fantasmes aux chroniqueurs médicaux.

– Soit. En tout cas, je suis tout à fait sérieux en ce qui concerne le centre de traumatologie. Nous allons tous nous y mettre.

Anthony se tourna vers Claudet.

– Vous avez bien la fiche technique de l'hélicoptère? demanda-t-il ostensiblement.

– Vous l'avez sous les yeux.

Anthony ouvrit la chemise cartonnée et en parcourut le contenu.

– Financièrement, ça collerait?

– Oui... si l'ami de Marden nous fait effectivement la donation dont il a parlé. L'hélico coûte environ cinq cent mille dollars. L'aire d'atterrissage revient beaucoup moins cher, quelques milliers pour couler une dalle de béton sur la pelouse du devant, tout au plus. Mais il faudra compter au bas mot un demi-million de dollars par an de frais de maintenance et de rémunération des pilotes.

Posant les yeux sur Harper, Anthony eut du mal à réprimer un éclat de rire. Les yeux du médecin étaient littéralement exorbités.

– Un million de dollars pour un hélicoptère ?!... s'étrangla-t-il. Certains de nos équipements ont plus de vingt-cinq ans, les bâtiments ne sont toujours pas conformes aux normes antisismiques, alors qu'on annonce pour bientôt une sacrée secousse, nous avons besoin d'une douzaine d'infirmières supplémentaires... et vous voulez foutre un million de dollars dans un hélicoptère ? !

– Mais oui. Il fera des merveilles.

– Al, les radiologues sont toujours en pétard à cause de

l'histoire du scanner, et voilà que vous achetez un hélicoptère! C'est insensé!

– Au contraire. Un scanner, ça n'est qu'un gros machin gris planqué au fond du sous-sol. Qui le voit? Deux radiologues, une infirmière et une poignée de patients terrorisés. Notre hélicoptère, lui, sera vu par des centaines de milliers de personnes, soit en chair et en os, si j'ose dire, soit à la télévision, car nous avons l'intention de faire ce qu'il faut pour que les journalistes soient informés de chacune de ses sorties. En plus de son utilité médicale, cet hélicoptère témoignera de notre dynamisme et de notre présence sur le terrain.

– De quelle utilité médicale voulez-vous parler, pour l'amour de Dieu? Vous allez avoir une permanence radio, c'est elle qui vous permettra de ramener des blessés! Nous sommes à San Francisco, Al, pas à Los Angeles. A peine votre appareil aura-t-il le temps de décoller qu'il se retrouvera hors des limites du comté!

– Pourquoi devrions-nous nous limiter à San Francisco? Pourquoi ne pas étendre notre rayon d'action au comté de Marin ou de Contra Costa?

– Vous êtes fou, Al, fou à lier! Je vois ça comme si j'y étais : la radio capte un appel pour un accident survenu à trois kilomètres d'ici; et pendant que l'ambulance est en route pour aller chercher le blessé, vous et votre oiseau fondez du haut des cieux et le leur chipez pour le ramener ici. Tout ça pour la gloire?

– Pas du tout, Sherman. Pour le bien des traumatisés. Plus vite on s'en occupe, mieux ils s'en sortent. Vous devez savoir ça, même si vous n'êtes pas très compétent en matière de traumas.

– J'en sais assez pour savoir que si j'étais blessé, je refuserais d'être transporté dans un hélicoptère de merde, où un pauvre bougre d'infirmier ferait ce qu'il peut pour me stabiliser dans un espace ridicule, entre deux trous d'air! Je pourrais comprendre si nous étions l'unique centre d'urgence à cent cinquante kilomètres à la ronde, mais dans notre situation, c'est vraiment un luxe inutile, Al. Je refuse de m'y associer.

– Non, Sherman, ça n'est pas du luxe. Et vous vous y associerez.

– Vous n'avez sûrement pas besoin de moi pour mettre votre centre sur pied, répliqua Harper.

Sur ce, il reprit sa fourchette pour signifier au directeur que le problème était réglé et la discussion close.

– J'ai la ferme intention de réaliser ce projet, relança Anthony, peu disposé à se laisser ainsi éconduire. Et vous, Sherman, vous allez m'y aider. Je ne souhaitais pas avoir à vous le rappeler, mais vous avez une dette envers moi. Je vous ai donné une chance unique de relancer votre carrière.

– Qu'attendez-vous de moi au juste?

– Que vous assuriez provisoirement la direction du centre. Que vous l'organisiez. Que vous vous montriez un peu partout, au Lion's et dans tous ces autres clubs aux noms grotesques qui ont coutume de vous inviter, pour y faire la promotion de notre centre.

– Je suis cardiochirurgien, protesta Harper avec quelque chose de l'accent pleurnichard du gosse qui sent qu'il livre une bataille perdue d'avance. Je ne me suis pas occupé de traumas depuis la Corée, et j'étais sacrément content le jour où je m'y suis occupé de mon dernier cas. Sans parler du fait que la traumatologie s'est totalement transformée depuis. Je suis complètement largué, Al.

– Vous n'avez qu'à apprendre, Sherman.

Anthony avait durci le ton. Lorsque le médecin baissa les yeux, il sut qu'il avait gagné. Dans la victoire, il voulut se montrer magnanime.

– Consacrez-y une année, Sherman, c'est tout ce que je vous demande. Connaissez-vous Everett Huntington, de l'Université?

Harper secoua la tête.

– C'est un spécialiste des urgences, expliqua Anthony. Il est venu là juste après la guerre du Viêt-nam. Sans entrer dans les détails, disons que c'est un type qui s'est fait avoir par l'Université. Engagez-le à cent mille dollars par an, bombardez-le patron des urgences en lui garantissant son indépendance. Une fois que vous l'aurez convaincu, il pourra prendre le service en charge. Et vous, vous retournerez à vos moutons.

– Et l'équipe de chirurgie?

– Trouvez-la, Sherman. Nous avons tout le fric nécessaire.

Anthony marqua une pause pour dévisager le médecin.

– Voyons, ne faites pas la tête, Sherman.

– Je ne fais pas la tête...

– Dans le fond, tout ce que je vous demande, c'est de nous prêter votre nom et vos talents d'organisateur pour lancer le projet. Une fois qu'il aura démarré, vous pourrez vous en laver les mains et retourner à l'étude du métabolisme des lipides dans votre cher labo.

Harper courba l'échine. A la dérobée, il saisit un regard amusé de Claudet, qui avait suivi toute la scène sans mot dire. Il sentait poindre en lui une sourde haine.

– En somme, ce que vous êtes en train de me faire comprendre, c'est que si j'obéis gentiment à vos ordres, vous vous résoudrez enfin à commander la construction de mon laboratoire de recherches, c'est bien ça?

– Peu importe la façon dont vous interprétez mes propos, du moment que vous gardez en mémoire tout ce que vous devez à cet établissement.

3

Le beuglement râpeux d'une corne de brume déchira l'épais silence de la chambre d'Allan.

A deux heures du matin, étendu sur son lit, il était encore parfaitement réveillé, et le timbre profond et tourmenté de la sirène fit écho aux sentiments douloureux qui l'habitaient depuis la mort, une semaine plus tôt, du jeune accidenté de Coit Hill. Comment admettre que les chirurgiens de garde d'un service d'urgence fussent à ce point introuvables au moment où l'on avait le plus besoin d'eux? Que les médecins en congé soient remplacés par des suppléants non autorisés à opérer? Comment l'administration de Coit Hill tolérait-elle que ses spécialistes puissent tout simplement refuser de répondre aux appels d'urgence?

Une interrogation plus fondamentale encore mettait Allan à la torture : s'était-il réellement acharné à vouloir sauver un patient cliniquement mort? Les traumas dont il souffrait étaient peut-être plus graves qu'il ne se l'était figuré... Peut-être qu'aucun effort, fût-ce le plus héroïque, n'eût pu le ramener à la vie... Pourtant, ses collègues de l'Université et lui avaient bien réussi à sauver des dizaines de traumatisés aussi gravement atteints. Ceux-là auraient-ils survécu dans n'importe quel hôpital?

Il écarta ses couvertures, sauta à bas de son lit et se rendit à la fenêtre. On n'y voyait pas grand-chose, hormis l'épaisse nappe de brouillard que trouait çà et là le halo diffus d'un réverbère. Il passa une vieille robe de chambre et marcha d'un pas traînant jusqu'à la cuisine. Une petite bière? Il n'y vit aucun obstacle. Deux chirurgiens, David Fedder et Joe Santorre, étaient de garde de nuit à l'Université. On ne risquait donc pas de l'appeler; il n'avait nul besoin de garder les idées claires. Il ouvrit la porte du réfrigérateur avec une certaine convoitise et en sortit une des bouteilles qu'il gardait au frais, en prévision des rares occasions où il se permettait de boire de l'alcool.

Il se laissa tomber sur une chaise, but au goulot à longs traits et reposa la bouteille. Il se balança en arrière jusqu'à ce que les pieds avant de la chaise aient quitté le sol. Il fixait intensément sa bouteille de bière, comme s'il attendait qu'un bon génie en jaillisse pour lui apporter une réponse à toutes les questions qui se bousculaient sous son crâne. Mais il n'obtint qu'une nouvelle rafale d'interrogations. La mort du jeune homme était peut-être le fruit d'une accumulation de circonstances malencontreuses, l'effet d'un hasard impitoyable qu'aucun effort n'eût pu combattre... Mais alors, pourquoi Allan entendait-il aussi régulièrement parler, dans la bouche de confrères de divers hôpitaux, de morts qui auraient pu être évitées? Pourquoi, s'ils disposaient d'équipes compétentes, les autres établissements dirigeaient-ils sur l'Université, après les avoir admis dans un premier temps, des patients à moitié morts?

Plus de doute. Peu à peu grandissait en lui la certitude empirique qu'un bon nombre de traumatisés décédés dans les services d'urgence ne succombaient pas à des lésions irréparables, mais du fait de l'incompétence en matière de traumatologie des hôpitaux sur lesquels on les avait dirigés. Allan fit basculer sa chaise vers l'avant pour pouvoir reprendre la bouteille. Une voix intérieure lui soufflait de se mettre en quête de preuves irréfutables de son hypothèse. « Facile à dire, songea-t-il. Mais comment s'y prendre? »

Soudain, la bouteille libéra son génie.

Un samedi, six mois auparavant, un ivrogne avait été admis en urgence à l'Université. On l'avait ramassé au bord d'une bretelle d'accès à l'autoroute de Bayshore. Quelques minutes après son admission, il avait été victime d'une attaque cardiaque, et, malgré des efforts désespérés pour le sauver, il était mort. Il avait largement dépassé soixante ans et les ambulanciers, dans leur précipitation traditionnelle du samedi soir, étaient repartis sans avoir donné à David Fedder, le chirurgien de garde, le moindre détail sur sa tension artérielle. Plus tard, en établissant le certificat de décès, Fedder s'était contenté de l'expliquer par l'arrêt cardiaque.

Une semaine plus tard, le jeune médecin était entré dans le foyer des résidents en arborant un air sombre.

– Qu'est-ce qui vous arrive? lui avait alors demandé Allan.

– La semaine dernière, j'étais de garde quand on nous a amené un clochard ramassé dans la rue. Son cœur nous a lâché entre les doigts. Je viens de recevoir un coup de fil de l'institut médico-légal : techniquement, l'arrêt cardiaque n'est pas la cause du décès.

– Il était en état de choc?

– Ouais... L'autopsie a montré que le foie avait été écrasé, et qu'en plus l'artère iliaque était foutue. De toute façon, on n'aurait pas pu le sauver. Ce qu'il y a, c'est que son cœur a lâché à cause de ses pertes de sang internes, et pas à la suite d'un infarctus du myocarde ou autre.

– D'accord, très bien... Mais qu'est-ce qui leur a pris d'autopsier ce type? Ça n'était pas à proprement parler une mort suspecte!

– Il n'est pas nécessaire qu'elle soit suspecte. La fille qui m'a appelé m'a expliqué que d'après la loi, l'institut médico-légal est tenu de pratiquer une autopsie dans tous les cas où le mécanisme ayant conduit au décès peut être mis en doute. Étant donné qu'on ne savait pas si notre homme avait eu un accident, ils ont automatiquement supposé qu'on s'était plantés avec notre diagnostic d'attaque cardiaque. Et ils avaient raison!

Tout à coup, Allan bondit de sa chaise, se précipita dans sa chambre et fouilla parmi les papiers qui recouvraient son bureau à cylindre à la recherche du petit calepin sur lequel il consignait soigneusement les noms et adresses de tous ceux avec qui il était – ou pourrait être – en contact professionnel. Lorsque Fedder lui avait raconté sa mésaventure, il lui avait demandé le nom de l'employée de l'institut médico-légal qui l'avait appelé. Une personne aussi consciencieuse pouvait éventuellement s'avérer une relation précieuse.

– Julie... se murmura-t-il à lui-même. Mais Julie quoi...?

Il parcourut chaque page de son carnet jusqu'à ce qu'il trouve enfin le nom qu'il cherchait : Julie McDonough.

***

Quand il ouvrit l'œil le lendemain matin, il commença par s'irriter de ne pas avoir entendu sonner son réveil. Puis il réalisa qu'il se sentait reposé, même s'il avait eu quelque peine à trouver le sommeil. C'était la première fois depuis des semaines qu'il dormait plus de trois ou quatre heures d'affilée. Il appela l'hôpital, s'arrangea pour que quelqu'un le remplace pour la journée; puis il prit avec délices une douche interminable, se rasa, s'habilla et sauta dans sa voiture pour aller voir cette Julie McDonough.

Il était un peu plus de onze heures lorsqu'il arriva à l'institut médico-légal. La Noire assise au bureau d'accueil lui adressa un regard placide lorsqu'il demanda Julie McDonough. Elle la fit appeler.

Allan prit place sur une chaise du hall. Une jeune femme vêtue d'un jean délavé et d'un débardeur élimé lui faisait face. Ses cheveux blonds filasses lui retombaient sur les épaules. Un papillon tatoué ornait la naissance de son sein droit. Elle regardait dans le vague en caressant distraitement les cheveux d'une petite fille assise à côté d'elle. Pour tuer le temps, il chercha à deviner qui elle pouvait avoir perdu. Une amie droguée, tuée par une overdose? Un petit copain abattu dans une rixe de bar? Un parent perdu de vue depuis dix ans? Soudain, le regard de la jeune femme reprit vie et ses yeux noyés de larmes croisèrent ceux d'Allan. Celui-ci, confus, se détourna.

Il se réfugia dans un vieux numéro de *Life* qu'il feuilleta rêveusement, en se demandant ce qu'il allait bien pouvoir dire à Julie McDonough. Il savait ce qu'il cherchait, mais n'avait aucune idée des moyens de le trouver.

Ses réflexions n'allèrent pas plus loin : une jeune femme venait dans sa direction. Le galbe de ses longues jambes était mis en valeur par des talons hauts. Bien qu'elle fût mince, ses hanches étaient larges et souples. Au-dessus de sa taille élancée, ses seins pointaient légèrement sous la simple blouse de soie. Son visage, avenant et curieux, ne portait pas trace de maquillage. Un sourire entrouvrait légèrement ses lèvres pleines, soulignées par son teint rose. De part et d'autre du nez étaient semées quelques taches de rousseur, et ses pommettes hautes valorisaient ses grands yeux verts. Ses joues étaient éclatantes de santé. Son épaisse chevelure rousse tombait en cascade derrière ses épaules. Elle pouvait avoir vingt-cinq ans.

Après s'être rendue au bureau d'accueil, elle s'était retournée lorsque la réceptionniste lui avait désigné Allan du menton.

– Je suis Julie McDonough, dit-elle en s'avançant vers lui et en lui tendant la main.

Allan, dont le cœur n'aurait pas battu plus vite s'il venait de franchir la ligne d'arrivée du marathon de New York, se présenta comme il put, puis resta sans rien dire.

– Ravie de faire votre connaissance, docteur Kirk.

Elle attendait la suite; Allan crut voir une lueur moqueuse passer dans ses yeux. Perturbé par la perte brutale de ses facultés de raisonnement, il sentit la chaleur lui monter au visage.

– Bon, dit-elle d'un ton insouciant, il y a par là une pièce où nous serions plus tranquilles.

A travers un des corridors, elle le conduisit jusqu'à une porte située non loin et l'introduisit dans une petite pièce, dont l'une des cloisons était transparente; un rideau était tiré par-dessus. A gauche de la fenêtre, un interphone était fixé à même le mur. Sur la table, à côté d'une lampe, était posée une boîte de mouchoirs en papier.

– La salle où les parents viennent voir les morts, expliqua-t-elle.

Elle s'assit sur une des chaises et invita de la main Allan à faire de même.

– Que puis-je faire pour vous, docteur Kirk?

– Allan... Appelez-moi Allan, bafouilla-t-il.

– Très bien. Moi, c'est Julie, répondit-elle en hochant la tête.

Il respira profondément et se jeta à l'eau.

– Il y a environ six mois, vous avez téléphoné à l'un de nos résidents de l'hôpital universitaire, pour lui signaler qu'il s'était trompé sur la cause du décès d'un de nos patients : il n'était pas mort d'un arrêt cardiaque, mais des suites de traumas massifs occasionnés par un accident indéterminé.

Julie haussa les épaules.

– Écoutez, je ne me rappelle pas ce cas précis, mais si vous êtes venu pour discuter l'interprétation des résultats de l'autopsie, je ne suis pas...

– Non, non, pas du tout! s'exclama-t-il précipitamment. Non, ça n'est pas ça. Ce qui m'intéresse, c'est de savoir pourquoi vous avez appelé...

– Je m'efforce de le faire à chaque fois que le rapport du médecin légiste infirme les conclusions du certificat de décès établi dans un hôpital.

– Conservez-vous une trace quelconque de tous les cas qui passent par vos services? Je veux dire, quelque chose comme un inventaire statistique des véritables causes de décès?

– Dans une certaine mesure, oui. C'est justement mon travail. J'étudie diverses données comme le nombre de personnes assassinées, suicidées, ce genre de choses. Je suis statisticienne.

– Et en ce qui concerne les accidents de voiture, accidents du travail et autres? Vous gardez quelque chose?

– Pour les accidents du travail, oui. Nous transmettons régulièrement nos statistiques aux instances gouvernementales chargées du contrôle des conditions de travail et au Centre d'Hygiène Sociale.

La fièvre s'empara d'Allan. S'ils savaient combien de personnes meurent des suites d'un accident, s'ils vérifiaient systématiquement les causes de décès établies dans les hôpitaux, alors Julie serait certainement en mesure de lui dire avec exactitude combien d'accidentés étaient morts des suites d'hémorragies internes non contrôlées, ce qui lui donnerait une indication précieuse sur le nombre de décès dus à des soins inappropriés.

Cependant, ses espoirs furent vite déçus. Certes, ainsi qu'elle le lui expliqua, les services de la morgue connaissaient le nombre de personnes mortes par accident, mais ils ne gardaient pas trace des causes spécifiques de la mort.

– Officiellement, dit-elle, ça n'intéresse personne de savoir si Untel est décédé d'une rupture de l'aorte ou d'un éclatement du foie. Les services gouvernementaux ne prennent en compte que les taux de suicides et de meurtres, le nombre d'intoxications accidentelles, d'accidents domestiques ou professionnels. C'est tout ce que nous tenons à jour. Oui, j'appelle les hôpitaux en cas d'erreur d'interprétation de la cause de décès. Mais je ne perds pas mon temps à tenir des statistiques séparées sur ce genre de problèmes. J'ai beaucoup trop de travail par ailleurs.

Allan se mordillait la lèvre inférieure; il essayait de réfléchir.

– Écoutez, proposa-t-elle après quelques secondes de silence. Ne serait-il pas plus simple que vous m'expliquiez ce que vous recherchez? J'allais justement déjeuner. Voulez-vous m'accompagner? Il y a un snack mexicain pas trop mal à deux pas d'ici.

– Avec plaisir! lâcha Allan avec un empressement excessif. Merci de me le proposer.

– Je vais chercher mon sac à main.

Il la suivit des yeux, séduit par ses cheveux qui lui retombaient en cascade sur le dos, son port droit et assuré et ses fesses rebondies.

Le snack se résumait à une salle minuscule et bondée. Une douzaine de clients déjeunaient au comptoir et au moins autant attendaient debout derrière eux qu'un tabouret se libère. Dans la salle proprement dite, meublée de tables et de chaises qui rappelaient l'Armée du Salut, deux serveuses corpulentes allaient et venaient en tous sens, disparaissant avec des piles d'assiettes vides pour revenir aussitôt avec d'autres assiettes, débordantes de tamale, de tortillas et de haricots. Une table finit par se libérer. Ils attendirent debout qu'un aide-serveur la débarrasse sommairement des détritus qui la jonchaient.

Gardant à l'esprit la longue garde qui l'attendait à l'hôpital, Allan commanda un jus de fruits. Julie opta pour une Dos Equis [1]. Le serveur surgit de nulle part avec une corbeille de chips et deux bols de sauce pimentée, l'une rouge, l'autre verte. Allan prit la plus grosse chip qu'il put trouver et la trempa successivement dans les deux bols. La brûlure du piment le fit frémir. Lorsqu'il eut repris son souffle, il fit à Julie le récit de la mort du jeune motocycliste.

1. *Dos Equis* : marque de bière mexicaine (*N.d.T.*).

– Bon sang, ça m'a rendu à moitié dingue! conclut-il. Évidemment, on voit des gens mourir tous les jours, mais c'est la manière dont ça s'est passé... Un gosse, tout jeune, costaud, avec toute la vie devant lui! Tout ce que je pouvais faire, c'était le regarder pisser le sang, tout ça parce qu'il n'y avait pas moyen de mettre la main sur un chirurgien!

Il s'interrompit pour engloutir une autre chip. Il s'empressa de boire une gorgée.

– Ensuite, j'ai commencé à me poser des questions. Il n'y a pas très longtemps, un interne qui fait des gardes au noir à Saint-Xavier m'a raconté l'histoire d'une femme qu'on y avait amenée en urgence un soir qu'il travaillait là-bas. Elle avait été fauchée sur un passage clouté par un salaud qui avait pris la fuite. Lui a fait l'impossible pour la sauver. Il a contacté un chirurgien, qui lui a dit qu'il arrivait à toute allure. A proprement parler, c'était vrai : le bonhomme habite à quarante-cinq minutes de l'hôpital, et il en a mis trente-cinq pour venir. Dix minutes après, elle est morte pendant que le chirurgien se désinfectait les mains.

Julie ne disait rien. La façon qu'elle avait de le regarder dans les yeux le mettait toujours aussi mal à l'aise.

– Il y a quelque temps, à l'Université, nous avons reçu le coup de fil d'un médecin de garde aux urgences d'un autre hôpital. Un pompiste iranien – un gosse – s'était pris une balle dans le ventre au cours d'un hold-up, à quatre heures du matin. L'ambulance l'amène sans histoires à l'hôpital. Le môme saigne méchamment, mais par chance il y a un chirurgien sur place, un type qui s'est engueulé avec sa bonne femme et a préféré rester dormir là, dans une salle vide. Tout baigne dans l'huile! Mais devinez un peu ce qui se passe... Plus moyen de retrouver la clé de la salle d'op! Et le gosse qui se vide en réanimation!

« Le mois dernier encore, une autre affaire circulait de bouche à oreille. Le cas d'un gosse tombé d'une falaise sur un sentier de randonnée. Salement blessé. On le transporte à Cedars. Là-bas, ils ont un service d'urgence fantastique, c'est tout juste s'ils ne ressuscitent pas les morts! Tout le monde s'y met, mais voilà : impossible de trouver un chirurgien, parce qu'il est cinq heures et demie du soir et que la circulation est paralysée. Et le gosse meurt.

Allan s'interrompit à l'arrivée de la serveuse, qui posa devant lui une tortilla et devant Julie une assiette de carnitas. Puis elle tourna les talons et disparut. Elle devait connaître les habitudes de Julie, puisqu'elle se matérialisa à nouveau quelques secondes plus tard, lui apportant de sa propre initiative une autre bière.

– Voilà, ce que je cherche à savoir... – enfin, il avait réussi à trouver une formulation correcte de son désir confus – c'est si tous ces cas sont des exceptions, ou si beaucoup de blessés meurent aussi de cette manière.

– Qu'entendez-vous par « de cette manière » ?

– Ils ne meurent pas parce que leurs blessures sont mortelles, mais parce qu'ils ne reçoivent pas les soins dont ils ont besoin dans les hôpitaux où ils sont admis.

– Et si vous découvriez que des quantités de gens meurent comme ça, que feriez-vous ? Vous deviendriez la star des journaux télévisés ? s'enquit-elle en le dévisageant avec une pointe d'ironie.

– Hein ? Qu'est-ce que vous voulez dire par là ?

Aussi interloqué qu'il fût, il remarqua que sa réaction trahissait plus de douleur que de colère.

– Je vous demande tout simplement ce que vous auriez l'intention de faire d'une telle information.

Allan haussa les épaules.

– J'en ai une vague idée. De temps en temps, on entend dire par-ci par-là que le comté de San Francisco aurait grand besoin d'un centre de traumatologie unifié. Mais c'est le flou artistique.

– Pourquoi ?

– Parce que personne ne s'y met vraiment. Certains médecins ont déclaré qu'il serait bon d'en avoir un ici, parce qu'il y en a ailleurs. Mais tous les autres leur ont répondu en chœur que les soins sont traditionnellement meilleurs à San Francisco qu'ailleurs, et surtout que le comté est tellement petit qu'on n'est jamais bien loin d'un hôpital en cas d'accident.

– Donc, vous êtes en quête d'éléments qui prouveraient la nécessité de ce centre de traumatologie ?

Allan était de plus en plus fébrile. Avec sa fourchette, il piqua un dernier morceau de tortilla.

– On ne vous a jamais dit que vous auriez dû être procureur ?

– Holà ! C'est vous qui êtes venu me trouver ! Si vous voulez que je vous aide, ce qui est visiblement le cas, vous avez intérêt à me mettre au courant.

A la vue de l'expression d'Allan, elle éclata de rire.

– On dirait bien que je viens de m'engager à étudier la possibilité de vous aider !

Elle se tut, leva son verre et but une gorgée de bière, sans jamais détacher son regard d'Allan. Celui-ci sentait bien plus qu'il ne la voyait cette paire d'yeux insistants rivés sur lui. Ils avaient quelque chose de troublant. Parfois, elle semblait rire en elle-même, et la joie qui y luisait alors, outre qu'elle éveillait au creux de ses reins un léger picotement, avait quelque chose de charmant. Mais à d'autres moments, il y voyait passer tout autre chose, comme cette ombre qu'il avait souvent surprise dans les yeux des gens qui faisaient les cent pas dans les couloirs du service des urgences, pendant que derrière les portes closes, un parent, un ami était entre les mains des médecins. Un mélange de peur, d'abattement et de colère.

Julie reposa son verre et croisa les bras sur la table en détournant les yeux.

– Ça n'est pas seulement parce que mon travail l'exige que j'ai l'habitude de signaler leurs erreurs aux hôpitaux, se résolut-elle enfin à dire.

Allan en resta bouche bée.

– Vous voulez dire que vous vouliez nous avertir de quelque chose?

– Non... Pas dans le sens où vous l'entendez.

Elle semblait peser soigneusement ses mots, comme pour s'empêcher de laisser échapper un secret qui lui tenait à cœur.

– Nous sommes censés signaler aux hôpitaux leurs erreurs d'appréciation. Mais en fait, je suis la seule à le faire. Les autres se figurent que les hôpitaux s'en foutent éperdument... Enfin, je les appelle de temps à autre, mais seulement dans certains cas...

– ... De mort par accident, acheva Allan. Pourquoi?

Elle ne répondit pas tout de suite. Elle semblait être aux prises avec un adversaire intérieur.

– Je ne sais pas très bien... Je me dis que si les services de l'institut médico-légal se mettaient enfin à faire leur travail correctement, les hôpitaux pourraient peut-être en tirer parti. Je ne vois pas l'utilité des autopsies, si personne n'est avisé de leurs conclusions. Je pense qu'elles peuvent toujours servir à quelqu'un...

Allan la fixait intensément. Il était certain qu'elle lui cachait quelque chose.

– Je vois... Bon, nous savons que l'institut médico-légal procède à des autopsies lorsqu'il doute de la validité des conclusions des certificats de décès. A partir de là, quels moyens ai-je de découvrir quels sont les hôpitaux qui se montrent incompétents dans le traitement des traumatisés?

Il était ravi de constater que son cerveau s'était remis à fonctionner normalement.

– Faites une étude comparative. Prenez cent cas de traumas, consultez pour chacun nos conclusions d'autopsie. Comparez-les aux interprétations fournies par les hôpitaux dans lesquels ces patients sont décédés. Déterminez le nombre de cas où les deux diffèrent. Si vous trouvez un grand nombre de cas où les médecins de l'hôpital ont conclu que le patient est décédé à cause du caractère irréparable de ses blessures, tandis que le rapport de notre pathologiste soutient au contraire que ces blessures étaient réparables, vous aurez déjà une indication importante quant à la validité de votre hypothèse.

– Oui, ça pourrait être intéressant. Mais personne n'accepterait de considérer cela comme une preuve de l'existence de problèmes structurels au sein de la communauté médicale.

C'était au tour de Julie d'être désarçonnée.

– Et pourquoi pas, sapristi?

– Parce que personne ne veut admettre que le comté a besoin d'un centre de traumatologie. Les hôpitaux s'en tireront en disant que le pathologiste travaille sur un cadavre, alors que leurs médecins sont confrontés à une situation dynamique, et que par conséquent les deux séries de conclusions ne sont pas théoriquement comparables.

– Qu'est-ce qu'il vous faudrait en plus, dans ce cas?

– Les dossiers hospitaliers retraçant tous les actes médicaux effectués sur le patient. Lorsque le rapport d'autopsie soutient que les blessures étaient réparables, j'ai besoin des pièces qui me permettront de déterminer si oui ou non l'équipe de garde qui a pris en charge le patient a diagnostiqué correctement la nature de ses blessures, et si oui, si elle a pu faire intervenir un chirurgien à temps pour le traiter vraiment.

– Et vous croyez vraiment que les hôpitaux vont vous laisser fouiner dans leurs dossiers?

– Que puis-je faire? M'introduire par effraction dans leurs salles d'archives?

– Non. Je crois que vous n'aurez pas à vous lancer dans la carrière criminelle. Quand nous décidons de procéder à une autopsie, nous demandons automatiquement à l'hôpital concerné de nous transmettre le dossier complet du défunt. C'est la loi, les hôpitaux sont tenus de s'y soumettre.

Allan se sentit soulagé d'un poids accablant.

– Vous avez les dossiers dans vos services? Je pourrais les voir?

– Pourquoi pas? Il y a sans cesse des gens qui viennent rechercher quelque chose chez nous. Tant que vous ne violez pas la vie privée des patients... c'est-à-dire des défunts, personne n'y trouvera rien à redire.

Allan abattit son poing sur la table et laissa échapper un cri de joie. Julie sursauta, surprise dans un premier temps, et finalement amusée.

– Vous faites plaisir à voir. Mais ça ne sera pas si facile. Nous avons quelque chose comme trente mille dossiers, et il vous faudra passer par des centaines de suicides et autres pneumonies pour réunir vos cent cas.

– Aucun problème! On commence quand?

– *On* ne commence pas, cher ami. *Vous* commencez. C'est votre affaire, pas la mienne. De toute façon, il faudra que vous travailliez en dehors des heures de bureau : il y a trop de monde pendant la journée, entre les flics, les avocats et Dieu sait qui encore...

Allan réfléchit un instant. En entreprenant cette étude, il allait perdre le revenu de ses gardes au noir, sans parler d'heures de sommeil précieuses. Mais il n'hésita pas longtemps.

– Je peux démarrer demain après ma garde?

***

Le lendemain à dix-huit heures, il était de retour à la morgue. Il laissa sa voiture au parking et se dirigea vers les portes vitrées à travers le brouillard qui se levait; ses pas résonnaient sur le bitume. Il appuya sur la sonnette et demanda Julie après que le vieux gardien lui eut ouvert. Quelques minutes plus tard, elle vint le rejoindre.

Elle lui adressa un salut rapide et un bref sourire, puis le conduisit à travers un couloir interminable.

– Fichtre, fit-il pour meubler le silence, c'est tranquille comme une morgue, ici!

– Tout le personnel est parti, répondit-elle. Il n'y a plus personne à part vous, un vieux, vieux gardien très fatigué, et bien sûr quelques centaines de macchabées à des stades de dissection variés. Ne vous affolez pas si vous entendez quelques bruits bizarres...

Il sourit, sans être absolument certain qu'elle plaisantait. A l'aide d'une clé spéciale, elle déverrouilla l'ascenseur. Ils y pénétrèrent et descendirent au sous-sol.

En pénétrant dans la salle des archives, Allan fut saisi d'effroi. A gauche comme à droite, du sol au plafond, une cinquantaine de colonnes de casiers métalliques apparurent sous ses yeux. Une vie ne suffirait pas pour les examiner tous! Et s'il avait un tant soit peu espéré que Julie aurait pitié de lui et resterait pour l'aider, il fut rapidement déçu.

– J'ai rendez-vous, fit-elle d'un ton léger. Amusez-vous bien!... Et ne vous trompez pas d'étage en sortant!

Sur ce, elle s'éclipsa.

Lorsqu'à deux heures du matin il décida de jeter l'éponge, Allan était passablement déprimé. Après le départ de Julie, il avait décidé de commencer au bout de la rangée de droite et de progresser casier par casier vers la gauche. Quand il arrêta, il avait à peine inspecté trois casiers. Il lui faudrait des semaines, voire des mois, pour rassembler les cent dossiers dont il avait besoin. La méthode qu'il devait suivre était lente et fastidieuse : retirer un dossier, marquer sa place en y insérant une bande de papier de couleur, en examiner le contenu puis le remettre en place. Mais il y avait le pire : en sept heures de recherches, il n'avait trouvé qu'un seul dossier qui puisse réellement étayer son enquête. Comme Julie l'en avait averti, la plupart des dossiers n'avaient aucun rapport avec ce qu'il recherchait. Et souvent même, il lui arrivait de tomber sur un décès accidentel qu'il devait laisser de côté : soit il n'y avait pas eu d'autopsie, soit elle avait été pratiquée mais on avait omis de joindre au dossier les conclusions dictées par le pathologiste; d'autres fois encore, c'était l'hôpital qui, contrairement aux dispositions légales, ne s'était pas donné la peine de transmettre le dossier médical.

Enfin, sa tâche était infiniment compliquée par le combat de tous les instants qu'il devait livrer contre lui-même pour chasser l'image de Julie de son esprit. Avec des gestes lents, il rassembla ses notes, enfila son blouson et rentra chez lui.

Les seconde, troisième et quatrième nuits furent insupportables. Chaque fois, Julie, fraîche et enjouée, l'accueillit avec le même sourire cordial et quelques questions courtoises sur les progrès de ses recherches. Ensuite, après l'avoir accompagné jusqu'à la salle, elle l'abandonnait à son sort avec un « Bonne nuit! » guilleret. Il avait réuni un certain nombre de cas dont la pile croissante aurait dû le combler d'aise. Pourtant, il n'était pas satisfait. Pour lui qui, sorti des salles de réanimation, trouvait l'existence parfaitement insipide, ces longues heures passées à manipuler méticuleusement des dossiers étaient une véritable torture, encore accrue par le ressentiment de plus en plus violent qu'il éprouvait envers l'espèce d'amitié décontractée et distante que lui témoignait Julie.

Pourtant, le cinquième soir, elle s'attarda avec lui dans la pièce. Troublé par son brusque changement de comportement, ne sachant plus quoi dire, il se mit à trier méthodiquement ses documents, puis à disposer son stylo et ses feuilles de papier sur la longue table qui occupait un coin de la salle.

– Vous travaillez trop dur, vous savez, Allan, dit-elle enfin. Vous vous êtes regardé dans une glace, ces temps-ci?

– Ça fait bien pour un jeune médecin d'avoir cet air-là. Si on était frais et roses, on ne serait pas crédibles.

Désorienté, incapable de voir où cette conversation pouvait mener, il résolut de s'en tenir au strict minimum.

– Eh bien, j'ai vu pas mal de cadavres qui avaient meilleure mine que vous. Venez, Allan, sortons un peu d'ici. Il y a une fête foraine à Santa Rosa. Nous pouvons y être dans une heure.

– Une fête foraine?! Vous parlez sérieusement?

– Le plus sérieusement du monde. Allez, c'est moi qui conduis, et en plus c'est moi qui invite!

S'il tenta de résister, ce fut assez mollement, puisqu'une petite heure plus tard, Julie et lui se présentaient au guichet aménagé aux portes du champ de foire pour acheter des tickets. Malgré son scepticisme, Allan se trouva entraîné par l'enthousiasme de Julie pour les exhibitions de bestiaux et les produits locaux, exposés sous des tentes noires de monde où régnait une chaleur d'enfer. Il la suivit sur des tracteurs et autres machines agricoles, il regarda avec elle des garçons de ferme pomponner leurs bêtes de concours.

Mais il n'était guère préparé à ce qui devait suivre. Ils étaient parvenus à l'extrémité de la foire et arrivèrent devant l'entrée du parc d'attractions. Ils furent happés par les lumières criardes et les flonflons auxquels se mêlaient les rires et les cris d'une foule intrépide mise à l'épreuve des diverses attractions. Avec un cri de joie, Julie attrapa le bras de son compagnon et l'entraîna vers la première baraque venue, où elle acheta une pleine poignée de tickets. Allan, tout à fait sous sa coupe, se retint de lui avouer sa profonde aversion pour tout ce qui ressemblait de près ou de loin à un manège. Ils montèrent d'abord dans une soucoupe tournoyante et enchaînèrent par un tour dans la maison hantée, où ils furent plusieurs fois jetés à bas de leur petit véhicule. Pour Julie, il s'agissait visiblement d'un simple hors-d'œuvre. A un rythme accéléré se succédèrent ensuite les parcours insensés dans des engins tourbillonnants qui pour finir se retournaient complètement, les montagnes russes, la grande roue, une centrifugeuse où, plaqués contre les cloisons, ils ne touchaient plus le sol... A chaque nouveau départ, la musique et les bruits hurlaient davantage aux oreilles bourdonnantes d'Allan. Très vite il avait complètement oublié le charme qu'avait un moment exercé sur lui l'enthousiasme de Julie. Et quand, sur l'insistance de la jeune femme, ils remontèrent pour un second tour sur un engin dont le départ était surmonté d'un panneau recommandant aux femmes enceintes, aux cardiaques et aux hypertendus de passer leur chemin, il n'avait plus qu'une idée fixe : trouver les toilettes pour se débarrasser au plus vite de tout ce qu'il avait ingurgité ce soir-là.

Sur le chemin du retour, Julie roulait lentement. Allan, qui avait un tant soit peu récupéré, s'interrogeait en vain : était-ce pour mieux savourer l'écho de ses émotions, ou bien pour prolonger la soirée qu'ils passaient ensemble? Il s'adossa légèrement à la portière pour mieux la contempler. Confortablement calée dans son fauteuil, elle tenait son volant d'une main. Dans la douce clarté de la lune, son visage était baigné d'une paisible euphorie. Allan, pris d'une soudaine envie de lui caresser la joue, avança vaguement le bras, hésita et le laissa retomber. Le voyage se poursuivit avec une conversation insignifiante qui s'évanouit tout à la fin dans un silence étrange. Lorsque Julie le déposa devant l'institut médico-légal où il devait récupérer sa propre voiture, il était profondément démoralisé.

« Cette petite excursion a peut-être fait des miracles pour mon teint, mais pour le moral, zéro. »

Le soir suivant, Julie entra avec lui dans la salle des archives et referma la porte sur eux.

– Je n'ai rien prévu ce soir, annonça-t-elle avec une certaine brusquerie. Ça vous dirait que je vous donne un coup de main pendant une heure ou deux?

– Avec plaisir, répondit-il en faisant son possible pour paraître ravi. Ce serait formidable.

Julie le dévisagea avec une pointe d'incertitude. Elle faillit dire quelque chose, mais se ravisa.

– Où est-ce que vous en êtes? demanda-t-elle finalement. Par où voulez-vous que je commence?

Avec un zèle outré, il lui désigna soigneusement le dernier casier qu'il avait passé en revue la veille. Puis il s'éloigna en maudissant intérieurement sa maladresse. Malgré lui, il ne pouvait s'empêcher de se montrer désagréable. Tout en consultant un à un les dossiers, il entendait Julie s'affairer à l'autre bout de la pièce. Quels que soient ses efforts, il ne parvenait pas à se concentrer sur sa tâche.

Elle l'appela de loin.

– Écoutez ça, dit-elle avec fièvre. Voilà le dossier d'une dame de quarante-huit ans. Sa voiture en percute une autre arrêtée à un feu rouge.

Allan s'approcha pendant qu'elle continuait à lire.

– L'ambulance la transporte aux urgences de White Memorial. D'après les notes de l'infirmière, elle est tout à fait consciente et tient des propos cohérents. Quarante-cinq minutes plus tard, le standardiste commence ses appels aux médecins. Et maintenant, écoutez ce que disent ses notes :

« 0 h 20 : appel au Dr Alvarez. Refuse de consulter. Suggère de faire appeler un cardiochirurgien.

0 h 30 : appel au Dr Garrison. Refuse de consulter.

0 h 35 : appel au Dr Eisen. Impossible à joindre.

0 h 38 : appel au Dr Sticoy. Suggère le Dr Mendelbaum.

0 h 40 : appel au Dr Mendelbaum. Refuse de consulter. Suggère un cardiologue.

0 h 55 : appel au Dr Ashland. Accepte immédiatement de venir.

1 h 00 : la patiente perd connaissance.

1 h 10 : arrivée du Dr Ashland. Patiente transférée aux Soins Intensifs. »

Julie reprit son souffle.

– Et ça n'est pas tout, poursuivit-elle. La patiente meurt trois heures plus tard aux Soins Intensifs. Tout ce qu'on aura fait pour elle, c'est la placer sous perfusion de sérum...

– Que dit l'autopsie?

– Éclatement de la rate.

– Elle est donc morte d'une hémorragie consécutive à un trauma mineur. Cette femme aurait certainement pu être opérée en une heure et demie et rentrer chez elle dans la semaine.

Il se passa dix bonnes minutes avant qu'elle ne l'appelle une deuxième fois.

– Qu'est-ce que vous pensez de celui-là? Un type de soixante-seize ans qui brûle un feu à cinquante kilomètres à l'heure et percute un camion. Il est transporté dare-dare à Saint Luke. La première chose qu'ils lui font, c'est une prise de sang.

– C'est normal. Et ensuite?

Julie survola les feuillets suivants et éclata de rire.

– Excusez-moi. Je sais que ce n'est pas drôle, mais... Oui, ils font une numération globulaire qui s'avère anormalement basse. Du coup, ils décrètent qu'il doit être anémique! Et ils le transfèrent aux Soins Intensifs.

– Quand est-il mort?

– Cinq heures plus tard. D'après les résultats de l'autopsie, il s'agit d'une hémorragie consécutive à une lésion rénale.

Julie resta trois heures. Elle trouva d'autres dossiers, et de son côté Allan fut plus heureux que les nuits précédentes. Aux alentours de minuit, ils décidèrent d'en rester là. Le maigre butin d'Allan avait doublé dans la soirée : il avait réuni vingt-quatre dossiers.

En sortant du bâtiment silencieux. Allan réalisa que son humeur s'était grandement améliorée. Ce soir, le courant était passé.

– On se pose quelque part pour boire un verre? proposa-t-il sur le seuil de l'immeuble.

– Je croyais que vous ne buviez pas d'alcool, à cause des appels d'urgence?

– Vous n'avez pas répondu à ma question.

– Et bien... je ne crois pas, non. Il est tard, et il faut que je sois revenue à huit heures demain matin. Je préfère aller me coucher.

Allan n'en pouvait plus; il explosa.

– Bon sang, mais qu'est-ce qui cloche avec vous? Pourquoi êtes-vous tellement coincée, nom de Dieu? Tellement... Et merde! Je ne sais pas, moi! Enfin, bon Dieu!

Julie l'observait sans chercher à dissimuler son hilarité.

– Vous savez que vous n'êtes pas très net, vous?

– Arrêtez de jouer. Bon Dieu, vous m'avez parfaitement compris!

– Peut-être, oui. Mais n'oubliez pas que vous êtes venu ici pour préparer une étude, pas pour vous mettre à sortir le soir...

– Je n'ai pas envie de sortir le soir, je n'ai pas le temps! Mais j'aime bien être avec vous, Julie. Je pensais qu'un petit verre pour boucler la soirée, c'était une bonne idée, c'est tout!

– Je suis désolée, mais c'est non.

Ils traversèrent le parking sans échanger une parole et s'arrêtèrent devant la voiture de Julie. Elle ouvrit la portière et se tourna vers lui. La légère brume accentuait encore la douceur de ses traits. Il s'attendait presque à la voir disparaître sous ses yeux. Une nouvelle fois, le désir de la toucher s'empara de lui. Et une nouvelle fois, il se retint. Si Julie avait senti quelque chose de son émotion, elle n'en laissa rien paraître.

– Je crois que cette étude est quelque chose d'important, dit-elle finalement pour briser la glace. Et je tiens à vous aider. Mais je voudrais que vous compreniez que nos relations n'iront pas au-delà.

Allan ne répondit rien.

– Vous êtes-vous fixé une échéance? s'enquit-elle, refusant de se laisser attendrir par son air penaud.

– Oui, si on veut. Il y aura prochainement une réunion du comité de coordination des Secours d'Urgence. J'aimerais avoir terminé l'interprétation statistique à ce moment-là.

– Pour y présenter vos résultats?

– Je ne sais pas... Je pense que non. Mais je prends cette date comme échéance.

– Eh bien, si vous voulez bien de mon aide, passez-moi donc un coup de fil demain matin. Je serai au bureau à huit heures.

Elle monta dans sa voiture et démarra. Mais avant qu'elle ait eu le temps de débrayer, Allan posa la main sur le volant.

– D'où sort ce soudain intérêt pour mes travaux, mademoiselle McDonough? Ne me dites pas que c'est parce que vous les trouvez importants...?

Elle le regarda droit dans les yeux.

– Ne cherchez pas trop loin, docteur Kirk. Vous me donnez une chance de travailler pour des vivants, pour une fois. Cette chance, je la prends, un point c'est tout. Ne soyez pas si paranoïaque. Je ne suis pas un agent double!

Elle passa la première et partit. Allan eut tout juste le temps de retirer son bras. Il suivit la voiture des yeux.

« Tu n'es peut-être pas un agent double, se dit-il, mais en tout cas tu me caches quelque chose... »

4

Le soleil, dans sa course vers l'occident, était déjà au-delà du Golden Gate Bridge. Ses rayons jouaient contre les deux gigantesques tours métalliques du pont et donnaient à leur rouge l'intensité du charbon ardent. Un voilier, poussé par le vent vif qui balayait la baie, passa dessous à bonne allure, fendant un instant l'ombre découpée sur les eaux de l'énorme structure d'acier.

Sur la longue bande de gazon, bien connue par les habitants de San Francisco sous le nom de Marina Green Park, qui borde les eaux de la baie, deux joggers, un homme et une femme, dépassèrent en soufflant des grappes de gens qui lézardaient, des familles en pique-nique, un joueur de flûte solitaire qui travaillait son répertoire et plusieurs groupes de jeunes attroupés autour de parties de volley-ball.

La femme portait un walkman; l'homme lui tapota l'épaule pour lui indiquer ensuite la droite du menton. Elle lui fit un signe de tête en retour, et, dans un ensemble parfait, ils bifurquèrent en direction de Marina Boulevard. Là, ils s'arrêtèrent au bord du trottoir, tout en continuant à sautiller sur place. Puis, semblant répondre en chœur à quelque mystérieux signal, ils s'élancèrent en même temps sur la chaussée lorsqu'ils virent la voie libre. Avec un éclat de rire, la femme accéléra l'allure, provoquant manifestement son compagnon à la course.

La Buick, qui venait de quitter son stationnement à une trentaine de mètres de là, fut sur eux en une fraction de seconde. Ses pneus hurlèrent. La femme, qui avait légèrement distancé son compagnon, fut épargnée. Mais l'énorme calandre vint heurter l'homme de plein fouet. Il fut projeté en l'air et alla s'écraser trois mètres plus loin sur une camionnette garée contre le trottoir. Il rebondit sur la tôle et s'effondra au milieu de la chaussée, où il resta immobile, bras et jambes curieusement pliés. Sa tête était penchée en avant; son menton reposait sur sa poitrine. La femme se précipita et s'accroupit à ses côtés. Elle fit courir ses mains sur le visage et le torse, puis à nouveau sur le visage. Elle semblait le supplier de se relever pour repartir avec elle.

Le hurlement d'une sirène ouvrit en deux la foule de badauds médusés. Deux jeunes hommes sautèrent à bas de l'ambulance. L'un se précipita vers le blessé, l'autre courut à l'arrière pour y prendre le coffret de secours. En s'approchant, il demanda à un homme d'âge mûr d'attirer la jeune femme à l'écart et de tenter de la réconforter.

L'autre, que son badge identifiait comme Eric Drake, était penché sur le visage du blessé. Un bleu énorme envahissait le côté droit de son visage. Du sang coulait de son oreille. L'œil droit était tellement enflé qu'il ne s'ouvrait plus.

– Est-ce que ma femme... va bien...? murmura-t-il.

– Oui, elle va très bien, répondit doucement Drake. Surtout, restez bien tranquille. Vous serez à l'hôpital dans cinq minutes.

Méthodiquement, presque sans un mot, lui et son collègue lui fixèrent une minerve autour de la nuque et prirent sa tension.

– Arnie, je vais passer un appel radio pour demander où il faut le transporter, déclara Drake. Il faut faire très vite.

Il courut jusqu'à l'ambulance. Moins de deux minutes plus tard, il était de retour.

– Alors? demanda Arnie.

– Coit Hill nous dit de rester sur place. Ils envoient l'hélico.

– Ça nous donne un peu de temps pour stabiliser.

– C'est la merde, oui! Sur un appel, l'autre jour, ils ont mis une bonne demi-heure à décoller! C'est comme si ce mec était mort. On ne peut pas attendre ces connards.

– Alors, qu'est-ce qu'on fait?

– On l'amène à l'Université.

– Je ne sais pas si on doit, Eric. Si la radio dit d'attendre... On doit pouvoir le stabiliser...

– Impossible. Ces cas-là sont complètement incontrôlables. On y va tout de suite. C'est sans doute sa dernière chance.

Arnie se résigna à contrecœur. Ils firent monter la jeune femme dans l'ambulance, puis en sortirent une civière. Ils installèrent le blessé dessus et le chargèrent à l'arrière. Drake prit le volant. Son collègue s'installa au chevet du jogger.

– Hé, dis donc, Eric! Comment on va leur expliquer ça, aux gars de la radio?

– T'inquiète pas. On a perdu le contact, dans un sens.

– Qu'est-ce que ça veut dire, nom d'une pipe?
– Ça veut dire que la radio nous a lâchés pendant la communication.
– Tu as coupé...? glapit Arnie.
– Pas exactement. Mais tu te rappelles ce fil dénudé que j'ai demandé cent fois de faire réparer? Eh bien, figure-toi que quand je l'ai touché pour vérifier qu'il tenait encore, il m'est resté dans les mains! Juste au moment où j'allais leur expliquer où ils devraient se poser...
– Si ça arrive aux oreilles d'Anthony, on est grillés!
– Qu'il aille se faire foutre! Et Coit Hill avec! Ça nous prendra peut-être trois minutes de plus pour arriver à l'Université, mais au moins il ne leur faudra pas une heure pour dégotter un chirurgien! Comment il va?
– La tension est en train de tomber. Je l'entends à peine. Le pouls s'affaiblit. Je lui ai mis deux litres de sérum en perfusion et j'ai ouvert à fond.
– Bon, continue. On y est dans une minute, fit Drake en écrasant la pédale d'accélérateur.

***

Tout en descendant le couloir qui menait à la salle de conférences, Allan défit le cellophane qui enveloppait son sandwich. Il en fit une boule compacte et le déposa dans un cendrier mural, puis croqua le pain à belles dents. En même temps, il essayait de rassembler ses idées en vue du séminaire d'internat qu'il s'apprêtait à diriger. La plainte aiguë d'une sirène allait en s'amplifiant. Brusquement, il s'arrêta, puis courut jusqu'à un interphone tout proche.
– C'est pour nous? demanda-t-il au standardiste des urgences.
– Aucune idée, docteur. Nous n'avons reçu aucun appel. C'est peut-être pour la cardiologie.
– Oui, peut-être.
Allan raccrocha, prit une nouvelle bouchée de son sandwich et repartit vers la salle de conférences. Mais après quelques mètres, il se ravisa; il avala le reste de son sandwich et courut jusqu'aux urgences. En chemin, il dépassa plusieurs infirmières avant de parvenir aux doubles portes de l'entrée. Au moment même où il arrivait dehors, l'ambulance achevait de descendre la rampe d'accès pour venir s'immobiliser devant l'entrée.
Les portes arrière s'ouvrirent brutalement. Allan s'avança pour jeter un coup d'œil à l'intérieur.
– Bon sang, Drake! glissa-t-il à l'infirmier lorsque celui-ci l'eut

rejoint un peu à l'écart. Il a l'air mûr, celui-là. Pourquoi ne nous avez-vous pas prévenus?

– On a essayé, Doc. Mais cette foutue radio n'arrête pas de déconner. Elle a pété juste au moment où on est arrivés pour le ramasser.

– Bon... Qu'est-ce que vous nous amenez?

– Un type qui s'est fait balancer par une voiture. Il y a aussi sa femme, mais elle n'a rien.

En même temps, Drake aida la jeune femme à descendre de l'ambulance, puis se précipita pour donner un coup de main à Arnie et Allan, qui étaient en train de sortir la civière.

– Fonctions vitales? s'enquit Allan en aidant les deux hommes à placer l'accidenté sur un lit roulant.

– Ça dégringole. Sur place, il avait 4/0 de tension, et puis elle est remontée à 8/4 avec la perfusion. Mais en cours de route, elle a recommencé à descendre. Le pouls est très faible.

– Allez, on l'embarque tout de suite en réanimation avant qu'il ne nous claque entre les doigts. Je vais tâcher de trouver un interne pour s'occuper de sa femme et essayer d'avoir des détails.

Allan, les deux ambulanciers et Joe Santorre, le doyen des internes, qui était accouru, poussèrent à la hâte le lit roulant vers la salle de réanimation. Tout en courant, Allan posa la main devant la bouche du blessé.

– Il respire, Kirk? interrogea Santorre.

– C'est léger.

Avant même que le lit se soit immobilisé dans la salle, l'anesthésiste de l'équipe de traumatologie se mit en position à sa tête. Avec un laryngoscope, il ouvrit la bouche du blessé et la débarrassa promptement du sang, du mucus et des morceaux de dents qui l'encombraient.

– Voies respiratoires dégagées, signala-t-il.

– Très bien. Bon, on va lui faire une sonde trachéale et l'insuffler. Tout ce qui peut aider ses poumons à fonctionner est bon à prendre.

Une infirmière passa un tensiomètre autour du bras droit du jogger; pendant ce temps, une autre infirmière aidait un interne à découper ses vêtements.

– La tension est tombée à 4/2!

– Ça y est, il est sous respiration artificielle, intervint l'anesthésiste. Les poumons sont repartis. Mais il est dans un sale état, je peux vous le dire!

Et tout en parlant, il pressait et relâchait régulièrement le ballon à oxygène raccordé à un tube qui s'engouffrait dans la bouche du patient.

– Son groupe, son signe, et douze unités de sang! s'écria Allan. Prévenez le bloc opératoire qu'on arrive dans dix minutes maximum! Collez-lui un gros cathéter dans chaque bras!

Il marqua une pause et jeta un coup d'œil circulaire.

– Brooks! Faites-moi une incision à la cheville droite!

Maggie Brooks, une jeune interne affectée depuis la veille au service de traumatologie dans le cadre de son programme de formation, alla prendre sur la table un plateau à incisions.

Allan reporta son attention sur le patient.

– En premier lieu, nous avons une éventuelle lésion crânienne, récapitula-t-il. Voyez cette contusion importante à la tempe droite et le sang qui coule de l'oreille. D'après Drake, les pupilles étaient normales sur le terrain, mais à présent la droite est aréflexique et anormalement dilatée.

– A mon avis, il a une hémorragie cérébrale, côté droit, intervint Santorre.

– Il y a de fortes chances... Il va falloir travailler à deux équipes sur notre client, répondit Allan en promenant sa main sur le corps étendu. Les côtes sont fracturées des deux côtés.

Il ajusta son stéthoscope.

– Respiration faible... Il lui faut deux ponctions pleurales.

– J'appelle la radio, docteur? demanda une infirmière.

– Non. On se contentera de lui en faire une avant de l'introduire en salle d'op, pour vérifier que les ponctions pleurales sont bien en place. On n'a vraiment pas de temps à perdre... Abdomen ballonné, lésions du pelvis... Fractures des membres inférieurs : fémur à droite, tibia et péroné à gauche. Carnation acceptable.

Allan leva les yeux.

– Harris, occupez-vous du toucher rectal, lança-t-il à un interne qui venait de faire son entrée.

– Qu'est-ce que vous en pensez, Kirk? demanda Santorre, qui était en train d'entailler le côté gauche du thorax pour y insérer le tube qui aspirait le sang déversé à l'intérieur.

Allan, qui pratiqua à son tour une incision au flanc droit, secoua lentement la tête.

– Si ce type s'en sort, ce sera vraiment un miracle...

– Bon sang, on a déjà vu pire, lâcha Santorre d'une voix altérée par l'effort.

– Pas si sûr, répliqua Allan en tendant le bras vers la table pour y saisir une aiguille à ponction. D'après l'échelle de gravité théorique des lésions, si on additionne le trauma thoracique, l'hémorragie intracrânienne et ainsi de suite, je dirais qu'il est à l'indice 86. On a déjà sauvé un 75, et peut-être bien un 80. Ce sera déjà bien s'il est encore en vie à sa sortie de la salle d'op.

Redressant la tête, Allan vit que la radio portative était déjà là.

– D'accord, faisons tout de suite un cliché de contrôle. Ah, et il lui faut un cathéter pour vider la vessie, ainsi qu'une intubation nasale. Il ne manquerait plus qu'il aspire ses vomissures sur la table d'opération.

– Voulez-vous faire un drainage péritonéal? demanda une infirmière occupée à suspendre deux nouvelles bouteilles de liquide de Ringer.

– Pas question, répondit Allan en recousant son incision. On n'a plus une minute à perdre. Santorre, votre ponction donne quelque chose?

– Environ huit cents centimètres-cubes. Et la vôtre?

– Autour de deux cents. Où en est la tension?

– Elle baisse toujours. A peine 6 de tension haute, fit l'infirmière.

– Donnez-lui plus de sérum! cria Allan d'une voix pressante. Brooks! La perfusion à la cheville est en route?

Il n'obtint aucune réponse.

Il se précipita à la base du lit, où Maggie Brooks était toujours penchée sur la cheville du blessé. De fines gouttelettes de sueur perlaient sur son front. Elle n'avait pas encore fini d'inciser la peau.

– Dépêchez-vous, bon Dieu! On ne vous demande pas de la haute couture! lança-t-il, après quoi il regretta immédiatement ses paroles.

« Écoutez, continua-t-il, la peau est épaisse. Il faut y aller carrément. Imaginez que vous êtes en train de vous couper une tranche de cheddar dans une soirée.

La main trembla légèrement mais la lame finit par s'enfoncer plus profondément dans la chair. Allan sentait l'interne tendue.

– Bon... Maintenant, prenez une pince moustique pour dégager la veine, dit-il avec douceur, comme s'il s'agissait d'une opération de routine.

Mâchoires serrées, lèvres blanches, elle explorait l'entaille, en enfonçant la pince dans la chair.

Allan l'écarta et prit sa place. En deux ou trois mouvements secs, il dégagea la veine saphène. L'infirmière lui tendit un tube de gros diamètre. Il le saisit après avoir ouvert la veine, le glissa à l'intérieur et s'assura qu'il tenait bien en place.

– Voilà. Envoyez le sérum plein pot, ordonna-t-il en se redressant.

La calotte de chirurgien de Maggie Brooks était posée sur un plateau à instruments. Sa propriétaire, elle, avait disparu. Allan haussa les épaules et consulta l'horloge. Huit minutes s'étaient déjà écoulées depuis l'arrivée du blessé.

– L'intubation nasale et les cathéters divers sont en place, la radio du thorax est bonne. La production d'urine est faible.

Santorre avait parlé d'une voix monocorde, pour faire comprendre à Allan qu'il désapprouvait sa patience excessive envers une interne stupide.

– Le bloc opératoire vient d'appeler, prévint une infirmière. Le neurochirurgien est déjà là-haut. Il aurait voulu avoir un scanner avant d'opérer.

– Il s'en remettra, rétorqua Allan. Allons-y!

Santorre et lui prirent place au pied du lit. Quatre internes se déployèrent sur les côtés. Les infirmières restèrent à la tête du lit, encadrant l'anesthésiste. Avec une synchronisation parfaite, la formation s'ébranla au pas de course.

Ils zigzaguèrent dans les corridors jusqu'à l'ascenseur. Ils s'y entassèrent. Lorsque l'engin s'immobilisa enfin au deuxième étage, l'anesthésiste, maudissant la lenteur des portes, les écarta pour qu'elles s'ouvrent plus vite.

Le groupe au complet en jaillit et courut avec son fardeau jusqu'à la salle d'opération. Le lit fut immobilisé à quelques centimètres de la table. Internes et infirmières s'égaillèrent pour remettre de l'ordre dans les divers tubes de perfusion. Quelqu'un vérifia que les ponctions pleurales étaient bien en place. Une infirmière réajusta l'intubation nasale.

– Contrôlez la vessie! ordonna Santorre, sans s'adresser à personne en particulier.

– Allons, vite, vite! cria Allan. On le met sur le billard. Prêts? Un, deux...

A trois, le blessé fut soulevé et placé sur la table d'opération.

– Tension artérielle! glapit Allan en jetant un coup d'œil sur l'horloge, qui indiquait que sept minutes supplémentaires s'étaient écoulées.

– Je n'ai rien du tout! signala une infirmière.

– Le pouls?

– A peine audible, cria une autre.

– Pas le temps de se désinfecter! décida Allan. Bétadine sur le thorax et l'abdomen!

– Il respire par lui-même, Kirk, intervint l'anesthésiste. Vous me dites quand vous voulez que je le curarise.

– Vous ne pouvez pas lui faire une anesthésie générale?

– Dans l'état où il est, ça le tuerait. Mais ne vous en faites pas pour lui : s'il s'en sort, il ne se rappellera rien.

Une infirmière déversa le contenu d'un flacon de Bétadine sur le corps nu. Une autre rasa une longue bande de peau, aussi rectiligne qu'une autoroute de l'Iowa, de la pomme d'Adam jusqu'à l'os pubien. Allan passa une blouse, un masque et des gants, puis recouvrit les jambes et la tête du jeune homme d'un tissu stérile pour isoler le tronc.

Il remarqua à peine que le neurochirurgien avait commencé à tondre le crâne. Il saisit un scalpel.

– Docteur! cria une infirmière. Pourriez-vous nous accorder une minute pour préparer les instruments et régler les projecteurs?

Allan fit signe à Santorre, qui officierait en tant que premier assistant, de prendre place en face de lui. Puis il jeta un coup d'œil vers l'anesthésiste pour vérifier qu'il était prêt. Du pouce, celui-ci fit signe que oui.

En deux longs coups, la cavité abdominale fut ouverte. En même temps, Santorre et un autre médecin plongèrent les mains dans la fente béante pour en écarter les pans de chair. Deux coups supplémentaires parachevèrent l'incision. Le vrombissement aigu d'une scie électrique envahit la salle : le neurochirurgien avait entrepris d'ouvrir la boîte crânienne.

Allan glissa la main dans l'ouverture et pinça l'aorte sous le diaphragme, pour stimuler l'irrigation du thorax et du cerveau.

– La tension est remontée, observa l'anesthésiste. J'ai 6 de tension haute.

– Bon... Je vais clamper l'aorte pour quelques minutes, le temps qu'on lui transfuse une bonne quantité de sang... Apportez une bassine, vite. Le ventre est encore plein.

Quand ce fut fait, il fouilla la cavité et en ressortit avec des grappes de caillots gros comme des grains de raisin.

Saisissant les compresses stériles que lui tendait une infirmière, Allan les introduisit dans l'abdomen. Hormis le bourdonnement de la pompe utilisée par le neurochirurgien pour évacuer le sang du crâne du blessé, tout était silencieux. Allan se lança dans l'inventaire exhaustif des dégâts causés par la Buick.

– Voilà, fit-il après deux minutes d'examen silencieux. Nous avons affaire à un éclatement de la rate, une grave lésion du foie, diverses perforations de l'intestin, une hémorragie rétropéritonéale avec d'éventuelles lésions des reins et du pancréas, et un hématome pelvien majeur.

– Adieu mon rendez-vous de ce soir... soupira Santorre. Écarteur, s'il vous plaît...

L'infirmière lui plaça l'instrument dans la paume. Il le disposa dans la cavité et tira dessus.

Allan put alors plonger profondément la main gauche dans

l'abdomen; il en tira la rate, clampa les vaisseaux qui l'irriguaient et acheva l'ablation en quelques coups de ciseaux. Sans lui accorder un regard supplémentaire, il la laissa tomber dans la bassine que lui tendait une infirmière. Il faudrait qu'il pense à dire à la famille que l'homme resterait toujours plus vulnérable aux infections.

– Tension?

– Revenue à 11. On dirait que ça s'améliore.

– Combien d'unités de sang a-t-il déjà reçues?

– On en est à la seizième.

– Bon, prévenez-moi quand vous lui en aurez donné deux autres. Plus tôt j'aurai retiré ce clamp de l'aorte, mieux ça vaudra.

Il replongea sa main dans l'abdomen et en retira plusieurs anses intestinales perforées.

– Pour l'instant, on va se contenter de clamper la zone des perforations pour éviter que ça continue à dégouliner de partout, dit Allan en se tournant vers Santorre. J'y reviendrai plus tard. La priorité, pour l'instant, c'est le foie.

Il prit un écarteur des mains de l'infirmière qui se tenait à sa gauche et le tendit à l'interne qui faisait office de second assistant.

– Je sais que vous ne voyez pas très bien ce qui se passe, mais je vais avoir besoin de votre force. Si vous voulez bien tirer énergiquement là-dessus...

Quand l'interne se fut exécuté, Allan retira les compresses dont il avait auparavant enveloppé le foie. Aussitôt, le sang se remit à jaillir des profondes fissures visibles sur la surface de l'organe.

– Remettez donc des compresses fraîches là-dessus, Santorre, voulez-vous? Pendant ce temps, je vais clamper tous les vaisseaux qui l'irriguent.

Quand il eut terminé, il retira les compresses que Santorre venait de disposer. Le sang continuait à suinter. Il se tourna vers Santorre.

– Il y a un sacré hic! L'hémorragie se situe au niveau de la veine cave. Si je soulève le lobe droit du foie pour l'atteindre, j'élargis en même temps la perforation, et il se vide de son sang en moins de deux minutes!

– Que pouvez-vous faire? s'inquiéta Santorre.

– L'atteindre par en haut. Ouvrons le thorax!

Quand ce fut fait, le patient était ouvert de la base du cou à l'os pubien. Allan fit passer une tubulure à travers la paroi de l'oreillette droite du cœur et l'inséra dans la veine cave supérieure. Puis il plaça sur la veine un tourniquet, de manière à ce que la circulation du sang, en empruntant la tubulure, évite le foie. Il pouvait désormais soulever sans risque le volumineux organe. Sans peine, il localisa la source de l'hémorragie sur la veine cave inférieure. Santorre écarta légèrement le foie, et Allan, avec une dextérité qu'eût enviée une couturière, put suturer la veine.

– Voilà, fit-il. On l'a eue, l'enfoirée!

Il se redressa lentement pour se décontracter le dos.

– Où en sont la tension et le pouls?

– La tension est à 8/6, le pouls à 120, répondit l'anesthésiste. Étant donné le temps qu'on a passé sur lui, il tient bien le coup. Ceci dit, on a déjà utilisé douze litres de sang. Si j'étais vous, je ne m'éterniserais pas.

– Comment va la tête?

Le neurochirurgien, que la fermeture du volet de trépanation qu'il avait pratiqué absorbait complètement, mit quelques instants à répondre.

– Il avait un petit chef-d'œuvre d'hémorragie épidurale. Cinq minutes de plus dans ces conditions, et il était cuit. Mais il a bien réagi.

– Impeccable! Bon, il me reste à remettre de l'ordre dans l'intestin : une colostomie provisoire et un brin de couture. Vous me le maintenez pendant ce temps?

– D'accord, répondit l'anesthésiste. Mais ne forcez pas trop la chance, Kirk.

Allan, hypnotisé par sa tâche, bercé par les chansons de Willie Nelson que diffusait le magnétophone, travailla une heure et demie sans lever une seule fois les yeux.

– Je crois qu'on a fait tout ce qu'on pouvait faire, dit-il après un dernier point de suture.

Il s'adressa à Santorre.

– Vous pouvez me finir ça? Vous l'irriguez, vous mettez quelques drains et vous le refermez. N'oubliez pas de contrôler les facteurs de coagulation.

– Vous allez voir sa femme?

– Oui, j'avais justement l'intention d'y aller. Si elle n'est pas en état de discuter, j'espère qu'ils ont prévenu quelqu'un d'autre.

Allan se dirigea vers la porte, puis se ravisa.

– Il nous reste du sang? demanda-t-il.

– Un litre, docteur, répondit une des infirmières.

– C'est toujours mieux que rien. Remettez-les en réserve.

L'infirmière échangea des coups d'œil avec ses deux collègues. Aucune ne voulait parler.

– Bon, d'accord. Quel est le problème? demanda Allan, qui avait senti quelque chose de louche.

– C'est que... c'est impossible, docteur. Nous n'avons toujours pas de frigo... Nous sommes obligées de les jeter.

– C'est invraisemblable! Ça fait déjà dix unités de sang qu'on est obligés de foutre en l'air, rien que cette semaine!

Il empoigna brutalement les deux sachets de sang restants et sortit en trombe du bloc opératoire. Mi-marchant, mi-courant, il remonta le long corridor et grimpa quatre à quatre les escaliers.

Au quatrième étage, en proie à la plus noire fureur, il entra comme une fusée dans l'antichambre du bureau du directeur.

– Docteur Kirk! M. White est extrêmement... eut le temps de dire la secrétaire, avant de voir Allan se précipiter dans le bureau de son patron.

Celui-ci, assis à son bureau, leva des yeux étonnés. Il ouvrit la bouche pour parler, mais Allan, jetant les sachets sur les dossiers qu'il était en train de consulter, ne lui en laissa pas le temps.

– Ça fait combien de temps que je vous réclame un frigo pour mon sang, Jack? Six mois? Huit mois? Bon Dieu, un petit frigo de rien du tout!...

– Allan... Je vous ai déjà expliqué que le.... commença White en se levant.

– Ouais, je sais! Le chèque est parti! Vous avez une idée du mal que nous avons à rassembler les stocks nécessaires pour opérer? Vous écoutez la radio, Jack? Les appels aux donneurs, et tout ça? Vous savez combien de personnes meurent chaque mois à cause de ça? Parce que vous n'êtes pas foutu de nous faire livrer un frigo?!

White détourna les yeux, et son regard se posa sur son bureau. Il pâlit instantanément. Allan se précipita juste à temps pour le rattraper par le revers de sa veste et amortir ainsi sa chute dans son fauteuil. En regardant le bureau, il vit que les deux sachets, éventrés, s'étaient vidés sur les dossiers du directeur.

– Vous feriez bien d'aller voir votre patron, lança-t-il à la secrétaire en repassant devant elle. Je crois qu'il a eu un malaise!

Elle se dressa comme un ressort et entra en courant dans la pièce qu'Allan venait de quitter.

Il se sentait beaucoup mieux. Sans se presser, il revint vers le service des urgences pour parler à la femme du jogger. Il la trouva dans une chambre de soins, assise au bord du lit. Sa queue de cheval était à moitié défaite. Quelques mèches blondes retombaient par-dessus son bandeau légèrement de guingois. Elle avait des marques rouges sous les yeux.

– Comment vous sentez-vous? demanda doucement Allan.

Elle haussa vaguement les épaules.

– Je ne sais pas... Je crois que ça va...

Elle baissa à nouveau les yeux.

– Est-ce qu'il va s'en sortir? demanda-t-elle dans un souffle.

Allan s'assit à ses côtés et lui prit la main.

– Il est trop tôt pour le dire. Ses blessures sont graves. Il lui faudra de la chance.

– Nous avons deux petits enfants, dit-elle entre deux sanglots étouffés. Qu'allons-nous devenir, mon Dieu?

Allan lui tendit un mouchoir en papier. Elle s'essuya les yeux, retira sa main de celle d'Allan et se leva. Elle était grande, élancée. Elle rassemblait son courage pour pouvoir poser les questions délicates. Allan lui énuméra les blessures de son mari.

– Quelles sont ses chances? demanda-t-elle ensuite.

– Je ne peux rien vous dire pour le moment. Il semble avoir une solide constitution, c'est un gros atout.

– S'il s'en tire, est-ce qu'il restera handicapé?... Il ne le supporterait pas.

– S'il est encore en vie dans trois jours, non. Il lui faudra se battre, il aura besoin de votre appui, mais il s'en sortira entier.

– Je peux le voir maintenant?

– Il doit être déjà en salle de réveil. Je vous y emmène dans cinq minutes. Mais je vous préviens, il fera peine à voir.

Lorsqu'ils arrivèrent devant la porte de la salle, Allan eut envie de lui demander de patienter encore une heure ou deux, le temps qu'il ait été transféré aux Soins Intensifs. Mais il chassa cette idée. Ils entrèrent.

Le blessé reposait nu sur une table, ses deux jambes et un bras accrochés à des poulies surplombant le corps inerte. Une sorte de gros turban lui entourait le crâne. Ses yeux enflés étaient clos. Son teint était terreux. Un long pansement chirurgical recouvrait l'incision refermée. Du torse, du nez, du creux des coudes, du pénis jaillissait un assortiment ahurissant de tubes. L'un d'eux, qui sortait de sa bouche, était relié à un poumon artificiel. Sa poitrine se levait et s'abaissait au rythme des murmures de l'appareil.

Allan, qui soutenait la jeune femme, la sentit chancelante.

– Peut-être préférez-vous attendre?...

– Non! répondit-elle, ardente.

Échappant à son étreinte, elle s'approcha du lit. Elle posa tendrement sa main sur celle de son mari et se pencha pour lui baiser les paupières.

– Bob... ne meurs pas... ne meurs pas...

Avec quelques difficultés, Allan parvint à l'entraîner hors de la salle. Elle insista pour rester à l'hôpital. Il la fit asseoir dans une petite salle d'attente. Mieux valait appeler une infirmière pour prendre soin d'elle.

En repartant vers les ascenseurs, il éprouva le besoin d'aller jeter un dernier coup d'œil au blessé.

Santorre vint à sa rencontre à la porte du service.

– Vous tombez à pic! Ça ne va pas très fort, par ici. Il commence à montrer des symptômes d'hypocoagulation. Ça coule de partout. Des oreilles, du nez, des incisions.

Allan s'inclina pour étudier le contenu de la poche à urine. Il était teinté de sang.

– On a dû hériter d'un sang encore plus pauvre que d'habitude en facteurs coagulants. Vous avez commandé du plasma congelé?

– Ouais, mais on ne l'a toujours pas reçu.

– Quand vous l'aurez, transfusez-lui le tout et redemandez-en. Ce type risque fort de passer une nuit agitée, alors gardez l'œil sur les gaz sanguins, les facteurs de coagulation et la production d'urine. Téléphonez chez moi si ça se gâte.

***

Alors qu'il retournait d'un pas lourd à sa voiture, Allan aperçut devant lui une silhouette familière.

– Maggie! s'exclama-t-il. Qu'est-ce qui vous a pris tout à l'heure? Ça n'est pas très sérieux, tout ça!

– Je suis désolée pour vous, si être capable de faire une incision en quarante-cinq secondes est le seul critère de sérieux.

– Vous savez très bien que je ne parle pas de ça. Pourquoi avez-vous filé comme ça? Vous ne vous sentez aucune responsabilité envers votre patient?

– Envers le patient, si. Mais envers vous autres, sûrement pas!

Elle tourna les talons et fit mine de s'éloigner.

Allan était stupéfait. Il mit quelques secondes à réaliser qu'elle s'en allait vraiment. Il la rattrapa.

– Vous êtes tellement fier de votre petite équipe! Comme si vous étiez les seuls à pouvoir sauver des vies! dit-elle sans daigner le regarder. La vérité, c'est que même un singe savant pourrait faire de la réanimation! N'importe quel infirmier est capable d'installer des perfusions, de faire des incisions et des ponctions pleurales. La belle affaire!

Il lui saisit le bras et l'arrêta.

– Attendez un peu! dit-il en s'efforçant de garder un ton léger. J'ai du mal à parler quand je m'entraîne au marathon!

Maggie lui fit face et le toisa en silence en mettant dans son regard tout le mépris qu'elle put rassembler. Un éclair passa ensuite dans ses yeux de jais, et elle se lança dans une nouvelle diatribe.

– Pour être franche, la chirurgie ne demande pas de qualités intellectuelles particulières, et à mon avis, la traumatologie en est la branche la moins qualifiée. Tout ce que vous faites, c'est jeter dans une bassine une centaine de rates tous les ans et recoudre quelques foies. Et avec ça, vous vous prenez pour Dieu le Père! Vous êtes complètement narcissique!

Sur ces mots, elle reprit sa marche.

Allan ne parvenait pas à se mettre en colère contre cette petite interne débutante. Après quelques secondes d'hésitation, il se mit au trot et la rattrapa une seconde fois alors qu'elle atteignait son arrêt de bus.

– D'accord... fit-il. Maintenant que vous avez vidé votre sac, êtes-vous d'accord pour en discuter sérieusement?

– Je ne vois pas ce que vous voulez dire, répondit-elle en plongeant la main dans sa poche pour préparer sa monnaie.

– Ce que je veux dire, c'est que j'ai l'impression que ça vous chiffonne d'avoir à passer par mon service, et qu'il doit y avoir une raison qui n'a rien à voir avec mon narcissisme.

Sans prendre la peine de répondre, Maggie s'avança sur la chaussée pour guetter l'arrivée de son bus.

– Que ça vous plaise ou non, reprit Allan, vous allez devoir passer deux mois avec nous. Très bien, vous n'êtes pas obligée de m'adorer, ni même d'avoir de l'estime pour moi ou Santorre ou les autres. Mais si on ne s'interroge pas sur ce qui vous turlupine, votre attitude risque à tout moment de tuer un patient.

– Il n'y a rien qui me turlupine.

Son ton était maussade, mais sa voix s'était un peu radoucie.

– Vous avez déjà dîné? demanda Allan.

– Pour attraper une intoxication à la cafétéria? Vous voulez rire?

– Vous voyez bien qu'il y a pire que les traumatologistes en ce bas monde!

Elle eut du mal à contenir un sourire.

– Allez, venez dîner avec moi. Je vous mitonnerai un de ces plats chinois... Vous n'êtes pas près de l'oublier!

Une heure plus tard, après une série d'emplettes menées tambour battant dans trois marchés de Chinatown, ils étaient chez lui. Allan s'affairait devant sa planche à éplucher, hacher et émincer. Maggie, un verre de vin à la main, était assise de l'autre côté du bar de la kitchenette et le regardait faire. Si elle n'était pas belle, s'était dit Allan, elle était en tout cas attirante. Ses yeux, quand ils ne débordaient pas de colère, pétillaient de vie. Ses cheveux noirs et frisés, son petit nez effronté et sa bouche minuscule lui donnaient des airs de poupée.

– Alors c'est comme ça que vous vous entraînez? s'esclaffa-t-elle en suivant des yeux les mouvements du hachoir.

– Peut-être pas, mais ça me défoule. Vous avez l'impression que je suis en train de hacher des légumes, mais pas du tout! Je taille en rondelles les internes qui viennent m'emmerder avec leurs grands discours, alors qu'ils débarquent à peine! C'est très efficace!

– Ça suffit pour notre petite prise de bec de tout à l'heure?

Allan éclata de rire.

– Il faut voir... dit-il en allumant le feu sous la poêle. En tout cas, mes victimes méritent généralement le sort que je leur réserve.

– Ce qui signifie que les traumatologistes – bénis soient-ils! – ne méritent pas qu'on les juge aussi sévèrement?

Il jeta l'ail émincé dans la poêle bouillante.

– Ça veut surtout dire que vos jugements sont un peu hâtifs.

Il s'occupa ensuite de faire cuire l'aubergine et les tranches de porc, ajouta des épices et un bon doigt de sherry. Sans rien dire, il surveillait la cuisson.

– Je ne crois pas que ce soit un jugement hâtif. J'ai déjà passé deux mois aux urgences, et c'est exactement la même ambiance sinistre qu'en traumatologie. C'est à s'arracher les cheveux!

– Vous m'étonnez. C'est l'un des services que les internes préfèrent, d'habitude.

Il prépara deux assiettes, des baguettes, de l'eau gazeuse et du vin.

– Je vous le répète : c'est complètement impersonnel. C'est un peu comme rencontrer les gens uniquement par petites annonces. Il faut toujours tout recommencer avec les patients, encore et encore.

Elle fit une pause pour se resservir un verre de vin et goûter le plat.

– C'est délicieux! s'exclama-t-elle, sincèrement admirative. Pourquoi n'ouvririez-vous pas un restaurant chinois? Je suis sûre que ça pourrait marcher!

Il rit.

– J'en doute. Vous exagérez, vous savez. Dans notre service, on peut nouer avec les patients des relations profondes, même si elles ne sont pas durables.

– Je ne m'en suis pas rendu compte! En fait, qu'est-ce qui se passe quand un blessé grave est amené? Tout le monde lui tombe dessus, on lui fait une centaine de prises de sang. Tout à coup, quelqu'un dit : « Hé! Encore quarante minutes avant qu'on ait les résultats du labo! » Et alors, tout le monde se précipite vers le distributeur à café, et reste là à déconner, alors que le patient reste seul, étendu sur le dos, à compter les grenouilles au plafond. Et vous savez quoi? Je sais pourquoi ça se passe comme ça. L'équipe n'a aucune raison de se sentir concernée par quelqu'un qui, que ce soit pour rentrer chez lui ou pour être transféré dans un autre service, sortira définitivement de son existence dans quelques minutes, quoi qu'il arrive.

Allan retourna à son fourneau pour mettre en route le second plat.

– C'est justement là – en ce qui concerne mon service, du moins – que votre jugement est hâtif. Notre travail sur le patient de cet après-midi ne s'arrête pas avec son transfert en salle de réveil. Nous devons nous occuper d'une jeune femme folle de douleur, convaincue que son mari va mourir, la laissant seule avec deux petits enfants à élever, jusqu'à ce qu'il reprenne conscience et montre les premiers signes de récupération.

– Je vois... Vous allez la voir, vous lui tenez la main pendant deux minutes, pendant qu'elle gamberge dans une salle d'attente, et le tour est joué. Formidable!

– Allons, Maggie. Ce soutien que nous devons apporter dans les premiers jours à une femme ou un mari effondré, c'est souvent la partie la plus pénible de notre travail. Et ça ne s'arrange pas le jour où le patient reprend conscience. En fait, c'est encore pire. Souvent, il lui faut des mois pour se rétablir physiquement. Et tout au fond d'elle-même, la femme se demande s'il n'aurait pas mieux valu qu'il meure. Et s'il restait cloué dans son lit pour le restant de ses jours? Voilà ce qu'elle se dit.

Pendant quelques instants, ils mangèrent en silence. Quand il eut avalé sa dernière crevette, Allan s'inclina en arrière, pleinement satisfait de son œuvre.

– J'ai lu votre dossier avant votre arrivée, déclara-t-il, et je sais que c'est la psychiatrie qui vous intéresse. Mais nous allons avoir besoin de vous pendant les deux mois qui viennent. Vous pouvez vraiment nous être utile, surtout si vous aimez nouer des rapports avec les patients. Prenez soin d'elle, occupez-vous de lui s'il s'en sort. Il lui faudra toute la force de son désir de vivre pour bien s'en tirer. Ils devront tous les deux être convaincus que leur relation a encore un sens, que lui peut encore faire un bon père. Aidez-nous, Maggie. Ne nous jugez pas si vite.

Elle tripota un moment ses baguettes, puis releva la tête. Ses yeux, grands ouverts, étaient très doux.

– Excusez-moi... J'étais à côté de la plaque. Quand j'y repense, je crois que j'étais probablement plus en colère contre moi-même que contre vous.

– Pourquoi ça? Parce que vous n'avez pas réussi à faire votre première incision chez nous en moins d'une minute?

– En partie, oui. Je n'ai jamais supporté l'échec. J'ai été reçue à l'examen de l'école de Médecine avec la mention Bien, et depuis je me répète que j'aurais dû avoir la mention Très Bien. J'ai horreur de me planter.

Allan entreprit de débarrasser la table basse.

– Vous êtes sacrément exigeante envers vous-même, on dirait.

– On m'a élevée comme ça. Mais il n'y a pas que l'incision.

– Quoi d'autre?

– Eh bien... tout ça va vous paraître très freudien, mais vous me rappelez terriblement mon père.

– Qui ça, moi? Allons... J'ai quoi, six? sept ans de plus que vous?

Ils allèrent ensemble à la cuisine, assiettes et plats en main.

– Ça n'est pas une question d'âge. C'est votre manière d'être. Je vous avais déjà aperçu dans l'hôpital avant d'arriver. Et j'avais pas mal entendu parler de vous. On vous appelle « La Terreur des Traumas »...

Allan reposa le torchon avec lequel il essuyait les couverts que lui tendait Maggie.

– Vous plaisantez...?

Maggie lui jeta un regard incrédule.

– Vous ne le saviez pas? Vous auriez pu vous en douter, puisqu'à ce qu'on dit, vous passez votre temps à demander l'impossible à vos assistants. Il paraît même que s'ils ne s'exécutent pas, vous adoptez des pratiques terroristes qui rendraient jaloux les fanatiques de Septembre Noir!

Éclatant de rire, elle dut s'interrompre.

– Regardez-vous! On dirait que vous appréciez le compliment!

Allan était écarlate.

– Non, mais c'est juste que... Oh, et puis ça ne fait rien... Quel est le rapport avec votre père?

– Il était comme ça, lui aussi. L'imperfection l'exaspérait.

Allan disposa sur un plateau deux tasses, un pot de café décaféiné, une bouilloire d'eau chaude, du sucre et de la crème. Il revint avec son chargement jusqu'au canapé du salon. Maggie vint s'asseoir à ses côtés. Il pouvait sentir la chaleur de son corps, chaleur contagieuse qui éveilla en lui un agréable picotement.

– J'imagine que ses idéaux ont influencé votre éducation. Il était médecin?

– Cardiologue. Il avait une clientèle importante. Des étrangers – parfois des ministres – qui venaient aux États-Unis rien que pour le consulter. C'était une célébrité.

Elle se cala contre l'accoudoir, fit sauter ses chaussures et ramena ses jambes sous elle. Alors seulement, Allan remarqua leur galbe gracieux. Puis il reporta son regard sur les cheveux d'ébène et les yeux de jais. Maggie croisa et soutint son regard. Elle renversa légèrement la tête et sourit.

– Je continue?

– Excusez-moi. Je viens seulement de m'apercevoir que vous êtes splendide.

– Merci. Mieux vaut que vous le pensiez maintenant qu'au cours de ma prochaine incision. Quoi qu'il en soit, je vénérais mon père. Je voulais être comme lui. Il trouvait normal que j'assume après lui ses idéaux.

Elle déplia les jambes pour se resservir du vin.

– Et vous?

– Et moi quoi?

– Pourquoi êtes-vous si exigeant? Quel est le secret qui se cache derrière vos semaines de cent heures, derrière vos recherches et vos exigences folles vis-à-vis de ceux qui travaillent avec vous?

– Ce ne sont pas des exigences folles. C'est nécessaire. Bon Dieu, des vies humaines sont en jeu, Maggie!

– Bravo! Vous n'êtes pas le seul à sauver des vies, Allan. Mais les autres n'en rendent pas pour autant impossibles leur propre existence et celle de leur entourage.

– Alors, vous croyez qu'il y a du Freud là-dessous, hein?

– Eh bien?

– Je ne crois pas. Pourtant, ce que vous m'avez dit de votre père me rappelle certaines choses.

Elle resta silencieuse.

– Le mien était neurochirurgien. Patron de service à Emory. J'ai deux sœurs et un frère, mais je suis le seul à avoir compté pour lui. Il a décrété que j'étais doué quand j'avais à peine sept ans. J'ai eu des professeurs particuliers pour apprendre les maths et les sciences. Le week-end, les parents de mes amis leur montraient comment taper dans un ballon. Mon père, lui, m'emmenait à l'hôpital et m'enseignait la médecine. Je ne connais aucun autre gosse de quatorze ans qui ait passé ses dimanches à disséquer des cerveaux humains et à étudier les circuits nerveux.

– Quelle horreur!

– Il y avait pire. Dans le fond, ç'aurait pu être amusant. Ce qui était horrible, c'était les crises de rage qu'il piquait quand je confondais la glande pinéale avec les corps genouillés, ou quand je n'isolais pas assez vite le thalamus.

– J'imagine qu'il voulait que vous deveniez neurochirurgien?

– Oui. Il n'a jamais compris que je me lance dans la traumatologie. Il disait qu'une telle spécialité ne demandait aucune intelligence, qu'elle représentait l'équivalent médical de la mécanique automobile.

– Eh bien! J'ai dû toucher le point sensible, cet après-midi!

– Je l'ai si souvent entendu que ça ne me fait plus rien. Quoi qu'il en soit, mon père m'a gâché l'enfance.

Il y eut un léger silence. Maggie se décida à le rompre.

– Vous savez, Allan, je ne suis plus très sûre que vous méritiez vraiment votre appellation de Terreur des Traumas.

– Attendez seulement que je dégaine le scalpel que je garde en permanence contre mon cœur!

– Non, je suis sérieuse. Il y avait longtemps que je n'avais pas passé une soirée aussi agréable. Vous savez écouter...

Allan voulut dire quelque chose, mais la jeune femme se pencha vers lui et lui effleura les lèvres du bout des doigts. Elle vint lentement à lui. Lorsqu'elle fut tout près, elle retira ses doigts de la bouche d'Allan, avança la tête et l'embrassa. Malgré son déchirement, il répondit à son baiser. L'image de cette Julie tant désirée revint le hanter. Mais une voix intérieure le ramena à la réalité. « Ne sois pas idiot... Tu n'as vu Julie que quelques heures. Elle t'a froidement envoyé promener... »

Lorsque les caresses de Maggie se firent plus pressantes, l'image de Julie s'évanouit. Il se détendit complètement. Avec les femmes, il prenait généralement l'initiative, mais il décida de se laisser mener par Maggie.

Après leur étreinte, il y eut un long silence. Allan était profondément embarrassé. Il voulut deviner les pensées de la jeune femme étendue contre lui, mais n'y parvint pas.

– Écoute... fit-il enfin, quand il fut certain que Maggie n'était pas près de briser le silence.

– Chut... murmura-t-elle sans lever les yeux. Inutile de dire maintenant des idioties que tu regretterais dès demain matin.

– Mais...

– Il n'y a pas de mais. J'ai beaucoup aimé le repas, j'ai beaucoup aimé... toi. Je me sens bien... Alors, ne dis plus rien, repose-toi. Ne te creuse pas trop la cervelle pour savoir ce que tout ça veut dire... D'accord?

– D'accord... admit Allan, à demi convaincu.

– C'est bien... Bon, on passe la nuit sur ce canapé, ou tu as un lit digne de ce nom...?

5

Allan avait plaqué le récepteur contre son oreille avant que la première sonnerie se fût tue.

– Qu'est-ce que c'est? marmonna-t-il en jetant un coup d'œil au réveil posé sur la table de nuit.

Il était quatre heures dix.

– C'est notre blessé, répondit la voix de Santorre. Les fonctions vitales commencent à foirer. On lui a redonné cinq unités de sang depuis votre départ, mais la numération globulaire continue de chuter. On a du mal à maintenir sa tension aux alentours de 8. Il a produit une quantité d'urine insignifiante ces dernières heures.

– J'ai bien l'impression qu'il va falloir remettre ça... je suis là dans un quart d'heure.

Après avoir raccroché, Allan se retourna pour réveiller Maggie. Elle s'était déjà redressée.

– Ça va mal? interrogea-t-elle.

– Ça m'en a tout l'air.

Elle le suivit dans la salle de bains. Ils prirent leur douche ensemble pour gagner du temps. Allan enfila un pantalon, sauta dans ses mocassins et passa un sweat-shirt tout en entrant dans la cuisine. Il ouvrit la porte du réfrigérateur, y prit un demi-pain, un pot de beurre de cacahuètes et un autre de confitures de fraises. Il attrapa un couteau dans l'égouttoir où la vaisselle du dîner finissait de sécher, puis courut vers la porte d'entrée où Maggie l'attendait déjà.

– Le petit quatre-heures du jeune médecin, dit-il en lui tendant ses provisions. Occupez-vous des sandwiches pendant que je conduis. C'est peut-être tout ce que nous aurons l'occasion de manger aujourd'hui.

– Pouah! daigna seulement répondre la jeune femme.

Suivi de près par Maggie, il se faufila entre les ambulances garées côte à côte devant l'entrée des urgences. Ils pénétrèrent dans le bâtiment et, négligeant l'ascenseur, montèrent quatre à quatre l'escalier qui menait à la salle de réveil. Apparemment, Santorre avait été appelé ailleurs. C'était à présent David Fedder qui se tenait au chevet du blessé.

– Dave n'a pas l'air beaucoup plus en forme que notre patient, remarqua Maggie en regardant Fedder, dont les yeux étaient posés sur la feuille de température accrochée au pied du lit.

Sa blouse verte était froissée, ses cheveux en désordre. Son visage était bouffi. Il avait des valises sous les yeux.

– Où est Santorre?

– Il a été appelé aux urgences pour une nouvelle admission.

Bien qu'il fût éreinté et absorbé par l'état critique du patient, il avait remarqué l'arrivée simultanée d'Allan et de Maggie.

– Bon, reprit Allan, ignorant le regard soupçonneux que lui avait adressé Fedder. Qu'est-ce qui se passe?

– Il continue de saigner. Depuis que Santorre vous a appelé, on lui a donné deux unités supplémentaires de plasma congelé.

– Ça a changé quelque chose à ses facteurs de coagulation?

– C'est bizarre. Le temps de coagulation et le taux de prothrombine sont presque normaux, mais la tension continue de baisser. Il en est à sa septième unité de sang depuis l'opération, ce qui fait un total de trente-sept depuis son arrivée.

– Ce qui vous fait croire? demanda Allan, toujours professoral.

– Eh bien, d'après le labo, il devrait coaguler, mais je suis persuadé qu'il saigne encore. Si on ne fait rien pour redresser la tendance, je crois qu'il va y passer.

Allan s'approcha du lit et posa doucement la main sur le cou du blessé, pour la faire ensuite descendre sur le corps.

– Alors, qu'en pensez-vous?

La question était lancée par Santorre, qui venait de faire son entrée.

– Son abdomen est visiblement ballonné, et c'est vrai, il continue de saigner. On y va.

– Je suis prêt, lâchèrent en chœur Santorre et Fedder.

Allan se tourna vers Maggie, restée un peu en retrait.

– Vérifiez qu'il nous reste bien six unités de sang total. Il faudrait que vous trouviez quatre unités supplémentaires de sang frais. Le bloc opératoire peut en demander aux pompiers et aux flics. Vous n'avez qu'à les prévenir. Quelqu'un est A+, ici?

– Oui, moi, répondit Maggie. Je passerai par la banque en revenant du bloc opératoire.

– Merci, fit doucement Allan en reposant les yeux sur le blessé.

Santorre, debout à ses côtés, ne put résister à l'envie de lui donner un léger coup de coude dans les côtes.

***

Le blessé, dont le torse, l'abdomen et les flancs étaient couverts de contusions rougeâtres, reposait sur la table d'opération, débarrassé des pansements sanguinolents qu'on avait jetés en tas dans un chariot de blanchisserie. Un filet de sang suintait de l'incision recousue. Infirmières, internes et résidents allaient et venaient dans la pièce pleine de monde. Draps, perfusions et plateaux à instruments virevoltèrent jusqu'à ce que tout fût en place. Le moniteur cardiaque installé à gauche de l'anesthésiste offrait au regard une ligne continue au tracé chaotique.

Déjà en position, Allan leva une main, dans laquelle une infirmière glissa une paire de ciseaux. Il glissa l'instrument dans l'extrémité inférieure de l'incision et défit complètement la suture en le faisant remonter vers le haut. Le tronc du blessé s'ouvrit d'un seul coup, comme un fruit trop mûr qui éclate sous la pression de son jus trop longtemps accumulé. Un sang noir en jaillit à gros bouillons. Des caillots énormes surnageaient.

Santorre laissa échapper un juron.

– Il y a au moins trois ou quatre litres de sang là-dedans!

– Vous avez déjà trouvé moins de sang que prévu dans un ventre? demanda Allan en éliminant les caillots, puis en aspirant le sang restant.

Avec la précision de gestes d'un horloger, il passa en revue les entrailles du blessé, en commençant par la partie supérieure gauche de l'abdomen.

– Ça y est... C'est au fond, au niveau du pancréas, dit-il enfin. Il y a plusieurs petites hémorragies. Passez-moi l'électrocautère.

L'appareil émit quelques bourdonnements brefs. Une vague odeur de chair brûlée monta dans l'atmosphère. Allan se pencha sur une autre lésion, optant cette fois pour une suture.

– Il y a quelque chose ici, observa Santorre en désignant un nouvel écoulement.

Allan, en une douzaine de coups d'aiguille, mit fin à l'hémorragie repérée par Santorre. Mais à peine eut-il terminé qu'il en remarqua une autre. Une vague de déprime s'abattit sur l'équipe, qui regardait Allan s'acharner avec l'énergie du désespoir sur les lésions successives.

– Ça ne va pas du tout, dit-il finalement. Les lésions apparaissent plus vite qu'on ne peut les contrôler. Il doit avoir une anomalie de coagulation qui nous échappe pour le moment. Quelle quantité de sang avons-nous utilisée?

– Presque la totalité.

– Merde! Si même le sang frais n'y fait rien...

– Il va nous claquer entre les doigts, compléta Fedder d'un ton maussade.

– Quel beau chirurgien vous faites, Fedder! Ce type est en train de mourir, et tout ce qui vous gêne, c'est qu'il fasse ça sur le billard!

– Vous pourriez peut-être lui faire des enveloppements et le laisser comme ça, en espérant que la pression aidera à la cicatrisation des lésions, suggéra Maggie, penchée par-dessus l'épaule d'Allan.

– C'est un peu démodé.

– C'est un peu démodé, mam'zelle, railla Santorre. On a retiré ça des manuels à l'époque où vous jouiez encore à l'infirmière avec votre poupée.

Maggie, vexée par la remarque, s'apprêtait à répliquer lorsque Allan intervint.

– Si on l'enveloppe, on risque une infection galopante dans les prochains jours. Mais pour l'instant, une infection est ce qui pourrait lui arriver de mieux, parce qu'un enveloppement est la seule solution qui nous reste pour juguler les hémorragies.

Il réfléchit quelques secondes avant de prendre sa décision.

– D'accord, on l'enveloppe, et on revient voir ce qui se passe dans un jour ou deux. D'ici là, il aura refait le plein de facteurs coagulants. C'est risqué, mais c'est notre seule chance.

L'opération terminée, Allan et Santorre refermèrent le blessé. L'équipe se dispersa. Santorre et une infirmière reconduisirent le patient en salle de réveil. Fedder retourna aux urgences.

– Je crois que je vais aller faire quelques incisions sur des cadavres, histoire de m'entraîner avant l'heure des consultations, déclara Maggie.

Allan l'intercepta.

– Les cadavres peuvent attendre, Maggie. Sa femme est toujours ici. Allez la voir, parlez-lui. C'est plus important pour le moment.

***

Comptant sur le contact de l'air frais pour se détendre quelque peu, Allan alla jusqu'à sa voiture pour y prendre son stéthoscope, puis revint d'un pas traînant vers les urgences. Une ambulance venait juste de s'arrêter à l'entrée. Les infirmiers en sortaient un homme, dont le visage émacié était cadavérique. Sa bouche était barbouillée de sang séché. Ses yeux éteints avaient un fond jaunâtre. Son estomac était gonflé; on eût dit qu'il cachait un ballon de basket sous sa chemise sale et déchirée. A première vue, on lui eût peut-être donné quatre-vingts ans. Il était sans doute plus près de quarante.

Un des ambulanciers reconnut Allan.

– Hé, Doc! Regardez ce qu'on vous amène!

Allan secoua la tête sans rien dire. Encore une loque, songea-t-il. Selon toute vraisemblance, un alcoolique qui souffrait d'une rupture des vaisseaux de l'œsophage. Tous les jours, des types de ce genre étaient ramassés dans les asiles de nuit de San Francisco et conduits à l'hôpital universitaire. Et nuit après nuit, vingt ou trente précieuses unités de sang étaient injectées, dans un effort stérile pour les sauver, dans les veines de ces hommes. Allan serra la main de l'ambulancier et pénétra dans le bâtiment. Les couloirs, les sièges et le sol exhalaient les relents des alcooliques, prostituées, clochards, zombies du ghetto, flics et autres tapineurs, de tous ces gens qui traînaient la nuit dans les rues. Ils avaient eu une overdose, reçu des coups de couteau ou des balles, leurs organes sexuels étaient meurtris à la suite d'un viol; ils avaient tenté de se suicider, d'avorter, ils avaient négligé un rhume qui avait viré à la pneumonie, ils étaient seuls, ils avaient faim. Le personnel de jour n'avait pas encore eu le temps de faire le ménage, de sorte que le parfum étrange de tous ces gens flottait encore dans l'air, mélange subtil d'urines et d'excréments, de vomi, de désinfectant, de sueur, d'antiseptique et même, parfois, de marijuana. Cette odeur était le condensé de toutes les souffrances auxquelles Allan et les autres avaient à faire face. A chaque fois qu'il la humait, il y trouvait la justification de la médecine.

La salle était à présent pratiquement vide. Une jeune femme, qui berçait un petit enfant, était assise dans un coin. Un homme bien habillé était assis à côté d'elle et feuilletait distraitement un magazine. A l'autre bout, un Noir était assoupi, jambes dépliées, tête renversée en arrière, bouche ouverte. Deux policiers étaient adossés contre le distributeur de boissons. L'un lisait son calepin d'une voix sourde, l'autre l'écoutait en sirotant son café.

Allan s'avança jusqu'au poste d'infirmière, sur le comptoir duquel il ramassa le carnet des admissions.

– Eh bien! Que fabrique donc ici le messie de la traumatologie? Je croyais que c'était l'équipe bleue qui était de garde!

L'apostrophe avait été lancée par l'infirmière de garde, une femme de soixante-deux ans au physique de grand-maman, qui travaillait toujours avec autant d'énergie que les infirmières de trente ans ses cadettes.

– Vous avez raison, c'est bien l'équipe bleue, répondit Allan en repoussant le livre sans même l'ouvrir. Mais j'ai dû revenir pour un de mes patients d'hier qui n'allait pas fort. Quelque chose de palpitant, cette nuit...?

– Vous n'avez pas regardé le flash de vingt-trois heures?

Il revit en pensée ce qu'il était en train de faire à vingt-trois heures et secoua la tête.

– Un type qui braquait une boutique a mis une balle dans la poitrine d'un flic. Il a eu de la veine d'être touché du côté droit. Il s'en est tiré avec un pneumothorax, et la ponction pleurale lui a fait le plus grand bien. Mais toutes les chaînes de télé étaient venues, et les toubibs sont devenus des espèces de héros.

– Ah bon, fit Allan, à qui ça ne faisait ni chaud ni froid.

– Fedder a passé une nuit très dure, dit-elle en se faisant manifestement le porte-parole du jeune interne. Ne lui en demandez pas trop.

– Faire une ponction pleurale, puis le zouave devant les caméras, ça ne me paraît pas si terrible.

– Il n'y a pas eu que ce flic. Nous avons eu un autre accident, fit-elle en désignant du menton les deux policiers appuyés contre le distributeur. Ils en sont encore à se demander ce qui s'est passé... Enfin, Fedder a dû s'occuper aussi du jeune gars.

Allan attendait la suite.

– Trois hommes attendaient le bus sur Market Street, vous savez, là où il y a tous ces chantiers. L'un avait la soixantaine, les autres autour de vingt ans. Et voilà que tout d'un coup, le vieux et un des jeunes tombent par terre, les jambes coupées!

– Qu'est-ce que ça veut dire, « les jambes coupées »?

– Les jambes coupées, sectionnées, quoi! L'instant d'après, les quatre jambes étaient par terre, coupées à mi-cuisse. Sans réfléchir, le troisième type attrape les moignons du jeune, et appuie avec ses pouces sur les artères fémorales pour stopper l'hémorragie. Un peu plus tard, des flics qui passaient par là ont mis des tourniquets au vieux. Fedder a eu un boulot de chien, parce que le vieux ne réagissait plus. Il est mort une vingtaine de minutes après son admission. Une chose horrible, c'est que l'autre ne voulait plus ôter ses pouces des moignons du jeune. Tout ce qu'on a pu en tirer, c'est que c'était son frère, et le vieux son père. Il a sûrement sauvé la vie de son frère, mais il gamberge sec parce qu'il n'a pas pu en faire autant pour son paternel.

– Où sont-ils maintenant?

– L'amputé a été conduit aux Soins Intensifs. Il n'est pas encore sauvé, mais il a de bonnes chances. Quant à son frère, on lui a donné un sédatif, et les flics attendent qu'il se réveille pour lui poser quelques questions sur ce qui s'est passé.

– On n'en a pas la moindre idée?

– Rien du tout. Un des flics qui nous les ont amenés disait qu'un témoin a parlé d'une sorte d'épée invisible qui les aurait pourfendus. Ça ne nous mène pas très loin. Personne n'a rien vu.

Secouant la tête, Allan se dirigea vers la rangée de chambres de soins. Dans la première, un jeune homme dormait. Les trois suivantes étaient vides. Il s'arrêta devant la cinquième, écarta un pan du rideau qui ménageait un semblant d'intimité. Une jeune femme était étendue. De sa bouche sortait une intubation endotrachéale. Elle avait une perfusion au bras droit. Fedder était à sa gauche, et Sandra Couzens, le médecin de garde de jour, à sa droite. Elle examinait au stéthoscope la respiration de la patiente.

– De quoi s'agit-il, aujourd'hui? s'enquit Allan en entrant.

– D'une gosse de dix-neuf ans qui s'est un peu trop défoncée au PCP. Du coup, elle est allée visiter l'armoire à pharmacie de sa mère et a avalé tout ce qui lui tombait sous la main : Valium, Seconal, aspirine, Tylenol, codéine, pilules diététiques, tout...

– Comment va-t-elle?

– Elle commence à récupérer, elle respire déjà toute seule. On nous l'a amenée très vite, et ça a bien aidé. Vous m'accompagnez dans ma visite?

– Oui, mais pas longtemps. J'ai rendez-vous avec Phil Dorr dans à peu près une heure. Quelque chose à voir du côté des traumas mineurs?

– Bof... Le seul cas un peu intéressant est sorti. Un petit héroïnomane, qui était venu faire un tour chez nous. Il avait épuisé toutes ses veines, alors depuis un mois, il se shootait sur celle de la queue. Il m'a dit qu'il pensait avoir une hernie. Mais quand il a baissé culotte, ce que j'ai vu, moi, c'est une bitte sacrément gangrenée. Je lui ai dit qu'il devait être hospitalisé. Là, il a refusé tout net, même quand je lui ai promis qu'on le maintiendrait sous méthadone pour éviter les problèmes de sevrage, et il s'est tiré comme un voleur... A part ça, le contingent habituel d'abcès à crever et de plaies à recoudre. La routine, quoi.

– Et chez les femmes? demanda Couzens du ton sec qui la caractérisait.

– Deux avortements spontanés, un cas de gonorrhée, deux hystériques à tendances suicidaires, énuméra Fedder. C'est tout.

Ils se rendirent dans la salle d'admission des hommes. Auparavant, Allan avait remarqué par la vitre de la porte d'une salle minuscule un homme nu, complètement prostré dans un recoin. La porte était verrouillée.

– Ce sont les flics qui nous l'ont amené, avait expliqué Fedder. Il se baladait à poil dans les rues piétonnes de l'Embarcadero, braillant qu'il était Jules César envoyé par le Christ pour sauver le monde, ou quelque chose dans ce goût-là. Il a fallu cinq flics pour en venir à bout, et autant pour le tenir quand on lui a refilé de la Thorazine. On a essayé de lui trouver un lit, mais il n'y a rien pour le moment.

Dans la salle d'admission, ils s'approchèrent du lit d'un homme inconscient, la cinquantaine environ.

– On l'a trouvé dans cet état-là vers Nob Hill, étendu dans la rue. Aucune trace de blessure. Les neuros pensent qu'il a eu une hémorragie cérébrale.

Couzens tira un marteau à réflexes de sa poche de derrière et en donna un coup au tendon d'Achille du patient. Il n'y eut aucune réaction. Elle brandit alors une aiguille et la planta en divers points des bras et des jambes.

– Au moins, on saura qu'il ne réagit pas aux stimuli douloureux, observa Allan, agacé. Quand sera-t-il admis?

– Il devrait l'être depuis une heure. Mais vous connaissez les gars de médecine interne : le petit déjeuner passe avant tout. J'imagine qu'ils viendront nous le réclamer après avoir digéré leur deuxième tasse de café, répondit Fedder. Il me reste à faire les consultations de chirurgie. Faites-moi plaisir, Couzens, voulez-vous? Débarrassez-moi de toutes ces foutaises avant que je revienne.

Allan sortit avec lui, et le laissa pour se rendre aux Soins Intensifs. Santorre était au chevet du jogger et prenait des notes.

– Où est-ce qu'il en est? demanda Allan.

– Rien de neuf, ce qui est bon signe, j'imagine. Les fonctions vitales sont stables. Les saignements ont cessé. La numération globulaire est correcte. Peut-être que l'enveloppement de Maggie est en train de faire recette.

Santorre leva les yeux.

– Je devrais peut-être me montrer plus gentil avec elle.

– Je dois dire que ça ne serait pas plus mal. Vous me dites en deux mots ce que nous avons comme patients ici?

– Le flic qui s'est fait flinguer est stable, et à mon avis il sera debout aujourd'hui même. On va pouvoir retirer le poumon artificiel au gosse qui s'est cogné la tête sur une arête de trottoir. Par contre, le type qui s'est fait renverser par un bus en a encore besoin. Il faudra lui faire une trachéotomie demain ou après-demain.

– Et pour le gosse qui a eu les deux jambes coupées?
– Il a l'air de bien résister. Je pense qu'il s'en tirera.
– Au fait, j'ai oublié de demander ça en bas : qu'est-ce qu'on a fait de ses jambes?
– Les flics avaient eu la présence d'esprit de les mettre dans la glace, et ils nous les ont rapportées. Mais il était hors de question d'essayer de les lui greffer, vu son état. Il a vingt-deux ans, ce sera dur pour lui d'admettre son infirmité, mais c'était ça ou rien.
– Vous avez eu des renseignements sur ce qui s'est passé?
– Ouais... Je viens d'en discuter avec les flics. Bon sang, c'est à peine croyable! Il y a un immeuble en chantier en face de l'arrêt de bus. Il paraît qu'un câble d'ascenseur a pété et giclé à vitesse grand V. Cette saloperie a traversé la rue, les a coupés en tranches et a continué sa promenade dans une rue transversale. Il a été retrouvé deux pâtés de maisons plus loin...

***

Phil Dorr, le médecin-chef de l'hôpital, qui accessoirement était le mentor d'Allan, esquissa un sourire cordial lorsque celui-ci entra dans son bureau. Il avait la soixantaine séduisante et, malgré sa crinière argentée, paraissait dix ans de moins. Ses joues roses – résultat, selon lui, d'une demi-heure quotidienne de vélo d'appartement – mettaient en valeur son visage ouvert et serein. Les deux hommes échangèrent une poignée de main, et Dorr, comme à chaque fois, en profita pour donner à Allan une grande claque dans le dos. Toutefois, au moment où le jeune chirurgien s'assit sur une chaise de chêne, son visage avenant prit un air sévère. Ses mains jointes effleuraient ses lèvres. Il dévisagea Allan.
– Vous êtes fier de vous, Allan?
Celui-ci était dans ses petits souliers; il se tortilla sur sa chaise.
– Fier...? répéta-t-il stupidement.
Dorr restait silencieux, mais son regard était toujours vissé sur Allan.
– Vraiment... je ne vois pas de quoi vous parlez... Ou plutôt de quoi vous ne parlez pas... Enfin, qu'importe...
Il s'embourbait.
– Allan, vous savez à quel point votre rôle est important dans cet établissement, non? Vous êtes conscient de la valeur de vos travaux, du moins je l'espère.
Allan était maintenant certain qu'il allait avoir droit à un sermon en règle.
– Allan! Bon Dieu, comment avez-vous pu vider deux sachets de sang sur le bureau du directeur? Tout le monde sait qu'il n'en

supporte pas la vue! N'avez-vous pas un gramme de bon sens...?

– Oh... Voyons, Phil. Il n'y a pas de quoi en faire un plat. Primo, je n'ai pas vidé les sachets; je les ai seulement balancés sur son bureau, et ils se sont ouverts tout seuls. Secundo, c'est vrai, je sais mieux que personne qu'il ne supporte pas la vue du sang. Mais bon sang de bonsoir! Ça fait des mois que je lui réclame un frigo pour la salle d'op! On gaspille plus de sang comme...

– Je ne conteste pas vos revendications, Allan, mais seulement vos méthodes.

– Mes méthodes? J'ai demandé, j'ai supplié, j'ai imploré! J'ai envoyé des mémoires, des photocopies d'articles! J'ai fait envoyer des brochures à son bureau par six fournisseurs de matériel hospitalier, j'ai personnellement conduit deux représentants commerciaux jusqu'à la porte de son bureau. Rien n'y fait, Phil! Et pourtant, un frigo, c'est important, bon Dieu!

– Je vous le concède. Mais l'homme est puissant, et vous l'avez monté contre vous au-delà de toute expression.

Il s'interrompit et concentra une nouvelle fois son regard sur le jeune médecin.

– Et dans votre position, vous allez avoir besoin de tous les appuis possibles...

Allan, qui s'était quelque peu tassé sur sa chaise, se redressa comme un ressort.

– Ma proposition a été retenue?

– Dans un sens, oui. Hier après-midi, le conseil d'administration a finalement accepté votre projet : il y aura une section autonome de traumatologie dans le département de chirurgie.

Allan bondit de sa chaise.

– C'est formidable!!

– Oui. Mais je vous préviens : le conseil a l'intention de contrôler de très près les activités de la section. Le projet a rencontré une opposition importante au sein du conseil; on s'inquiétait surtout de la question financière : le service de cardiochirurgie faisait pression pour obtenir une nouvelle salle d'opération, et ils ont souligné qu'il y a sacrément plus de victimes d'attaques cardiaques que de traumatisés. Le service de cancérologie voulait des fonds pour développer son programme d'interféron et d'anticorps monoclonaux, et ils ont fait bloc contre vous. Et surtout, personne n'avait très envie de voir Allan Kirk à la tête d'un service.

– Mais vous avez réussi à faire passer la pilule!

– Oui. Et aussi en ce qui vous concerne, dans un sens. Ce n'est pas une nomination ferme et définitive, mais vous êtes quand même désigné comme patron provisoire. Encore heureux que la réunion ait eu lieu avant cette histoire de sang!

Dorr se leva, fit le tour de son bureau et s'assit dessus. Il posa les yeux sur Allan.

– Si cette section de traumatologie s'avère viable, et si vous souhaitez en être définitivement nommé patron, vous avez sérieusement intérêt à apprendre à vous comporter en adulte.

– Entrer dans le jeu des magouilles politiques, vous voulez dire? s'exclama Allan.

– Appelez ça comme vous voudrez. Vous avez obtenu la création de cette section grâce à vos talents de leader, mais aussi et surtout parce que vous êtes un chirurgien de premier plan. Vous vous passionnez pour la traumatologie et vous vous y donnez à fond – parfois même un peu trop. Et ce sont ces qualités qui font que les résidents comme les internes se battent pour travailler dans votre équipe. Et c'est vrai, vous réalisez des prodiges.

– Dans ce cas, pourquoi est-ce que je devrais...

– ... Acquérir un peu de finesse politique? Parce que si pas mal de gens vous admirent, il y en a aussi qui vous en veulent. Vous vous battez pour obtenir des ressources qui sont loin d'être inépuisables. Ce qui signifie, que ça vous plaise ou non, que vous allez devoir rester en bons termes avec les gens qui décident.

– Si vous vous figurez que je vais lécher les bottes de...

– Personne ne vous demande de lécher des bottes. Ces vingt dernières années, le Prix d'Excellence d'Enseignement décerné par l'Université est toujours revenu à des éminents professeurs, des gens de la Faculté.

– C'est moi qui l'ai remporté cette année!

– C'est bien là où je voulais en venir. Le vainqueur est désigné par les étudiants, c'est pourquoi il va presque systématiquement à un professeur. Vous êtes le premier chirurgien à le recevoir. Et vous savez pourquoi?

– Parce que je...

– Oui, je sais. Parce que vous le méritez.

– Pas seulement pour ça, mais aussi, si vous voulez que je vous le dise, parce que je suis intransigeant dans mon enseignement, et encore plus intransigeant quant au traitement des patients. Les résidents, comme les internes et les étudiants, savent apprécier ça.

– Ça y est, vous voilà reparti! C'est ça le problème avec vous, Allan. Vous êtes persuadé d'être le seul à faire consciencieusement votre travail. Soyez un peu réaliste! Vous savez bien qu'une bonne douzaine de personnes méritaient autant ce prix que vous. Si vous l'avez eu, c'est parce que vous êtes populaire. Les étudiants vous adorent.

– Je ne crois pas. Ils me respectent pour mon travail.

– Ils respectent un tas de gens. Mais vous les traitez en êtres humains.

– Je peux être très dur.

– Je vous fais confiance. Mais ça passe très vite. Je vous ai déjà vu à l'œuvre. Un geste amical, un mot d'encouragement, et c'est oublié. Il serait peut-être temps de traiter vos pairs de la même manière. Si vous ne vous y mettez pas, ça vous coûtera très cher, et je ne pourrai plus rien pour vous. Êtes-vous disposé à faire un effort?

– Bien sûr, admit Allan en hochant la tête.

– Bien... Et maintenant, racontez-moi. Où en sont vos recherches sur le sang artificiel?

Allan tressaillit. Était-il possible que Dorr soit au courant de ce qui s'était passé à Coit Hill? Qu'il sache qu'il s'était permis d'injecter sans autorisation quelques échantillons de son sang expérimental, dans un effort désespéré pour sauver un agonisant? Qui pouvait l'avoir découvert?

A son grand soulagement, on frappa timidement à la porte. La secrétaire de Dorr passa la tête dans l'encadrement.

– Excusez-moi de vous déranger, mais j'ai pensé qu'il pouvait s'agir de quelque chose d'important. Docteur Kirk, une certaine Julie McDonough, de l'institut médico-légal, vous prie de bien vouloir la rappeler quand vous aurez une minute.

– Alors, Allan, ce sang artificiel? fit Dorr en riant.

Allan réalisa qu'en entendant prononcer le nom de Julie, il avait eu une brève absence.

– Excusez-moi... J'étais en train d'essayer de me souvenir de ce que je vous avais dit. Vous avais-je appris qu'une équipe de l'Institut National de la Santé va venir ici dans quelques semaines pour étudier l'état d'avancement de mes travaux?

– Non. Vous n'êtes pas très bavard sur cette partie de vos activités.

– Pardon. Quoi qu'il en soit, j'ai mis au point une expérience de démonstration pour le jour de leur venue.

Il fit une pause pour consulter sa montre.

– Donnez-moi une petite heure, le temps de préparer un chien, et venez me rejoindre au labo. Je vous présenterai tout ça en avant-première.

***

Allan demanda à un laborantin de s'occuper du chien, puis il regagna son petit bureau. Tout en composant le numéro de téléphone, il maudissait son estomac noué et ses lèvres sèches. Le nœud se resserra encore lorsque Julie répondit.

– Je voulais simplement vous prévenir que j'ai découvert une bonne demi-douzaine de cas pour vous parmi les dossiers qui n'ont pas encore été classés, dit-elle après les salutations d'usage.

– Merci, c'est très gentil. Mais vous n'êtes pas obligée de...

– J'avais du temps. Et les dossiers étaient à portée de main.

Il était certain que son appel avait une autre raison, probablement ses remords sur la manière sèche dont elle l'avait repoussé à leur retour de Santa Rosa. Son désir d'approfondir leurs relations le disputait à la peur d'essuyer un nouveau refus. Il décida finalement de ne prendre aucun risque, et maintint la conversation sur un terrain parfaitement neutre.

– Je passerai les prendre d'ici quelques jours, dit-il. Ou alors, si vous souhaitez me les expédier par courrier...

– Oui, très bien. Dans ce cas, si vous pouvez me donner votre adresse...

Embarrassé, troublé, Allan regagna le laboratoire. Un berger allemand était étendu sur une table de dissection. Il était relié au poumon artificiel. Le tube lui écartait les mâchoires et lui retroussait la babine supérieure : on eût dit qu'il souriait dans son sommeil, fier de donner sa vie pour la cause de l'humanité. Allan se rinça les mains et aida le laborantin à ouvrir le ventre de l'animal. Il mit en place des intubations sur divers vaisseaux.

– Prêts? lança Allan avec enthousiasme. Je lance le bal?

– Pourquoi pas?

– D'accord. C'est parti!

Allan revint à la table et ouvrit les valves des différentes intubations. Le sang de l'animal les assombrit et commença de se déverser dans un récipient posé sous la table. Le laborantin mit en marche un appareil placé à proximité, et le paisible ronronnement de son moteur électrique monta dans la pièce. Des chiffres lumineux s'inscrivirent sur trois petits cadrans.

Allan prit une longue bouffée d'air.

– Le discours intégral, y compris les préliminaires?

– Pourquoi pas? Mieux vaut tout passer au crible.

– D'accord. Le choc, état que peut causer à l'organisme une perte de sang régulière et abondante, est la principale menace qui pèse sur un traumatisé immédiatement après l'accident. En général, pour sauver un traumatisé grave, nous avons une heure pour rectifier le processus. Passé ce délai, l'état de choc devient irréversible.

– Vous avez peut-être quelque chose à nous apprendre sur les effets de l'état de choc sur les diverses parties de l'organisme, docteur?

– Très juste. D'où la présence de ce chien.

Allan prit une seconde pour réfléchir.

– Actuellement, ce chien a perdu environ un tiers de son sang. Et pourtant, exactement comme une victime d'accident juste après le drame, son état est apparemment stable : son pouls est proche de la normale, de même pour sa tension artérielle. En revanche, si l'hémorragie continue, il est possible de remarquer de subtiles altérations. Vous pouvez déjà constater que les contractions du cœur sont plus brutales, parce que l'organisme doit fournir un effort plus violent pour maintenir le même niveau d'oxygénation des tissus. Voyons ce qui va se passer ensuite.

Dorr, les bras croisés sur sa poitrine, était appuyé contre la seconde table de dissection. Allan avait les yeux fixés sur le récipient où le niveau du sang montait régulièrement. Le laborantin installa deux tubes de perfusion dans les pattes postérieures de l'animal, et les relia à deux flacons de liquide fixés sur de hauts supports métalliques.

– A présent, ce chien a perdu la moitié de son sang, reprit Allan. Vous pouvez observer une chute de tension, ainsi que des altérations sensibles au niveau de l'encéphalogramme. Il présente par ailleurs de graves symptômes d'acidose musculaire. Si on laisse évoluer la situation sans intervenir, il est probable que l'animal succombera d'une crise cardiaque dans une dizaine de minutes.

Allan se rapprocha des perfusions mises en place par le laborantin et en ouvrit les valves.

– Ce sang artificiel, mis au point ici-même, n'a pas été seulement conçu pour compenser le volume de sang perdu du fait de l'hémorragie, mais aussi pour distribuer de l'oxygène dans toutes les régions du corps, afin de minimiser – sinon d'éliminer – la cause majeure du choc : la privation d'oxygène.

Il se retourna vers Dorr.

– Approchez, je vais vous montrer.

Il l'entraîna devant l'appareil électronique connecté au corps du cobaye. Les chiffres affichés par les cadrans se succédaient rapidement, toujours plus élevés.

– Virtuellement, poursuivit Allan, l'effet est immédiat. Mais il me faut préciser un point : en ce qui concerne cet animal, il n'a pas atteint toute l'ampleur possible, parce que nous avons attendu trop longtemps pour lui injecter le sang artificiel.

– Pourquoi l'effet a-t-il été limité?

– Parce que pour les besoins de la démonstration, j'ai laissé évoluer le processus de choc jusqu'à un stade irréversible. Dans de telles conditions, le sang artificiel offre au patient un sursis de quelques minutes, mais guère plus.

– Dans ce cas, pourquoi poursuivre ce genre de recherches?

– Parce que ce que nous avons découvert, c'est que si vous opérez la transfusion à un stade antérieur du processus hémorragique, par exemple dix ou quinze minutes après l'accident, vous repoussez d'au moins deux, et peut-être même trois heures, l'apparition des premiers dommages causés par le choc. Et la fameuse « heure de sursis » au cours de laquelle une intervention chirurgicale doit absolument être effectuée, est multipliée par deux ou trois. C'est sur les lieux de l'accident que ce sang a vocation d'être utilisé.

– Très impressionnant. Quels sont les obstacles?

– Les tentatives précédentes se sont heurtées soit au problème de la taille des molécules artificielles, soit à celui du transport de l'oxygène vers les tissus de ces mêmes molécules. En ce qui nous concerne, nous travaillons sur une molécule de fluorocarbone qui emmagasine l'oxygène dans les régions à forte concentration comme les poumons et le distribue dans les zones à faible concentration.

– Et?

– Nous l'avons testée en laboratoire, sur des animaux. Vous venez d'en avoir un exemple. Le degré d'oxygénation des tissus s'est rapidement accru après la transfusion, comme vous avez pu le constater. Mais il reste encore un certain nombre de questions sans réponse. Y a-t-il éventuellement une possibilité d'effets toxiques à long terme chez l'être humain? Quelles en sont les conséquences sur le foie et les reins? Les effets sur le métabolisme? C'est pour apporter une réponse à toutes ces questions que nous sollicitons l'autorisation de procéder à des essais cliniques.

Dorr applaudit poliment.

– Pas mal. Vous pourriez peut-être en profiter pour rappeler à vos interlocuteurs que le sang artificiel est également précieux parce qu'il ne risque pas, comme les transfusions classiques, de colporter le SIDA, l'hépatite ou la syphilis. Et mieux encore : finis les problèmes de groupe sanguin. Vous ne croyez pas?

– C'est vrai. Il faut savoir vendre sa salade.

Allan et Dorr sortirent du laboratoire. Tandis qu'ils s'approchaient du bureau du médecin-chef, un homme entre deux âges, assis sur une chaise à côté de la porte, se leva pour les saluer. Il était à la fois maigre et bedonnant. Ses lunettes à monture foncée accentuaient la noirceur de son regard. Il était chauve. Il s'appelait Sam Younger. C'était le chroniqueur médical de *Telegraph* de San Francisco.

– Si c'est pour une interview, il faut vous adresser au bureau d'information, déclara Dorr. Ce sont eux qui organisent ce genre de choses.

Younger prit un air chagrin.

– Si c'était possible... Je travaille sur un article en rapport avec la traumatologie, et...

Le visage de Dorr s'éclaira.

– Si vous voulez parler traumatologie, je crois que pour une fois, nous pouvons sauter l'étape du bureau d'information. Surtout que ce n'est pas mon temps que vous allez prendre.

Dorr se tourna vers Allan.

– A vous de jouer, docteur. Bonne chance.

Après un dernier clin d'œil, il s'éclipsa.

– Pourquoi est-ce à vous de jouer? s'enquit le journaliste.

– C'est sa manière à lui d'annoncer ma nomination. Je suis provisoirement nommé à la tête de la nouvelle section de traumatologie que l'Université va mettre sur pied. Je suis Allan Kirk.

En déambulant dans les couloirs, ils parlèrent de ce nouveau service. Younger était bien informé en matière de traumatologie. Allan, à peu près aussi fier que les pères de fraîche date qu'ils croisèrent dans les couloirs de la maternité, se montra prolixe sur les objectifs qu'il espérait atteindre.

– Allez-vous, vous aussi, vous offrir un hélicoptère? demanda Younger en mettant en marche son magnétophone miniature.

– Pour quoi faire, sapristi? On n'est pas au Viêt-nam!

– J'ai récemment lu une étude tendant à démontrer que le transport des accidentés par hélico accroîtrait leurs chances de survie de plus de cinquante pour cent. Pourquoi négliger cet aspect?

– Je sais que Coit Hill en a un, mais ils sont spécialistes des équipements tape-à-l'œil et inutiles. Secundo, j'ai moi aussi lu cette étude. Si mes souvenirs sont exacts, l'avantage n'était significatif qu'en cas d'accident survenu dans des lieux isolés, loin de tout centre de soins. En zone urbaine, c'est inutile.

Younger posa les yeux sur son magnétophone pour vérifier qu'il tournait.

– Saloperie d'appareil! s'excusa-t-il. Enfin, c'est quand même sacrément mieux que de s'escrimer à prendre des notes... Nous avons entendu parler d'une bavure, au sujet d'un patient que l'hélico de Coit Hill devait venir ramasser hier après-midi.

Allan s'arrêta net.

– Une bavure? Que voulez-vous dire?

– Une histoire de jogger renversé sur Marina Boulevard.

– Oui, une ambulance nous l'a amené. Et alors?

– Il aurait dû être dirigé sur Coit Hill. Leur base radio a

demandé aux ambulanciers de s'occuper de lui sur place en attendant l'arrivée de leur hélico. Mais quand l'oiseau s'est pointé, tout ce qu'il a trouvé, c'est une bande de jeunes qui jouaient au volley. Al Anthony était fou furieux contre les ambulanciers.

– Eh bien, il arrive que les ambulanciers commettent des erreurs...

– Il semblerait qu'il ne s'agisse pas d'une erreur. Apparemment, l'un d'eux a tout bonnement débranché la radio, parce qu'il ne jugeait pas approprié de transporter ce blessé à Coit Hill.

Allan resta de marbre.

– Quoi qu'il en soit, son collègue l'a balancé, et Anthony s'est mis sur le sentier de la guerre. Il a fait en sorte que le type en question – un nommé Drake – soit foutu à la porte.

– Il l'a fait virer?

– Sans sommation.

– Quel fils de pute!

– Pourquoi dites-vous ça? Le type était dans son tort, non? Même si ce que vous dites de l'étude est exact, il n'en reste pas moins qu'avec l'hélico, le blessé aurait été hospitalisé cinq ou six minutes plus tôt. Et ces minutes-là sont cruciales, n'est-ce pas?

Allan s'éloigna de quelques pas. Il enfonça profondément les mains dans la poche de sa blouse. Une boule s'était formée dans son estomac; il sentait ses idées se brouiller au fur et à mesure que la colère montait en lui. Il fit volte-face et revint vers Younger.

– D'accord, il serait arrivé à Coit Hill cinq minutes plus tôt! Est-ce qu'ils avaient un chirurgien, un anesthésiste, prêts à intervenir? Une équipe complète d'infirmières? De quoi faire face à un pépin cardiaque? Hein?!

Il était hors de lui.

– Qu'est-ce qui lui prend, à ce tordu, de se défouler en faisant virer les gens? Drake aurait dû être décoré, oui! Tout le monde sait bien qu'à Coit Hill, il n'y a pas moyen de dénicher un chirurgien quand on en a besoin! À quoi peut bien leur servir leur hélico de merde si leur équipe médicale se fout comme de l'an quarante d'être appelée aux urgences?! Bon sang, mais personne ne voit qu'Anthony plane complètement? Il a parfaitement réussi toutes les manœuvres administratives nécessaires à la mise en place de son service de traumatologie, c'est sûr, mais il n'a même pas le soutien de ses chirurgiens! Son centre n'est rien d'autre qu'une coquille vide!

Younger, qui tenait toujours son magnétophone à la main, se rapprocha du médecin.

– En somme, vous dites que le mauvais fonctionnement des urgences de Coit Hill met en danger la vie des patients qui y sont admis?

Les yeux d'Allan tombèrent sur le petit appareil. Il se ressaisit.

– Je n'ai rien dit de semblable. J'ai simplement soulevé certaines questions...

– Vous avez dit, insista Younger, que l'inefficacité des soins d'urgences à Coit Hill est notoirement connue.

Allan, qui se sentait attaqué, voulut faire machine arrière.

– En vérité, c'est un peu partout pareil. Les hôpitaux ont les pires difficultés à faire revenir leurs médecins à des heures inhabituelles. Le problème est général.

– Vous affirmez donc qu'à part le vôtre, aucun établissement de San Francisco n'est organisé pour sauver les traumatisés?

– Vous pouvez interpréter mes propos comme bon vous semble. De toute façon, j'en ai déjà trop dit.

Sur ce, Allan contourna le journaliste et s'en fut.

Younger rembobina la bande, mit le lecteur en marche et le porta à son oreille. Satisfait d'avoir tout enregistré, il en retira ensuite la cassette, qu'il glissa soigneusement dans une poche de son gilet, et se dirigea vers la sortie.

6

Depuis vingt minutes, il tournait en rond sur California, Sacramento et Clay à la recherche d'une place.

« Quelle ville! pestait-il dans sa barbe. Leur parking réservé aux médecins n'est sûrement pas pour demain, et en plus il n'y a pas moyen de se garer en rentrant chez soi le soir! »

Avec un juron tonitruant, il parqua sa voiture devant une bouche à incendie. Après avoir verrouillé les portières, il parcourut à pied la distance qui le séparait de sa maison.

De loin, il aperçut une ombre assise sur les marches du perron. Allan n'y prêta guère attention, habitué qu'il était à voir des gens traîner dans la rue à toute heure. Mais son cœur se mit à battre quand l'ombre se leva et fit mine de marcher sur lui. Il ne se sentit pas plus rassuré une fois qu'il eut reconnu Julie. Il ralentit, puis s'arrêta et attendit que la jeune femme vienne jusqu'à lui.

– Maintenant que vous êtes sûr que je ne suis pas un assassin, déclara-t-elle, peut-être pourriez-vous me proposer d'entrer...?

Hébété, il ne trouva rien à répondre. Elle pivota et ouvrit la marche. Allan consulta furtivement sa montre : il était presque minuit.

Quand il eut ouvert la porte et éclairé le vestibule, elle lui tendit un journal plié en quatre.

– Alors, monsieur le Tarzan des urgences, on a réussi son petit coup, hein?

Elle passa dédaigneusement devant lui et entreprit de gravir les marches de l'escalier. Allan, perplexe, monta à sa suite et la fit entrer dans le salon. Il fit le tour de la pièce pour en allumer les lampes.

– Décidément, je ne comprends pas, Allan. Vous m'aviez pourtant dit que vous ne pensiez pas passer par la presse.

Elle retira son blouson. Elle portait un ample tee-shirt coupé juste au-dessus du nombril et un pantalon de survêtement gris bouffant, remonté haut sur sa taille élancée. Le léger intervalle de peau nue attira malgré lui le regard d'Allan, qui se posa aussitôt après sur la une du journal qu'il tenait dans les mains. Il s'efforça un moment sans succès d'y trouver une explication aux remarques acides de Julie. Finalement, ses yeux tombèrent sur un encadré en bas de page.

– « Un spécialiste en traumatologie de l'hôpital universitaire critique l'hélicoptère de Coit Hill et les services d'urgence des hôpitaux du comté », lut-il à haute voix. Oh, merde!

– Attendez d'avoir lu la suite.

Il poursuivit sa lecture.

– « L'hélicoptère à cinq cent mille dollars utilisé par Coit Hill Memorial pour le transport des blessés graves contribue fort peu à l'efficacité des soins, déclare aujourd'hui un traumatologiste de l'Université.

« Quand la direction de Coit Hill a mis l'appareil en service, elle a souligné le rôle prépondérant des hélicoptères dans l'évacuation et le traitement des blessés au Viêt-nam, et affirmé que son initiative représentait un progrès significatif dans les secours d'urgence aux accidentés.

« Mais d'après le docteur Allan Kirk, patron du nouveau service de traumatologie de l'Université de San Francisco, la rapidité du transport est largement contrebalancée par la lenteur d'intervention moyenne des chirurgiens de garde aux urgences de Coit Hill.

« Il n'est pas rare qu'un blessé ne puisse y être sauvé, faute d'une intervention chirurgicale immédiate, souligne le docteur Kirk. Selon lui, le choix de l'hélicoptère est le fruit de " manœuvres administratives ".

« Le docteur Kirk considère que Coit Hill n'est pas le seul établissement à manifester des carences dans le traitement des blessés graves. Presque tous les hôpitaux, dit-il, " ont les pires difficultés à faire revenir leurs médecins à des heures inhabituelles. Le problème est général ".

« Des études menées dans diverses régions, dont l'Illinois, le Maryland, le comté d'Orange et la ville de Los Angeles, sont arrivées à des résultats convergents : près de cinquante pour cent des décès consécutifs à un trauma ont pour cause l'incompétence de l'équipe de garde en matière de traumatologie ou la lenteur d'intervention d'un chirurgien.

« Bien qu'aucune étude de ce genre n'ait à ce jour été entreprise pour la ville de San Francisco, les affirmations du docteur Kirk donnent à penser qu'un haut pourcentage de décès accidentels pourrait être évité... »

Julie s'avança vers lui et lui arracha le journal des mains.
– Maintenant, j'attends que vous répondiez à ma question, dit-elle. Pourquoi êtes-vous allé trouver la presse?
Allan se laissa tomber sur le canapé. Dorr serait furieux. Le directeur, si fier des bonnes relations qu'il réussissait à entretenir avec les hôpitaux concurrents, ferait sûrement une attaque. Ses confrères seraient scandalisés.
– Allan!
Il fut brutalement tiré de sa rêverie.
– Je ne suis pas allé trouver la presse, répondit-il lentement. C'est ce Younger qui est venu me trouver. Il voulait interviewer Dorr, le médecin-chef, mais c'est moi qui en ai hérité. Je pensais qu'il voulait écrire un article sur nos travaux.
Il lui raconta l'affaire de l'ambulancier limogé à l'instigation d'Anthony. Et l'apprenant, il s'était mis en colère, voilà tout.
Voyant à quel point Allan était consterné, Julie s'adoucit quelque peu. Elle posa délicatement la main sur son épaule.
– Allan, vraiment! Il faudrait peut-être que vous appreniez à vous contrôler...
Sa voix était apaisante.
– Quelles retombées croyez-vous que cette affaire va avoir?
– Je n'en ai aucune idée. Je crois que je vais être dans un certain nombre de collimateurs pendant un bout de temps.
– Vous aurez de la chance si vous vous en tirez comme ça.
Elle vint s'asseoir sur la table basse.
– Que voulez-vous dire? demanda Allan avec une lueur d'inquiétude dans le regard.
– Vous êtes vraiment tombé de la dernière pluie! Primo, les médecins n'apprécient guère qu'on les critique, et encore moins quand il s'agit d'un confrère et qu'il le fait publiquement. Si je ne m'abuse, non seulement vous allez vous faire joliment taper sur les doigts par un certain nombre de personnes, mais vous devez également vous attendre à un boycott en règle de l'association des médecins du comté. Vous devez savoir qu'il y a deux ans à peine, tout médecin qui souhaitait s'adresser à la presse devait y être préalablement autorisé par l'association.
« D'autre part, si vous vous donniez la peine de lire autre chose que vos revues spécialisées, vous sauriez que Younger enquête sur les services d'urgence depuis bientôt six mois. Et qu'il ne manque jamais une occasion de souligner leurs carences. Il n'avait jamais réussi à enregistrer la plus petite déclaration à ce sujet. Et voilà que vous débarquez avec vos gros sabots!
A court de réponse, Allan se frotta les yeux et se cala dans le canapé. Puis il la contempla, assise là devant lui, un pied posé par terre, l'autre sur son genou. Il s'aperçut brusquement que

dans le tourbillon de ses émotions, il ne s'était même pas posé de questions sur les raisons de la présence de Julie, en pleine nuit, sur les marches de son perron.

– En tout cas, dit-il comme en passant, merci d'être venue m'apporter ce journal.

Il savait à présent qu'il valait mieux éviter de l'interroger directement sur le motif de ses actes.

– Ça n'est rien. J'avais simplement envie de prendre l'air. En chemin, j'ai acheté la dernière édition.

Le silence retomba sur la pièce. Allan repensait à sa première rencontre avec Julie, dans le hall de l'institut médico-légal. Elle s'était montrée cordiale et ouverte. Par la suite, elle lui avait toujours paru sur la défensive.

Il la contemplait en silence; elle ne cherchait pas à fuir son regard.

Lentement, il se redressa sur le canapé. Il lui posa délicatement la main sur le menton et l'attira vers lui. Elle ne chercha pas à résister. Doucement, il posa ses lèvres contre les siennes et l'embrassa tendrement. Son désir était mêlé d'appréhension. Il plaça les mains sur les épaules de la jeune femme et la fit se lever. En la tenant toujours, il l'attira vers le canapé. Elle se laissait faire. Il leva les yeux et la regarda. Son visage n'exprimait rien.

Il lui effleura la joue, lui caressa la nuque, l'attira de nouveau contre lui. Il sentit le contact timide d'une main sur son épaule et l'interpréta comme un encouragement. En retenant son souffle, il laissa glisser ses doigts sur le bras, puis sur les seins de Julie. Elle semblait toujours lointaine, même si ses lèvres avaient tiédi, même si elle serrait plus fort son épaule. Avec une lenteur infinie, Allan laissa descendre sa main jusqu'au bas de son tee-shirt et la fit remonter sous l'étoffe. Il lui caressa la base des seins. Presque imperceptiblement, elle se rapprocha de lui.

Inclinant la tête, Allan posa ses lèvres sur les tendres contours dessinés sous l'étoffe. Julie leva les bras pour l'aider à la débarrasser de son tee-shirt. Il déposa des baisers brûlants sur son cou, sa gorge, ses épaules et ses seins, craignant tout à coup que l'occasion ne se représente jamais. Lorsqu'il sentit une réaction timide, il s'enhardit. Il lui caressa les hanches, passa une main dans le haut de son slip et la promena le long des courbes voluptueuses de ses fesses avant de la laisser descendre davantage. La pression des doigts de Julie dans son dos s'accentua. Elle blottit sa tête au creux de l'épaule d'Allan. Il lui embrassa le front, la tempe, lui releva le menton pour atteindre ses lèvres. De l'autre main, il fit glisser le pantalon de la jeune femme le long de ses hanches, tout en l'attirant sur le canapé. Son désir devenant impérieux, il se déshabilla à la hâte, la couvrit de son corps et entra en elle en poussant un profond soupir.

– Jim! s'écria-t-elle tout à coup. Mon Dieu, Jim! Je t'en supplie...!

Aussitôt, Allan se retira. Il se redressa, convaincu l'espace d'un instant qu'il y avait quelqu'un d'autre dans la pièce, et se retourna. Il n'y avait personne. Julie referma ses jambes et roula sur le côté. Le visage enfoui dans les mains, elle sanglotait.

Allan s'assit au bord du canapé pour reprendre son souffle.

– Qui est ce Jim...? demanda-t-il d'une voix rauque.

Julie pleurait sans bruit. Elle ne répondit pas.

Allan se leva, remit son pantalon et partit à la cuisine. Quand il revint, un verre d'eau et une bouteille de vin à la main, Julie sortait de la salle de bains. Elle s'était rincé le visage et recoiffée. Elle était livide. Allan lui tendit le verre. Elle l'accepta sans mot dire et but à longs traits. Puis elle vint se rasseoir sur le canapé. Ses yeux rougis fuyaient ceux d'Allan.

– Voudriez-vous m'expliquer... qui est ce Jim?

Elle but à nouveau.

– L'homme que je devais épouser, lâcha-t-elle d'une voix éteinte.

Elle baissa la tête. Allan s'assit à côté d'elle. Le désir de savoir l'emporta sur la crainte de la faire souffrir.

– Comment ça, vous deviez l'épouser?

– Dans la semaine où j'ai obtenu mon Master, ma famille a organisé une soirée. En fait, c'était plus qu'une simple soirée : je voyais Jim depuis trois ans, et nous venions de décider de nous marier. Nous fêtions nos fiançailles. C'était une soirée magnifique. Ma tante avait réservé une salle dans un restaurant du port de Tiburon. Elle avait invité deux cents personnes. Ma famille et celle de Jim. Le dîner s'est prolongé jusqu'à une heure du matin. Jim et moi sommes partis les derniers. Nous devions aller dormir dans son appartement. Mais la soirée était tellement belle que nous avons eu l'idée de faire un tour jusqu'à Twin Peaks. Nous y sommes montés en voiture, et nous avons passé une bonne heure à nous extasier sur les lumières de la ville. Il n'y avait pas un chat. Nous avons fait l'amour sous la lune. Face à la ville.

Elle se remit à pleurer, puis parvint à se maîtriser.

– Vers trois heures, nous avons repris la voiture. Je ne sais pas comment c'est arrivé, mais elle a dérapé dans un lacet. L'accident a dû avoir lieu près d'une maison : quand j'ai repris connaissance, il y avait des ambulances et des voitures de police partout. Ils nous ont transportés à l'hôpital. Jim est mort avant l'aube.

Allan resta silencieux pendant que Julie remplissait à nouveau son verre. Le sempiternel « Je suis désolé » qu'il adressait généralement aux parents des patients qui venaient de mourir lui paraissait à présent parfaitement incongru.

– Et vous? demanda-t-il finalement pour rompre le pesant silence.

– J'ai broyé du noir pendant un an. Sans travailler, sans sortir. Et puis j'ai décidé de continuer à vivre. J'ai cherché du travail. Ce poste à l'institut médico-légal s'est présenté, et je l'ai pris. Il y a quelque chose... Je savais que je n'aurais pas dû... mais j'ai fini par le faire: j'ai retrouvé le dossier d'autopsie de Jim. Les conclusions indiquaient qu'il était mort des suites d'une lésion au foie...

Sa voix se brisa.

– ... Une petite lésion de rien du tout, un problème qui aurait pu être réglé en quelques points de suture.

Elle marqua une nouvelle pause pour reprendre son souffle.

– Enfin... C'est ensuite que j'ai commencé à appeler les hôpitaux. Pour qu'ils prennent conscience des causes véritables de décès de certains accidentés.

« Ou alors, songea Allan en la regardant boire, pour te faire pardonner d'avoir survécu... »

***

Gloria Cluny était assise sur le bord de sa chaise, le dos parfaitement droit, les mains jointes sur les genoux. Anthony, les yeux posés sur le journal ouvert sur son bureau, but une petite gorgée de café.

– Je vous écoute, fit-il après qu'elle eut terminé de se présenter.

– Quand j'ai vu le journal de ce matin, monsieur Anthony, j'étais sidérée. Le toupet de cet homme! Nous critiquer de cette manière...

– C'est assez peu déontologique, je vous l'accorde, dit Anthony en se demandant s'il n'était pas en train de perdre son temps. D'autant plus qu'il a travaillé chez nous, je crois bien.

– Justement! Ça alors, vous auriez dû le voir, la nuit où un jeune étudiant est mort ici, monsieur Anthony! Il est comme qui dirait devenu fou lorsqu'on nous l'a amené. Il s'est mis à nous hurler des ordres comme si nous étions en première année d'école. Il s'est montré incroyablement agressif vis-à-vis des médecins de garde. Ça alors, vous auriez dû entendre le ton qu'il prenait avec eux! Et surtout avec le Dr Harper!

– Le Dr Harper m'a déjà touché un mot de cette affaire. Il était tout à fait hors de lui.

– C'est le moins qu'on puisse dire! Ce garçon était gravement blessé qu'on ne pouvait plus rien pour lui. Le Dr Kirk a même essayé de le faire entrer lui-même en salle d'opération. Je ne l'ai pas laissé faire, rassurez-vous.

– Mademoiselle Cluny, croyez-moi, j'apprécie votre conscience professionnelle et je respecte votre indignation...

– Il y a autre chose, intervint-elle avant qu'il eût pu lui donner congé. Tout à la fin, quand il est devenu évident que rien ne pouvait plus sauver le blessé, le Dr Kirk a couru à sa voiture et en est revenu avec des sachets de liquide à perfusion. J'ai cru tout d'abord que c'était un genre de plasma.

– Vous avez cru? Pourquoi? Il ne vous l'a pas dit?

– Il ne répondait à aucune de mes questions. Il a tout bonnement refusé de me mettre au courant! Ensuite, il a fait pression sur Esperanza Gomez – une de nos infirmières – pour en transfuser le contenu au blessé, qui est mort même pas cinq minutes après, d'un arrêt cardiaque. Après le départ du docteur, j'ai pris un des sachets. Il portait le sigle de l'Université. J'ai contacté une amie à moi qui est laborantine là-bas. Ils font des recherches sur la chimie du sang, et elle m'a dit que le Dr Kirk travaillait sur le sang artificiel. Il s'apprête à demander l'autorisation de son produit pour l'être humain. Mais il n'avait pas la patience d'attendre, voyez-vous. Il avait tout son matériel avec lui, et il a repéré une bonne occasion de le tester. Quand il a constaté que le blessé était perdu, il a décidé de se livrer à une petite expérience. C'est bien ce qu'il a fait, monsieur Anthony! Il s'est servi d'un mourant comme cobaye!

Le directeur lui décocha un large sourire.

Il décrocha son téléphone.

– Passez-moi la comptabilité, demanda-t-il à sa secrétaire.

Cluny, mal à l'aise, se tortillait sur sa chaise.

« Encore trois centimètres et elle se retrouve le cul par terre », songea Anthony tout en continuant d'afficher un sourire onctueux.

– Ici monsieur Anthony, dit-il. Pouvez-vous m'indiquer le nombre d'années de service et le montant du salaire de Gloria Cluny?

Le tortillement s'intensifia.

– Ah... Je ne trouve pas que cela soit suffisant, pour quelqu'un qui est chez nous depuis si longtemps. Veuillez y ajouter soixante-quinze dollars par semaine, je vous prie. A compter d'aujourd'hui.

Il raccrocha, se leva et contourna son bureau.

– Mademoiselle Cluny, dit-il, ce fut un plaisir de faire votre connaissance.

Il attendit qu'elle soit sortie et ait refermé la porte pour décrocher son téléphone à ligne directe. Il composa sur le cadran le numéro d'Harrison Cummings.

***

Deux heures plus tard, une grosse vedette quittait l'appontement du yacht-club Saint Francis, tout près du quai Fisherman. Bercée d'un léger roulis, elle s'éloigna de la rive. Harrison Cummings, conseiller juridique de Coit Hill et avocat personnel d'Anthony, passa rapidement en revue les autres embarcations qui sillonnaient les eaux de la baie. On était en semaine, et les bateaux étaient peu nombreux. Cummings se frotta les mains puis manœuvra énergiquement le levier de vitesses. Les deux moteurs se mirent à rugir, et le bateau, une longue vedette blanche de quatorze mètres, fine et racée comme un cigare, partit comme une flèche en fendant l'onde. Comme toujours, Anthony n'aurait su dire s'il était grisé ou terrorisé par la vitesse et les bonds du monstre. Ils se dirigeaient vers une petite île située au milieu de la baie. L'endroit était isolé, et ils s'y rendaient chaque fois qu'ils avaient à discuter d'une question importante. C'était là que la plupart des victoires d'Anthony avaient été pensées et peaufinées.

Ils contournèrent l'îlot et mouillèrent à l'endroit habituel. Cummings coupa les gaz. Avec le plus grand soin et quelques jurons de-ci de-là, les deux hommes s'affairèrent à déployer leur dispositif. Cummings sortit les sandwiches, pickles et salades, sans oublier les bouteilles bien fraîches de martini. Pendant ce temps, Anthony avait disposé les cannes à pêche, préparé les lignes et les appâts. Ils n'entamèrent la discussion qu'après un inventaire exhaustif de leurs préparatifs.

– Vous avez relu l'article en question? demanda Anthony.

– Oui... répondit Cummings après une bouchée de sandwich. Un personnage tout à fait intéressant, ce Kirk.

– Intéressant, mon cul! Ce salopard est dangereux, ouais!

– Dangereux...?

– Il court après notre clientèle, Harrison. Il s'est fait nommer patron de la nouvelle section de traumatologie de l'Université, et il part maintenant en campagne pour ramasser le maximum de patients, au besoin en les piquant aux autres établissements, comme le nôtre.

– Vous vous affolez pour rien, Al. Laissez courir.

– Revenez sur terre! Il vient d'obtenir son propre service, et maintenant il cherche à rameuter la clientèle. Ce qu'il veut, c'est arriver à faire passer les autres hôpitaux pour des abattoirs, histoire d'attirer les foules.

– Et vous proposez...?

– De contre-attaquer. Nous avons beaucoup investi dans cet hélico. Je n'ai vraiment pas besoin qu'un hurluberlu se mette à nous descendre en flammes. Je ne voudrais pas que les petites têtes du conseil d'administration aient l'idée d'abandonner cette opération.

– Seigneur, Al! Vous êtes complètement paranoïaque! Personne ne peut vous ordonner de ranger votre joujou au hangar. Personne ne peut vous empêcher d'en mettre en service dix autres si ça vous chante. En tant que juriste, je puis vous le garantir.

– Il ne s'agit pas de paranoïa. Je veux arrêter tout ce cirque maintenant, avant que ça nous glisse entre les doigts.

Anthony se mit à contempler d'un air sombre l'eau lisse et sa ligne détendue; à le voir, on eût pu croire que les poissons de la baie, refusant de mordre, participaient eux aussi au complot fomenté contre lui.

Cummings gloussa.

– Voyons, détendez-vous! Vous donnez à cette affaire des proportions tout à fait extravagantes. Voulez-vous que je vous donne un conseil? Laissez tomber tout ça. Qui est ce Kirk? Qui a déjà entendu parler de lui avant? Qui en entendra parler dans une semaine? Si vous restez de marbre, il sombrera dans l'oubli. Par contre, en vous abaissant à répliquer à sa petite diatribe, vous ne faites que jeter de l'huile sur le feu.

– Kirk n'est pas le genre d'emmerdeur à s'écraser.

La canne d'Anthony, fixée sur un support du bastingage, ploya vers l'avant. Il bondit pour s'en emparer. Après une brève lutte, il remonta un bébé requin. Dépité, il lui ôta l'hameçon et le rejeta par-dessus bord.

– J'ai passé quelques coups de fil après mon entretien avec Cluny. On m'a dit plusieurs fois que c'est un fanatique. Il travaille nuit et jour. Il a écrit des tas d'articles sur les traumas dans les revues spécialisées. A chaque fois qu'il y aura des études sur les hôpitaux, on entendra parler de lui, il repartira de son petit couplet sur ce qu'il faut changer et tout ça. Il paraît qu'il est complètement obsédé par le sujet!

– Si c'est vraiment la sommité que vous me décrivez, comment expliquez-vous qu'il fasse des gardes au noir chez nous?

– Allez savoir? Peut-être qu'il a besoin de fric. Sûr qu'avec son salaire de professeur assistant, il ne doit pas rouler sur l'or. Si ça se trouve, il fait ça pour rassembler des informations sur nous! Je crois que ce type peut être dangereux, conclut Anthony en reposant nerveusement sa canne sur son support. Nous n'avons rien à nous reprocher. Je suis prêt à comparer, documents à l'appui, les soins dispensés chez nous avec ceux des autres hôpitaux.

Cummings, qui venait de terminer son second martini, étudia minutieusement le contenu de son sandwich, puis en avala une bouchée.

– Pourquoi ne lui donneriez-vous pas ce qu'il veut? suggéra-t-il ensuite.

– Vous êtes dingue, ou quoi?

– N'êtes-vous pas président du comité qui supervise pour le conseil général la formation des ambulanciers, ou quelque chose d'approchant?

– Mieux que ça. Le comité de coordination pour les Secours d'Urgence. Nous avons une bonne influence sur le conseil général.

– Je suis certain que les conseils que vous pouvez leur donner sont excellents. Voilà ce que je me disais : faites annoncer que votre comité s'intéresse aux observations de Kirk et à leurs implications pratiques éventuelles. Organisez une réunion publique du comité où vous inviterez Kirk à développer ses thèses. Faites en sorte qu'on ait l'impression que vous vous souciez réellement de ce qu'il a à dire et à proposer. Au fait, c'est vous qui avez les rênes au comité...?

– Ouais.

– Parfait. Dans ce cas, mettez-vous d'accord à l'avance avec vos petits amis sur un certain nombre de mesures que vous pourriez annoncer ce jour-là. Des mesures qui, tout en n'étant pas trop lourdes de conséquences pour vous tous, montreront quand même que vous abondez dans son sens. Après son discours, vous les annoncez publiquement, et hop! le tour est joué. Vous lui aurez coupé l'herbe sous le pied en lui ôtant l'initiative. Votre comité et les hôpitaux du comté ressortiront de là rayonnants de vertu.

– Harry...

– Ça marchera, Al.

– Et si ça ne marche pas?

Cummings reposa son sandwich.

– Dans ce cas, nous réservons un joli lot de surprises à notre ami le Dr Kirk. Oui, un joli petit lot...

7

Il trouva peu chaleureux les bonjours dont on le gratifiait dans les couloirs de l'hôpital. Quelquefois, ils étaient accompagnés d'un sourire fugitif, presque forcé. Peut-être était-ce son imagination qui lui jouait des tours?

Pourtant, au cours de la matinée, il dut se rendre à l'évidence : le malaise était bien réel.

Quand il demandait à une infirmière le dossier d'un patient, elle le posait devant lui sans mot dire. Quand il cherchait à obtenir des précisions sur la manière dont tel ou tel avait passé la nuit, on lui énumérait sèchement les faits, sans un mot superflu. Cette froideur ostensible inquiéta Allan, parce qu'elle était un indicateur fidèle de la réception qu'on allait lui faire en haut lieu. Il ne tarda guère à en avoir confirmation. Pas un médecin ne l'accosta dans les couloirs, personne ne vint bavarder avec lui lorsqu'il passa à la cafétéria prendre un café. Ceux à qui il dut parler de ses patients maintenus aux Soins Intensifs ou transférés ailleurs furent courtois, mais distants. Ils lui parlaient comme à un inconnu qui les aurait abordés dans la rue pour leur demander de lui indiquer les toilettes publiques les plus proches.

Pour couronner le tout, lorsqu'il arriva devant le bureau de Dorr, bien déterminé à remettre les pendules à l'heure, sa secrétaire l'avertit sèchement que le médecin-chef était pris toute la journée, mais qu'il priait Allan de se présenter à son bureau à dix-sept heures trente.

Alors qu'il s'éloignait à pas lents, il entendit quelqu'un élever la voix derrière lui.

– Lépreux! Écartez-vous, bonnes gens! Lépreux!

Il se retourna et aperçut David Fedder qui venait à sa rencontre, un grand sourire aux lèvres.

– Merci beaucoup, Fedder... Juste ce qu'il me fallait!

– Hé! Un petit brin d'humour, histoire de détendre l'atmosphère, voilà tout! C'est le Pôle Nord, ce matin, pas vrai?

– Il fait sûrement plus chaud là-bas. Qu'est-ce qu'on murmure?

– Les standards du téléphone arabe vont finir par sauter si ça continue, déclara Fedder. Le bruit court que les fonds destinés à votre service de traumatologie vont être suspendus. Certains prétendent que c'est le projet tout entier qui va être abandonné. D'autres pensent que rien ne changera, sauf que vous serez viré. Les résidents ont peur de ne plus pouvoir trouver de poste ailleurs, à cause de la réputation que vous êtes en train de faire à l'hôpital. Évidemment, tout le monde vous aime et vous admire, en ajoutant toutefois que ce coup-ci, vous avez passé les bornes.

– Pourquoi avez-vous brisé la loi du silence, Fedder?

– Oh... Ça doit venir de mes racines juives. J'ai tendance à me mettre du côté des opprimés.

Allan sourit. Il lui était reconnaissant.

– Bon, trêve de conneries, dit-il en s'efforçant de paraître insouciant. Allons rendre visite à nos clients. Des choses intéressantes la nuit dernière? Personne ne me dit plus rien.

– On a eu une bagarre chez les hommes. Le vieil « appel de la forêt » a encore fait des siennes. Venez voir ça.

Neuf des dix lits de la salle des hommes étaient visibles; leurs occupants sommeillaient ou regardaient la télévision. Le rideau avait été tiré devant le dernier. Fedder, avec un signe de la main, invita Allan à passer derrière avec lui.

Allan fut un instant abasourdi. Le patient étendu sur le lit était une grande femme d'une beauté somptueuse. Son visage était parfait, ses cheveux blonds magnifiques.

– Merde...! lança-t-elle en guise de bienvenue.

– Mais oui, à moi aussi ça me fait plaisir de vous revoir, mademoiselle Janetta, rétorqua Fedder. Comment ça va, ce matin?

– Comment voulez-vous que ça aille, bordel?! Vous me bouclez derrière ce rideau, comme si j'étais un monstre ou je sais pas quoi! Et il faut que je sonne l'infirmière à chaque fois que j'ai envie de pisser!

– Si vous pouviez avoir la bonté de m'expliquer? demanda Allan.

– Eh bien voilà, répondit Fedder. A vrai dire, mademoiselle Janetta n'est pas tout à fait une demoiselle.

– Et comment que je suis une demoiselle! Je...

Fedder leva la main.

– Mademoiselle Janetta – puisque c'est ainsi qu'elle souhaite qu'on l'appelle – est arrivée aux urgences hier soir vers... sept heures...?

Janetta opina du chef, puis croisa les bras et regarda ailleurs, exaspérée à l'idée d'entendre encore une fois raconter toute l'histoire.

– Elle avait une jolie petite entaille à l'intérieur de la cuisse gauche. Il semblerait qu'un client, qui n'était peut-être pas tout à fait aussi beurré qu'elle se l'imaginait, n'ait que moyennement apprécié de découvrir que pour ses cinquante dollars, il avait droit à une paire de roubignolles tout ce qu'il y a d'authentiques au lieu de ce qu'il espérait. Ils ont commencé à se colleter, le type a sorti son couteau, avec l'idée de lui faire passer le goût de la publicité mensongère. Heureusement pour elle, elle a levé la guibolle au bon moment.

– Merde, quoi! Je prends ce qu'il faut comme hormones, j'ai plus un poil en trop, j'ai ces deux-là...

Elle exhiba en les soupesant ses seins aux courbes parfaites.

– ... Alors, évidemment que j' suis une femme.

– Et ce zizi de vingt centimètres, là, c'est quoi?

– Y fait pas vingt centimètres! s'exclama-t-elle, sincèrement offusquée. Encore six bonnes passes et j'aurai de quoi me payer l'opération.

– Bref, poursuivit Fedder à l'intention d'Allan, on l'a recousue et amenée ici. Mais certains types d'ici ne sont plus aussi malades qu'ils en avaient l'air, du coup. Il y en a même deux qui ont tenté de se glisser dans son lit. Un troisième l'a suivie aux toilettes.

– Est-ce que je me suis plainte?

– Vous avez pensé à la mettre chez les femmes? demanda Allan, ignorant la remarque.

– Oui, bien sûr. Mais l'infirmière a failli avoir une attaque quand je lui en ai parlé.

– Et en chambre individuelle?

– La une est prise par un grand brûlé, la deux par un type qui fait des crises de délirium tellement mauvaises qu'il perturbait tout le monde, et la trois par ce vice-président de banque qui a eu un accident de voiture il y a quinze jours.

– Il est encore ici, celui-là?

– Il est trop instable pour être transporté.

Allan écarta les pans de la robe de chambre du travesti et souleva avec précautions le pansement de gaze qui recouvrait la profonde entaille. Du sang en suintait.

– Il va lui falloir un traitement énergique, conclut-il. Antibiotiques pendant quelques jours et physiothérapie. Ça devrait suffire.

Il posa la main sur l'épaule du travesti.

– Vous allez devoir pisser dans un pot de chambre tout le temps que vous resterez ici. Enfin, on pourra peut-être vous faire installer une télé. Ça vous fera passer le temps.

Hormis cet épisode, sa première journée d'ostracisme fut mortelle. Il déjeuna seul. Il tint à assister à un pot organisé en l'honneur d'un médecin allemand qui quittait l'hôpital après y avoir passé une année; mais il s'éclipsa au bout de quelques minutes, tant il lui apparut évident que sa présence jetait un froid. Quand cinq heures et demie arrivèrent enfin, il avait l'impression d'avoir passé un mois au pénitencier. D'un pas lourd, il se dirigea vers le bureau du médecin-chef.

Lorsqu'il fut assis en face de Dorr, celui-ci fit mine de relire avec affectation l'article du journal ouvert devant lui.

– Une bien jolie tirade, fit-il. Je vous écoute.

– Que voulez-vous que je vous dise, Phil? Je me suis fait piéger. Cette histoire de Coit Hill, ça représentait trente secondes dans une interview de vingt minutes. Je n'étais plus sur mes gardes.

– Ce serait peut-être un peu moins facile de vous piéger si vous appreniez à réfléchir un tant soit peu.

Il referma le journal et le rejeta sur son bureau.

– Mon téléphone sonne sans arrêt depuis six heures quinze ce matin, Allan. Inutile de vous préciser qu'aucun de ces appels n'était destiné à me dire que vous méritiez une médaille. Tout le monde est mécontent. Extrêmement mécontent.

Peu à peu, l'abattement d'Allan s'était mué en colère.

– Mais bon Dieu, qu'est-ce qui peut bien les faire chier à ce point-là? Jamais je n'ai dit que *nous* ne faisions pas notre boulot?

– Non, effectivement, vous n'avez pas dit ça. Mais là n'est pas le problème. Premièrement, vous avez critiqué vos confrères. On vous a toujours plus ou moins considéré comme un original, mais tout le monde était disposé à vous laisser tranquille, parce que vous êtes vraiment un bon médecin. Maintenant, tout a changé. Vous avez prouvé que vous êtes non seulement un original, mais aussi un félon. Ils ont peur que vous vous mettiez à les dénoncer dans la presse à tort et à travers.

– Mais c'est ridicule!

– Vraiment? Que ferez-vous la prochaine fois qu'un cardiologue ne répondra pas aussi vite que vous l'exigez à votre appel au chevet d'un traumatisé? Vous irez le raconter à Younger? C'est en tout cas ce que tout le monde craint. Et encore, ceci n'est pas le plus grave. Peut-être êtes-vous jeune, mais en tout cas vous n'êtes pas tombé de la dernière pluie. Une grande partie de vos confrères de l'Université travaillent chez nous parce que leur travail ici leur plaît; mais vous n'êtes pas sans savoir qu'ils sont dépendants de médecins extérieurs qui leur envoient des patients. Si vous attaquez ces gens-là, ce sont du même coup les nôtres que vous sanctionnez.

– Bon Dieu, Phil! Et où croyez-vous qu'ils puissent les envoyer, ces patients?

– A UC-Davis, à Stanford, et pourquoi pas à UCLA... Les gens sont prêts à faire une sacrée trotte s'ils sont persuadés qu'ils trouveront au bout du compte un génie qui les guérira. De toute façon, la colère de vos confrères n'est rien à côté de celle de votre ami Jack White, notre directeur. Vous avez une idée du nombre de patients indigents que nous envoient les autres hôpitaux?

– Quoi, les transferts? Les rebuts?

– Pour vous, ce sont peut-être des rebuts, mais pour nous c'est de l'argent. Nous sommes subventionnés par le comté et l'État pour les secourir. Les hôpitaux privés n'en veulent pas, parce que l'administration ne couvre pas leurs frais à cent pour cent, tant s'en faut. Mais cette subvention représente une part importante de notre budget. A cause de vous, elle est menacée.

– Quoi, vous voulez peut-être dire que notre vénéré chef a peur que Coit Hill ne nous envoie plus ses rebuts? Vous pensez sans doute qu'ils vont les envoyer à Stanford?

– Évidemment non. Mais Anthony trouvera certainement un moyen de les utiliser contre nous. Vous verrez. En tout cas, c'est l'idée de notre « vénéré chef ». Et maintenant, mon jeune ami, venons-en à la petite surprise du jour.

Allan se crispa sur sa chaise, certain qu'il allait apprendre que l'hôpital avait décidé de suspendre sa nomination à la tête du service de traumatologie.

– Anthony m'a appelé il y a une petite heure.

– Qu'est-ce qu'il voulait? Ma tête sur un plateau?

– C'est ce à quoi je m'attendais. Mais pas du tout, il était plus mielleux que nature. Il m'a dit qu'il avait été très touché par les propos que vous avez tenus sur Coit Hill et les autres hôpitaux du comté. Il souhaitait vous proposer de vous exprimer devant le comité de coordination pour les Secours d'Urgence – qu'il préside – afin que vos observations puissent être, selon son expression, « exposées à la tribune adéquate ».

– Eh bien? Pourquoi m'avez-vous fait ce long sermon? Manifestement, Anthony a bien mieux pris mes propos que vous autres.

– Allan, Allan... C'est louche, tout ça. A mon avis, Anthony vous réserve une petite surprise, même si je ne vois pas très bien laquelle.

– Vous pensez que je ferais mieux de ne pas y aller?

– Au contraire! Vous êtes obligé d'y aller. Ça fait partie du piège. Si vous déclinez son invitation, il aura beau jeu de clamer haut et fort que vous avez eu peur de vous exprimer publiquement, et que tout ce que vous vouliez, c'était vous faire un peu de publicité, à vous et à l'Université.

– Et si j'y vais?

– Il vous aura dans le collimateur. Si j'étais vous, je m'y préparerais le mieux possible.

– Comptez sur moi. Je ne vous en avais pas parlé, mais depuis quelque temps je fais des recherches à l'institut médico-légal sur les blessés décédés dans les hôpitaux du comté.

– Avec quelle idée en tête?

– J'analyse les différents cas en vue de déterminer combien d'entre eux auraient pu être sauvés, s'ils avaient reçu le traitement approprié. Je n'ai pas encore assez de cas, et je n'ai pas encore effectué la synthèse statistique des données, mais il n'y a aucune raison pour que mon étude ne soit pas terminée au moment de cette réunion.

– Vous n'oseriez pas!

– Et pourquoi pas, Phil? Si je me contente d'anecdotes, on dira encore que c'est un de mes accès de bile. Peut-être que si on prouve à ces messieurs par A plus B l'inadéquation des soins délivrés dans les services d'urgence, ils cesseront de s'opposer en bloc à l'idée d'un centre de traumatologie digne de ce nom.

– Mais les faits ne les intéressent pas! Tout ce qu'ils demandent, c'est qu'on les laisse tranquillement continuer à profiter du système actuel. Qui plus est, vous ne convaincrez personne avec une étude présentée dans ces conditions. Le seul fait que vous en soyez l'auteur suffira à la discréditer à leurs yeux.

– Donc, vous pensez que je perds mon temps.

– Pas forcément. Continuez cette étude, tirez-en les conclusions qui s'imposent, et proposez-la ensuite à une revue sérieuse. S'ils la publient, vous aurez entre les mains une arme autrement plus efficace pour arriver à vos fins. Je vous le répète, au cas où je n'aurais pas été suffisamment clair : vous ne devez en aucun cas présenter cette étude à la réunion du comité. J'irai même plus loin : n'en faites aucun étalage avant qu'elle n'ait été publiée par une revue digne de foi.

Dorr se leva.

– Arrangez-vous avec Santorre pour qu'il assure votre service pendant quelques jours. Faites le point de vos idées, préparez-vous psychologiquement à votre rencontre avec Anthony...

Il fit une pause. Allan devina qu'il cherchait une petite phrase pour arrondir les angles.

– Petit, vous êtes digne d'appartenir à cet établissement. Soyez prudent lors de cette réunion. Et maintenant, filez. J'ai des patients qui m'attendent.

***

Allan roula longtemps sans but. Tout ce qu'il savait, c'était qu'il ne voulait pas rentrer chez lui. Il finit par monter la route sinueuse qui menait à Twin Peaks. En repérant l'endroit où Julie et Jim avaient fait l'amour, il eut un bref accès de jalousie. Il chassa l'image des amants enlacés en se concentrant sur le panorama qui s'offrait à lui. Les tons pastel dominants de San Francisco adoucissaient la rudesse du relief et réussissaient même à arrondir les formes brutales des tours plantées dans le quartier des affaires. Le vacarme ne parvenait pas jusqu'à lui.

Toujours en proie au tourment, il regagna sa voiture. Une heure plus tard, sans qu'il se rappelât précisément comment il était arrivé là, il gara son auto à Sutro Heights, au bord des falaises qui plongeaient dans le Pacifique à l'ouest de la ville. Il traversa à pas lents Cliff House, un centre qui comportait un restaurant de fruits de mer, quelques boutiques de vêtements et des magasins de souvenirs, puis se dirigea vers l'océan à marée basse. Il remonta la fermeture de son blouson et descendit le sentier qui zigzaguait jusqu'à la plage. Là, il sauta de rocher en rocher et avança le plus loin qu'il put, et s'assit finalement à même le granit. Il était ici chez lui. C'était l'unique endroit où, en communion totale avec l'attraction et la puissance de l'océan, il pouvait méditer ses interrogations les plus profondes dans une paix absolue.

Il avait à présent l'impression qu'il commençait à remonter la pente. Certes, son étude était loin d'être achevée, mais ce qu'il avait déjà découvert, ajouté aux récits faits par divers confrères, contribuait à le conforter dans l'idée que tous les jours, des gens mouraient inutilement dans les services d'urgence. Il ne pouvait pas rester les bras croisés. L'écho des consignes de Dorr fit renaître en lui une sourde colère. Il décida de ne pas les suivre. En s'obstinant, Allan le savait, il prenait le risque d'entrer en conflit ouvert avec celui qui, depuis six ans, le guidait et le conseillait, avec cet homme qu'il aimait et admirait. Il resta encore un long moment à réfléchir sur son promontoire et décida en fin de compte de ne rien divulguer des résultats de son étude lors de la réunion du comité de coordination. En revanche, il ferait le nécessaire pour attirer l'attention de l'opinion s'il constatait que la communauté médicale refusait plus longtemps de se pencher sur le problème. Ces résolutions prises, il se releva, revint jusqu'au rivage, retourna à sa voiture et rentra chez lui.

Sans se donner la peine d'éclairer le salon, il passa directement à la cuisine et ouvrit le réfrigérateur, dont la veilleuse répandit une lueur timide et jaunâtre sur la pièce obscure. Il en explora les étagères en quête de quelque chose à se mettre sous la dent. Rien ne le tentait. Il revint au plafond et appuya sur l'interrupteur. Le haut plafond, la vaste baie vitrée et le plancher en bois massif soigneusement verni le rassuraient toujours, le rendaient heureux d'être chez lui. Ce soir-là, pourtant, la pièce semblait étrangement désolée. Il y marcha de long en large, ramassant ici un journal, là un livre. En dernière extrémité, il consulta la liste des programmes de télévision.

Il éteignit le plafonnier et se rendit à son bureau, installé dans un coin de la pièce; il en alluma la lampe, dont le puissant rayon baigna aussitôt de clarté la surface de la table couverte de papiers. Il pensa à la lumière blanche d'un projecteur de salle d'opération, braquée sur le corps d'un patient étendu sur le billard.

Il farfouilla dans les divers documents, revues qu'il avait récemment reçues, articles découpés dans des numéros plus anciens. Il en feuilleta trois, n'y trouva rien d'intéressant et les balança en direction de la corbeille à papiers. Deux d'entre elles atteignirent leur cible, la troisième tomba à côté avec un bruit mat. Il entreprit de parcourir les articles, les classa en piles selon leur thème, puis tria ses papiers divers. Une bonne partie atterrit dans la corbeille.

Content d'avoir rétabli l'ordre, il sortit d'un tiroir les quatre chemises qui renfermaient les dossiers trouvés à l'institut médico-légal. Depuis le soir où Julie l'avait entraîné à Santa Rosa, il était revenu à trois reprises à la morgue et avait déniché une douzaine de cas supplémentaires. Il passa rapidement le tout en revue, puis les reposa, saisit son blouson, coupa les lumières et s'en fut. Vingt minutes plus tard, sous l'œil morne et fixe des tubes fluorescents, il était plongé dans son travail de tri, dans la salle des archives de l'institut.

Il était perché au sommet de l'échelle coulissante lorsqu'il entendit des pas. Quelqu'un s'était arrêté à la porte. Il y eut une seconde ou deux de silence total, puis la porte s'entrouvrit doucement. Allan suivit des yeux Julie qui se dirigeait vers la grande table. Elle saisit un dossier, le parcourut, le reposa et en prit un second. Étonnée par cet étrange silence, elle jeta un coup d'œil circulaire.

– Allan?...

Il pensa un instant se taire, pour lui faire croire qu'il était déjà reparti.

– Là-haut...
Elle se tourna vers la droite et leva les yeux.
– Salut.
– Salut.
– Ça avance?
– Ça va.
– Allez-vous avoir l'amabilité de descendre? Je n'ai aucune envie d'attraper un torticolis à force de vous parler dans cette position.
Il redescendit et s'approcha de la table. Julie le suivit.
– Je ne vois pas très bien de quoi vous voulez me parler, à vrai dire.
– De tout ça, dit-elle en pointant l'index vers les dossiers. Et de nous.
– En ce qui concerne « tout ça », je peux terminer tout seul. Nous? J'aurais dû vous prendre au pied de la lettre quand vous m'avez dit qu'il ne pourrait rien y avoir entre nous. Quant à ce qui s'est passé, je suis désolé, je n'aurais pas dû...
– Vous n'auriez pas pu le faire si je ne vous y avais pas aidé un tout petit peu. Je sais ce que je vous ai dit à notre première rencontre. Mais c'était un réflexe, voilà tout.
– Et la grande scène du canapé, c'était quoi?
– Ne soyez pas si dégueulasse, Allan! J'essaie de vous expliquer quelque chose. Mes sentiments envers vous ont changé. Énormément. Assez pour que j'aie eu envie de faire l'amour avec vous. J'ai cru que je pourrais... que si je pouvais enfin réussir à oublier Jim, ce serait avec vous...
– Alors, vous avez tenté la petite expérience, et vous en avez conclu que vous ne le pouviez pas.
– Allez au diable! (Ses yeux s'embuèrent.) Pourquoi persistez-vous à croire que vous êtes le seul être doué de sentiments? Ma réaction m'a autant surprise que vous. Elle m'a fait froid dans le dos, à vrai dire...
Elle lui prit la main. Il dut faire un effort pour ne pas la lui retirer. Pour la première fois depuis son entrée, il la regarda droit dans les yeux. Ses lèvres étaient légèrement entrouvertes. Elle avait rougi. Dans ses yeux dansait une prière muette. Il l'exauça en la prenant dans ses bras.
– Julie... dit-il enfin en la repoussant légèrement, afin de pouvoir la regarder. Ne le prenez pas mal... Ce genre de choses, je les vois tous les jours. Deux personnes ont un accident, l'une meurt. Et l'autre se retrouve anéantie à force de se sentir coupable d'avoir survécu. Vous ne vous en sortirez pas tant que vous raisonnerez de cette façon. Ça n'est pas votre faute, si lui est mort et que vous êtes encore en vie.

– Ça n'est pas de ma faute si j'ai survécu...

Elle fondit en larmes.

– ... mais c'est moi qui l'ai tué! C'est moi qui conduisais! Moi qui ai perdu le contrôle. Je l'ai tué!

Allan la serra dans ses bras.

– Non, ce n'est pas vous, Julie. Vous conduisiez, vous avez eu un accident, et il est mort. Mais ça ne veut pas dire que vous êtes coupable. A la rigueur, vous pourriez même lui en vouloir de ne pas avoir mis sa ceinture, ou de ne pas vous avoir avertie que sa voiture était difficile à conduire sur les routes sinueuses, ou que sais-je encore...

Elle se blottit tout contre lui, comme si elle voulait se fuir elle-même. Puis elle se redressa légèrement et passa ses mains autour du cou d'Allan.

– Allan, s'il te plaît... Fais-moi l'amour. S'il te plaît...

Il n'esquissa pas un geste.

– S'il te plaît...

Elle se pencha pour l'embrasser, puis ramassa les dossiers étalés sur la table et les posa sur une chaise. Sans renoncer à leur baiser passionné, ils montèrent sur la table. Ils se caressèrent, se humèrent , s'embrassèrent encore. Ils se déshabillèrent mutuellement et se collèrent l'un contre l'autre. Allan fit descendre sa main le long de son dos, puis entre ses cuisses.

– Allan... lui chuchota-t-elle au creux de l'oreille. Il n'y aura plus de cris... Pas besoin d'avoir peur. Je te le promets...

Elle ouvrit ses jambes et il la pénétra sans peine. Elle s'arc-boutait pour venir à sa rencontre. Songeant uniquement à rester en contact le plus étroit possible, ils allaient et venaient lentement. Le plaisir vint tout doucement, en un long et paisible déferlement.

Allan lui embrassa les paupières, le nez, les lèvres, puis se redressa légèrement pour mieux la contempler. Julie sourit et ouvrit les yeux. Elle le regarda un instant et se mit à rire.

– Si tu attends que je te dise merci, tu peux toujours te brosser!

Il lui effleura le visage de l'index et l'embrassa encore.

– Un soupir de contentement me suffira.

Julie leva la main pour lui pincer le nez, mais il para le coup. Il leva les yeux sur l'horloge murale.

– Il est presque trois heures. On va se prendre un petit déjeuner quelque part, et ensuite on rentre dormir chez moi. Qu'est-ce que tu en dis?

– Pas faim pour l'instant. Si on essayait de trouver quelques dossiers supplémentaires? On irait déjeuner après...

Elle fit une pause.

– Et en plus, comment ça, aller dormir? Tu ne dois pas retourner à l'hôpital?

– Non.

Alarmée, elle se redressa et s'assit.

– Qu'est-ce qui se passe? Ils t'ont fichu à la porte?

Il éclata de rire, puis la mit au courant des événements de la veille.

– Et tu vas accepter l'invitation d'Anthony?

– Je n'ai pas vraiment le choix. Je suis baisé si j'y vais, et si je n'y vais pas, je suis baisé aussi.

Avec un borborygme étouffé, il sauta à bas de la table. Il ramassa son pantalon et l'enfila.

– Ouille! Mes pauvres vieilles guibolles...!

– Tu n'as pas à te plaindre. Tu m'as paru en bonne forme...

Elle se leva à son tour et fit quelques mouvements d'épaules.

– Est-ce que tu vas leur parler de ton étude?

– On m'a interdit de le faire. J'en ai parlé à Dorr, et il m'a fait clairement comprendre que ce serait un suicide. Je lui accorde ça, Julie, mais ce sera tout.

***

Dans les jours qui suivirent, il arriva à l'un ou à l'autre de se retrouver seul dans la salle des archives; mais le plus souvent, ils faisaient équipe. De casier en casier, le nombre de dossiers rassemblés augmenta rapidement. Lorsqu'ils eurent trouvé le centième, ils filèrent au supermarché, achetèrent des provisions de vivres et se barricadèrent dans l'appartement de Julie. La jeune femme se lança dans le traitement statistique des données. Pendant ce temps, Allan relisait et analysait soigneusement chaque cas. Il décortiquait les rapports d'autopsie dans les moindres détails.

– Alors? lui demanda un soir Julie, tandis qu'ils savouraient une bouteille de vin en récompense de leur zèle de la journée.

– Repose-moi la question demain soir. J'ai déjà étudié soixante-trois cas. Je pense que j'aurai terminé.

Sur ce, il déboutonna la chemise du pyjama d'homme qu'elle portait et l'aida à retirer son slip. Il prit la bouteille de vin et en versa le contenu sur son corps, en prenant soin d'en réserver une bonne partie pour ses cuisses et son pubis. Au début, Julie poussa quelques gloussements, qui s'apaisèrent vite quand Allan commença à laper le rouge liquide répandu sur ses seins et son ventre. Son souffle s'accéléra lorsque la langue, après avoir parcouru la première cuisse, fit mine de s'attarder sur son mont de Vénus. Elle fut traversée de frémissements réguliers. Quand Allan se fut faufilé au creux de ses reins, il l'entendit lui demander d'une voix rauque de se retourner. Il s'exécuta lentement, et sentit bientôt le souffle chaud de la jeune femme lui caresser les cuisses. Plaquant ses mains contre la croupe rebondie, il la serra et l'embrassa avec une ardeur qui croissait au même rythme que celle de Julie. Il sentit qu'il était prêt à exploser, et voulut se retirer de la bouche de sa compagne. Mais celle-ci le retint fermement et resserra son étreinte. Ils ondoyaient de plus en plus follement. Un puissant frisson la parcourut tout entière, puis un second et un troisième. Ses convulsions successives conduisirent bientôt Allan au-delà des limites de l'endurance. Au moment où elle fut submergée par une quatrième vague de plaisir, il se laissa aller.

***

Épuisés par l'intensité de leur labeur et leurs fréquents entractes érotiques, ils s'étaient assis côte à côte devant le micro-ordinateur. Julie était affalée sur une chaise, les bras croisés sur la poitrine. La satisfaction se lisait dans tous ses traits. Allan était penché en avant, coudes sur les genoux, menton reposant sur ses poings fermés.

– Et voilà, docteur Kirk, vous y êtes. Quarante-sept des cent patients pris en compte auraient pu être sauvés. Sur ces quarante-sept, trente-six sont morts faute d'avoir été opérés à temps. Le délai moyen d'admission en salle d'opération est de deux heures et demie. Vingt pour cent des morts évitables sont dues à des fautes de diagnostic. Et maintenant, un truc encore plus parlant, dit-elle en faisant venir un nouveau tableau de chiffres à l'écran. Cinquante-huit pour cent des patients décédés faute d'opération sont morts entre vingt-trois heures et quatre heures du matin, trente pour cent pendant le week-end, et seulement douze pour cent au cours des heures de travail régulières. Enfin, écoute un peu ça : soixante pour cent de ces décès sont intervenus dans des grands établissements, des hôpitaux réputés que tout le monde estime.

Allan se leva et s'étira.

– Il faut que ces données servent à quelque chose, Julie. Il le faut.

***

Allan était écœuré de devoir se rendre à l'invitation d'Anthony, et le tableau qui s'offrit à lui lorsqu'il pénétra dans la salle de conférences où le comité de coordination siégeait ne fit rien pour calmer ses états d'âme. Assis à une longue table disposée sur une estrade trônaient la plupart des autorités médicales de San Francisco. A l'extrémité droite, il y avait un docteur qui présidait un groupement de médecins spécialisés dans les urgences. Ses membres étaient sous contrat dans une douzaine d'établissements de la région. C'était un homme extrêmement sagace, au fait de tout ce qui concernait la traumatologie. Par ailleurs, il faisait des pieds et des mains pour que la situation n'évolue pas d'un pouce : cette situation rapportait en effet des millions de dollars par an à son groupement. Il en redistribuait un coquet pourcentage sur les budgets électoraux de trois membres du conseil général du comté. Jamais aucune mesure n'était prise contre son gré dans le domaine des urgences.

A sa gauche se tenait le commandant de la caserne des pompiers du comté, à qui était attribuée la supervision de l'organisation du système d'ambulances et de transport des blessés; puis c'était le représentant du Conseil des hôpitaux de Californie du Nord, un technocrate qui s'était vu charger quelques mois plus tôt de contrôler les soins d'urgence délivrés par les établissements privés. Son voisin direct était Anthony, qui comme à l'accoutumée semblait tout droit sorti d'une revue mondaine. Il semblait prendre un plaisir certain à manipuler son marteau de président. Il avait à ses côtés un neurochirurgien à la vanité incommensurable, y compris vis-à-vis de ses confrères. Avant de prendre la tête du département de neurochirurgie d'un des plus grands hôpitaux de la région, il avait un temps exercé en tant que professeur auxiliaire à l'Université; au bout d'un an, sa nomination avait été annulée, parce qu'il refusait même au plus chevronné des internes le droit d'opérer un cerveau. « Les cerveaux, c'est moi! » avait-il coutume de dire.

– Bon sang, souffla Allan à Julie, qui s'était décidée à la dernière minute à l'accompagner. Ils ont l'air tout prêts à me pendre!

– Reste calme, Allan, et tout ira bien.

Elle pressa la main droite d'Allan au moment où ils s'assirent.

A dix-neuf heures précises, Anthony abattit son marteau sur la table et déclara la séance ouverte.

– Docteur Kirk...?

Il lança un coup d'œil circulaire, ne sachant trop à qui il s'adressait dans l'assistance clairsemée. Allan se leva.

Anthony lui décocha aussitôt un sourire étincelant.

– Je vous remercie infiniment de vous être déplacé, docteur. Nous apprécions à sa juste valeur votre présence parmi nous. Je précise que nous allons suspendre l'examen des questions de routine inscrites à l'ordre du jour, afin d'en venir directement au sujet qui nous intéresse tous au premier chef, à savoir vos très intéressantes réflexions sur l'organisation actuelle des secours d'urgence dans notre comté.

A nouveau, il sourit. Les autres épiaient tous Allan comme s'ils s'efforçaient de saisir la nature d'une créature nauséabonde qui aurait fait intrusion dans leurs plates-bandes.

– En guise d'introduction, permettez-moi de rappeler la teneur de vos déclarations publiques.

D'une voix claire et incisive, articulant chaque syllabe avec précision, Anthony lut l'intégralité de l'article de Younger, puis reposa ostensiblement le journal.

Allan, qui gardait en mémoire les avertissements de Dorr, s'efforça de se montrer modéré.

– Laissez-moi vous assurer, monsieur Anthony, que cet article m'a navré autant que vous. Mes propos ont été cités hors de leur contexte, et...

– Docteur Kirk, tout propos, et particulièrement lorsqu'il est imprimé noir sur blanc, paraît tiré de son contexte, coupa le président du groupement des médecins. Le fait est que vos déclarations ont provoqué l'émoi de nombreux citoyens de la ville. Désormais, quelqu'un qui s'entaille le petit doigt a peur de se faire soigner à l'hôpital. Vous avez mis en doute la compétence d'une multitude de gens qui travaillent dur.

– J'en suis conscient, docteur, répondit Allan d'une voix mal assurée. Mais ce que j'essayais de dire...

– Ce que vous avez dit, c'est que les hôpitaux laissent les blessés se vider de leur sang dans les salles d'urgences, intervint le représentant du Conseil des Hôpitaux.

– Messieurs, dit Anthony en tournant la tête de part et d'autre, le Dr Kirk n'est pas ici en position d'accusé. Il a des observations à formuler quant à la délivrance des soins d'urgence. Nous l'avons invité pour qu'il les expose devant nous.

Il se tourna à nouveau vers Allan et le gratifia d'un généreux sourire.

– Docteur Kirk, nous sommes convaincus que vous n'avez pas porté ces accusations à la légère. Je crois que nous ferions mieux de commencer par là : disposez-vous de données qui prouveraient que certaines morts pourraient être évitées?

– Non... Je n'ai pas de preuve formelle. Mais il existe un certain nombre de rapports qui font état de...

– J'exerce dans ce comté depuis vingt ans, intervint le neurochirurgien, et durant toute cette période, j'ai travaillé sur des appels d'urgence. Pas une seule fois je n'ai pu constater un décès que je puisse qualifier d'obviable. Pas une fois!

Sans le voir, Allan sentait que le regard de Julie le suppliait de rester maître de lui.

– Il y a des études établies aux quatre coins du pays qui indiquent au contraire une forte proportion de décès « obviables ». Il n'y a aucune raison pour que San Francisco échappe à la règle.

– Au contraire, docteur Kirk, objecta le commandant des pompiers de ce ton paternel qu'il employait régulièrement, lorsqu'il passait à la télévision, pour expliquer aux masses pourquoi il ne pouvait engager plus de femmes, ou en quoi il comprenait ses hommes lorsqu'ils revendiquaient des combinaisons spéciales pour lutter contre les incendies dans les immeubles où des cas de SIDA avaient été signalés. Au contraire, San Francisco est différent, tout simplement parce que c'est une petite ville. Aucun accident n'a jamais lieu à plus de dix minutes d'un hôpital.

– Le temps de transport est tout à fait secondaire, répondit Allan sans hausser le ton.

– Dans ce cas, où est l'essentiel, docteur Kirk?

– L'essentiel, c'est ce qui se passe après l'admission du patient. C'est là que se situent les principales carences.

Le représentant du Conseil des Hôpitaux se pencha en avant.

– Admettons que vous ayez raison, docteur Kirk. Quelle solution proposeriez-vous pour améliorer la situation?

– Ma conviction est que l'on devrait désigner un établissement pour assumer la fonction de centre de traumatologie. Il s'engagerait à avoir vingt-quatre heures sur vingt-quatre un chirurgien généraliste prêt à intervenir, ainsi que des anesthésistes, des neurochirurgiens, des équipes de bloc opératoire et une banque du sang approvisionnée en permanence. Tous les traumatisés graves seraient dirigés sur cet hôpital.

– Et bien sûr, cet hôpital serait l'Université, rétorqua le neurochirurgien. Comme c'est simple!

Allan s'apprêtait à répliquer sur le même ton, mais il se retint à temps.

– Je suis persuadé que notre préoccupation commune est de prodiguer les meilleurs soins possibles à nos patients, reprit-il lentement. Tous, nous souhaitons un système tel que si l'un de nous ou un membre de notre famille venait à subir un accident, tout soit fait, dans la mesure du possible, pour le sauver. Que ce centre soit ou non l'Université n'a strictement rien à voir avec la question.

– Laissez-moi vous demander ceci, fit le neurochirurgien. Quelqu'un est renversé devant la porte de mon hôpital. Dans ce cas, vous soutenez que les ambulanciers devront lui faire traverser la moitié de la ville pour le conduire au centre de traumatologie – si bien sûr ce n'est pas mon hôpital qui a été désigné ?

Allan hocha la tête.

– Dans ce cas, à votre avis, combien de personnes mourraient pendant le trajet? Comment pouvez-vous justifier une telle aberration?

– Je vous ai dit tout à l'heure que le temps de transport n'est pas réellement un problème. Étude après étude, les résultats prouvent qu'une perte de quelques minutes pour le transport est largement compensée par une admission rapide en salle d'opération, disons dix minutes après l'arrivée.

– Quoi qu'il en soit, je ne peux me défaire de l'idée que votre démarche est intéressée, intervint le président du groupement des médecins. Nous savons que l'Université se débat dans de sérieux problèmes financiers. D'autre part, ils viennent de lancer ce projet de service de traumatologie, dont vous serez le patron, si je ne m'abuse... Mon sentiment, c'est que vous cherchez à faire le plus de bruit possible pour attirer les patients chez vous et rentabiliser votre nouveau service.

– Si c'est ce que vous pensez, je ne vois pas très bien pourquoi vous m'avez invité aujourd'hui. Il semble que votre opinion soit déjà bien établie.

– Allons, docteur, ne soyez pas si susceptible, dit Anthony. Il est exact qu'aucun d'entre nous n'est excessivement favorable à la création d'un centre de traumatologie, mais cela ne signifie nullement que nous refusions de prendre vos observations en compte.

– Ce qui veut dire?...

– Que notre comité va recommander à tous les établissements d'améliorer l'organisation de leurs services d'urgence. Nous suggérons que tout chirurgien qui refuse de répondre à deux appels d'urgence successifs soit radié de la liste de garde. Nous définirons également des critères selon lesquels des patients très grièvement atteints seront transférés à l'Université après avoir été stabilisés dans l'hôpital de départ. En outre, j'ai le plaisir de vous annoncer qu'aujourd'hui même, le conseil d'administration de Coit Hill a décidé d'autoriser les autres établissements à utiliser son hélicoptère si le besoin se présente pour eux de transférer un patient dans un état délicat jusqu'à Coit Hill.

Il fit une pause pour boire une gorgée d'eau.

– J'ai également été autorisé, docteur Kirk, à vous proposer de devenir membre de notre comité, afin de nous aider à mener à bien toutes ces réformes.

Allan se sentait gagné par la nausée. Il répondit d'une voix faible, non parce qu'il souhaitait rester poli, mais parce qu'il savait qu'il avait perdu la bataille.

– Je fais confiance au comité pour faire ces recommandations, dit-il. Mais étant donné qu'il ne dispose d'aucun pouvoir de décision, il me semble qu'il n'a aucun moyen de veiller à leur application.

Il s'arrêta une seconde pour choisir ses mots.

– Par ailleurs, je trouve parfaitement choquante la proposition selon laquelle des patients seraient d'abord stabilisés dans un hôpital, puis transférés à l'Université dans certains cas dits « complexes ». Dans les faits, ceci représenterait la perpétuation du système actuel : les patients non assurés seraient expédiés chez nous tambour battant, et les autres ne s'en tireraient pas à meilleur compte. Ils subiraient chez vous toute une série de tests de diagnostic fort coûteux, et ensuite, si leurs problèmes s'accumulaient, eux aussi seraient envoyés chez nous. Tout ce qu'ils y gagneraient, par conséquent, c'est une perte de temps supplémentaire. Tout ça, c'est une combine destinée à vous protéger en vous donnant l'air de prendre des mesures sérieuses.

– Docteur Kirk? s'enquit Anthony. Est-ce vraiment là votre position?

– Monsieur Anthony, étant donné la voie que le comité semble s'être tracée, je ne vois pas grand-chose à ajouter. Je pourrais peut-être vous suggérer une dernière chose : nommez une commission d'enquête indépendante chargée de veiller à la bonne application de vos propositions dans les divers hôpitaux du comté.

– Voyons, docteur Kirk, intervint le neurochirurgien. Vous proposez là un dispositif bien encombrant, par-dessus le marché composé de profanes, puisque vous souhaitez qu'ils n'aient rien à voir avec nos hôpitaux. Nous venons de vous soumettre un programme issu du simple bon sens, et vous n'avez aucune raison de douter de la bonne foi de ceux à qui il sera demandé de l'appliquer. Cette commission d'enquête est tout à fait superflue. Nous sommes entre adultes!

– Je suis désolé, mais dans ce cas, il est exclu que j'accepte de devenir membre de votre comité.

– Si nous vous l'avons proposé, docteur, c'est par courtoisie, et certainement pas parce que vous le méritez, déclara le président du groupement de médecins. Nous n'avons jamais pensé que le comité serait sanctifié par votre présence en son sein!

– Nous pouvons même être plus clairs, Kirk, ajouta le neurochirurgien. Vous vous aventurez sur un terrain glissant. Vous avez tout l'avenir devant vous. Il serait dommage de le compromettre dès maintenant.

– Qu'est-ce que ça veut dire, ça?

– Vous avez devant vous cent vingt-cinq années d'expérience des secours d'urgence. Voilà ce que représente notre comité. Le conseil général nous a mandatés pour veiller à ce que les besoins des habitants de ce comté en matière de soins d'urgence soient satisfaits. Ce qui veut dire que nous ne laisserons personne saper arbitrairement la confiance que nos administrés ont dans les excellents établissements hospitaliers mis à leur disposition, pas plus que nous ne laisserons ainsi attaquer les centaines d'hommes et de femmes éminemment méritants qui y travaillent.

– En gros, vous êtes en train de me dire que je ferais bien de la fermer, c'est ça?

Julie lui pressa la main.

– Prenez-le comme vous voulez. Tout ce que nous disons, c'est que nous ne laisserons personne saper les bases de notre autorité.

– Vous avez dit qu'il valait mieux être clairs, alors allons-y. Je ne cherche pas à vous couler, ni vous ni mes confrères. Vous faites des prodiges en matière d'ablations de la vésicule, de pontages coronariens, d'hystérectomies et tout le reste. Mais la traumatologie est un type de médecine bien particulier, et de nombreux médecins de garde aux urgences ont du mal à apprécier ce qu'il faut faire pour sauver un blessé qui pourrait sembler condamné. Si vous persistez à prétendre qu'il n'y a rien d'anormal à cela, qu'un type qui a eu un accident de voiture requiert le même type de soins que celui qui s'est passé la tondeuse à gazon sur le pied, on pourra dire que vous exercez joliment votre mandat, vraiment! Ça reviendra à protéger les intérêts financiers de vos amis et à fermer délibérément les yeux sur un véritable carnage!

Il se leva, tourna les talons et sortit vivement de la salle, suivi de près par Julie qui courait presque pour le suivre.

Une troisième personne ne tarda guère à les imiter : Sam Younger s'en fut, en quête de la cabine téléphonique la plus proche.

– Ici Younger, dit-il lorsque le rédacteur en chef adjoint eut décroché. J'ai un joli truc pour toi.

Il attendit que l'autre ait mis la main sur un papier et un crayon, puis commença à dicter :

– Le comité de coordination pour les Secours d'Urgence

préfère protéger les intérêts financiers de la communauté médicale plutôt que d'instaurer un système efficace de traitement des blessés graves, accuse hier soir le Dr Allan Kirk, chef du service de traumatologie de l'Université de San Francisco...

8

Vêtu d'un court peignoir en éponge, Harrison Cummings, debout au milieu du salon, relisait le compte rendu, signé par Sam Younger, de la réunion du comité de coordination. Anthony l'avait appelé trois quarts d'heure plus tôt, et l'avocat l'avait convié à prendre le petit déjeuner chez lui. Il était assis dans un fauteuil de cuir et contemplait rêveusement le décor. C'était la première fois qu'il venait, mais Cummings lui avait maintes fois vanté les mérites de sa demeure, selon lui un des plus beaux exemples de « résurgence du style néo-colonial espagnol ».

La baie vitrée en arc brisé qui s'ouvrait sur toute la hauteur de la pièce offrait une vue imprenable sur l'océan. Anthony se tourna sur son fauteuil pour examiner l'intérieur de la vaste salle. L'un des murs était envahi par une énorme cheminée de près de deux mètres de haut, surmontée d'un linteau de chêne massif. Le plafond voûté était digne d'une cathédrale. Des arcs d'ogive en bois couraient le long de l'arête des voûtes et s'en allaient rejoindre, à angle droit, les volumineux madriers horizontaux qui marquaient la limite basse du plafond. Un ouvrage de fer forgé assurait la jonction des madriers aux quatre coins de la pièce. Les meubles les plus remarquables étaient une longue table de bois de rose dont le plateau était incrusté de carreaux danois, un sofa blanc cassé, deux fauteuils rustiques et le grand piano dont Mme Cummings mère avait toujours en vain espéré que son fils jouerait comme un dieu. Sur la gauche d'Anthony, une grande arcade ouvrait sur la salle à manger, dont les murs étaient tapissés de cuir repoussé; elle était apprêtée pour douze personnes. Sur sa droite, un couloir voûté plus discret repartait vers le vestibule et l'escalier tournoyant qui montait à l'étage.

« Ces putains de pédés sont toujours pleins aux as », se dit Anthony.

Un majordome apparut et annonça le petit déjeuner. Ils passèrent dans la salle à manger et s'attablèrent devant des œufs bénédicte, du bacon, des saucisses, des beignets chauds, du jus d'orange pressée, un pot de café fumant et un assortiment de confitures et gelées.

– Et maintenant, mon cher conseiller...? demanda Anthony après avoir goûté ses œufs.

– Tout est possible, Al. La question est de déterminer précisément les objectifs que vous poursuivez. Où voulez-vous en venir, vous et votre comité de coordination?

– Oubliez le comité. Ce qui compte, c'est ce que moi, je veux. Je veux que Kirk et l'Université me lâchent la grappe. Je vais vous dire une bonne chose, Harry...

– J'apprécierais beaucoup que vous cessiez de m'appeler Harry.

– Excusez-moi, Harrison. Kirk, qu'il l'ait voulu ou non, a déclenché un certain mécanisme. Laissez-moi vous dire ce qui va se passer si on reste plantés là, comme un troupeau de vaches à regarder passer le train. Younger continuera à pondre ses articles parce que ce petit vicieux raffole des histoires bien juteuses où le sang dégouline de partout. Ensuite, le *Mirror* reprendra l'affaire à son compte en exhumant des cadavres d'accidentés ou quelque chose dans ce goût-là, pour sortir des titres du genre : « Questions d'outretombe sur les secours médicaux à San Francisco »! Par la suite, ces imbéciles de la télé décideront qu'il faut qu'ils s'y collent aussi : rien de tel que du vrai sang et des vraies sirènes pour faire grimper les taux d'écoute. Et je vous parie un mois d'approvisionnement en coke pure qu'en un rien de temps, Kirk et ses amis mandarins, plus la moitié des recteurs de faculté et un quelconque sénateur auront réussi à faire pression sur les nabots du conseil général pour qu'il désignent fissa l'Université comme centre de traumatologie!

Cummings, dont le regard s'était allumé au mot de « coke », était appuyé sur le dossier de sa chaise, ravi de la tirade du directeur.

– Ça n'est pas drôle, Harrison! s'emporta Anthony.

– Vous avez raison. Excusez-moi. Qu'est-ce qui vous fait croire que les conseillers ne vont pas ratifier votre nouveau projet d'amélioration de l'organisation des urgences?

– Devant le rouleau compresseur qui pourrait bien se mettre en route, ces petites mesures feront long feu. Kirk s'est déjà plaint de l'absence d'instance de contrôle, et il a fondamentalement raison. Il y aurait des réunions, tout le monde s'engagerait solennellement à appliquer ces mesures. Ils le feraient effectivement pendant un mois, et petit à petit on en reviendrait à la situation actuelle. Avec toute la merde remuée par Kirk et Younger, on y va tout droit, à ce centre de traumatologie. La question est maintenant : à qui la désignation?

– Et bien sûr, vous souhaitez vous assurer qu'elle ne revienne pas à l'Université...?

– Je veux cette désignation, Harrison.

– Et vous voulez vous débarrasser de Kirk.

– Précisément. Mais je compte d'abord m'attaquer à l'Université. Financièrement, ils sont sur la corde raide. Si on peut les coincer par là, ils n'auront plus assez de pognon pour se permettre d'agrandir leur service de traumatologie. Une fois qu'on aura obtenu ça, se débarrasser de Kirk deviendra un jeu d'enfant. Je ne vois aucun autre hôpital qui pourrait nous disputer la désignation. Objectivement, nous sommes plus compétitifs.

Cummings prit une gorgée de café et entreprit d'étaler une généreuse couche de confiture de fraises sur son toast.

– Je suppose qu'il serait possible d'y arriver en ayant une petite conversation avec les autres directeurs d'hôpitaux; vous pourriez leur suggérer de cesser tout transfert de patients à l'Université jusqu'à ce qu'elle retire sa candidature à la désignation. Dans ce cas, il serait bien sûr tout à fait superflu d'informer vos collègues que c'est Coit Hill qui sera en dernière instance le bénéficiaire du boycott.

– L'idée est excellente, sauf sur un point : ces patients qui sont transférés à l'Université, comme les cancers rares, les prématurés de cinq cents grammes et autres, nous les leur envoyons parce que nous ne sommes pas équipés pour les traiter. Nous y sommes absolument obligés, que ça nous plaise ou non. Je vois mal Providence, Saint Helena ou les autres se mettre à garder chez eux ce type de cas dans le seul but de faire pression sur l'Université. Personne n'est prêt à se faire une réputation d'incompétence simplement pour mettre des bâtons dans les roues à Kirk.

Ils se turent quand le majordome entra pour desservir.

– Qu'à cela ne tienne, reprit Cummings quand il eut quitté la salle, ils peuvent toujours transférer ces patients aux autres établissements universitaires de la région. Mais je vois une autre solution... L'Université a bien passé un contrat de trois millions de dollars avec le comté pour porter assistance aux indigents non couverts par une assurance médicale, n'est-ce pas?

– Ouais...

– Vous avez une idée de la date d'expiration de ce contrat?

– Septembre, je crois. J'ai entendu dire qu'ils négociaient déjà son renouvellement. Il paraît qu'ils veulent une augmentation de dix pour cent de la subvention, et que le comté se fait sérieusement tirer l'oreille.

– Nous y voilà ! Proposez au comté d'assumer les clauses de ce contrat pour dix pour cent de moins, mettons deux millions sept ou – au diable l'avarice ! – deux millions et demi.

Le visage d'Anthony s'éclaira.

– Vous savez, Harry... je veux dire, Harrison, que par moments vous méritez vraiment les sommes folles que je vous verse ? Bon sang de bonsoir ! En plus, quatre-vingt-dix pour cent de ces loqueteux viennent pour des affaires de routine, comme un nez qui coule, des fractures mineures, ce genre de foutaises ! Si ça se trouve, il y a même moyen de gagner de l'argent ! J'ai un dossier rempli de demandes de médecins indiens, pakistanais et vietnamiens qui vendraient père et mère pour venir exercer chez nous. On pourrait les engager à moitié prix et les laisser s'occuper des indigents ! Et en plus, je parie que ce serait bon pour notre image ! Bon Dieu, ça y est, on tient le truc !

Cummings, insensible au subit enthousiasme d'Anthony, regardait dans le vague, songeur.

– Vous savez, lâcha-t-il finalement, peut-être qu'on ne devrait pas d'abord s'en prendre à l'Université, puis à Kirk. Peut-être qu'il serait préférable de tenter un tir groupé.

– Pourquoi ça ?

– Parce qu'à mon avis, attaquer l'Université seule pourrait se révéler désastreux. Ils seraient capables de serrer les poings et de contre-attaquer. N'oubliez pas qu'à ce qu'on dit, nous leur avons soufflé la moitié de leur clientèle en cardiologie quand nous avons engagé Harper. S'ils se sentent menacés de perdre un nouveau service à votre profit, ils risquent de se mobiliser contre nous. Que ça vous plaise ou non, un sacré paquet de médecins de cet État ont été formés à l'Université, et certains sont très influents politiquement. Ils pourraient bien partir en campagne pour elle si elle était vraiment menacée.

– Que feriez-vous ?

– Faites ce que nous avons dit, mais attaquez Kirk en même temps. Faites-en le principal responsable de ce qui arrive. Débrouillez-vous pour qu'il leur soit difficile et coûteux de se défendre et de protéger Kirk en même temps. Forcez-les dans un premier temps à combattre sur deux fronts à la fois, pour les amener à comprendre que leur seul moyen de sauver les meubles, c'est de sacrifier Kirk. Ils ne le feraient pas tout de suite, mais à la longue, c'est possible. En le lâchant, ils saborderont implicitement leur service de traumatologie. Alors, vous pourrez légitimement prétendre à la désignation et laisser tomber cette histoire de contrat avec le comté pour le refiler à l'Université. Tout le monde sera content.

– Laissez-moi réfléchir... Par où commence-t-on avec Kirk? L'action judiciaire?

– Exactement. J'ai soumis le dossier complet de ce patient qui a reçu du sang artificiel à deux chirurgiens que je connais. Ils ont également examiné le rapport d'autopsie et interrogé Cluny.

– Et?

– Il me semble, et à eux aussi, que le dossier comporte certaines failles juridiques. Les deux toubibs estiment que les blessures du gamin auraient théoriquement pu être traitées. Ils m'ont expliqué qu'il était dans un sale état, mais que sa tension artérielle était redevenue normale quelques minutes avant la mort. Et c'est à peu près à ce moment que Kirk lui a transfusé son produit. Le rapport montre également que peu après, il a été victime d'un arrêt cardiaque. Les deux chirurgiens envisagent de l'expliquer par une réaction antigène-anticorps au sang artificiel. Ils sont d'accord pour assumer le rôle d'experts au cas où un procès s'avérerait nécessaire.

– D'accord, mais si ça ne marche pas? Il y a un peu trop de conditionnels dans tout ça, je trouve. Il ne s'agirait pas que Kirk gagne et sorte du tribunal avec une auréole!

– Mais Kirk est vulnérable sur une douzaine de points, nom d'une pipe! Et même si son sang artificiel n'est pas directement responsable de la mort du patient, même s'il ne l'a pas empêché d'attendre l'arrivée du chirurgien, il n'y a aucune preuve que Kirk ait discuté avec la famille de l'utilisation de son produit. Il a employé sur ce garçon une substance non encore autorisée, sans même demander leur accord préalable aux parents! Il est complètement vulnérable à une plainte pour faute professionnelle. Et – soit dit en passant – il n'est pas le seul. Nous... c'est-à-dire, ses parents sont parfaitement fondés à poursuivre également l'Université, même si le gosse n'est pas mort là-bas. Après tout, c'est bien elle qui détient la responsabilité ultime de ce programme de recherche.

– D'accord, vous m'avez convaincu. Et pour la famille? Nous ne pouvons pas porter plainte nous-mêmes.

– En tant que conseiller juridique de Coit Hill, après avoir entendu les conclusions des experts, j'ai estimé de mon devoir d'approfondir l'enquête. J'ai donc reçu les parents.

– Vous êtes cinglé?!

– Je suis resté très prudent. Al. Je sais comment m'y prendre dans ce genre d'affaires. J'ai envoyé un de mes collaborateurs chez eux. Il leur a expliqué qu'on avait ouvert une information au sujet du séjour de leur fils à Coit Hill. Au fil des questions, il a semé le doute dans leurs esprits. En passant, il avait mentionné mon nom. Et évidemment, ils n'ont pas été longs à venir me voir. Si tout avait été tenté pour sauver leur fils, voilà ce qu'ils voulaient savoir. Avec une foule de précautions, cela va sans dire, je leur ai fait comprendre à mots couverts qu'on en avait peut-être même fait un peu trop. Ensuite, je leur ai demandé s'ils avaient signé une quelconque décharge autorisant l'usage d'un produit expérimental. Ils y ont mis le temps, mais ils ont fini par piger.

Il s'interrompit en remarquant l'air agité d'Anthony.

– Qu'est-ce qui vous arrive, Al?

– Bon sang, Harrison! Qu'est-ce qui vous a pris de charger à découvert? Tout ce que je voulais, c'était que vous tâtiez le terrain, pour voir si nous avions quelque chose contre Kirk ou non. Merde, il ne vous est pas venu à l'esprit que s'ils avaient envie de porter plainte, ils pouvaient aussi bien le faire contre Coit Hill?

– Cette remarque est à la limite de l'insulte, Al. Bien sûr que j'y ai songé! Vous me prenez pour un niais? Mais je leur ai longuement expliqué. Qui était ce Kirk, quels étaient ses liens avec l'Université. Peu à peu, ils ont compris qu'ils gagneraient peu à nous attaquer, nous. Que s'ils arrivaient à nous arracher quelques centaines de milliers de dollars en dommages et intérêts, c'était peu de chose par rapport à ce qu'ils pouvaient espérer en se mettant dans notre camp. J'ai surtout mis en avant que tout règlement à nos dépens serait forcément amputé d'un tiers ou d'un quart par les honoraires de leurs avocats.

Anthony avait bondi de sa chaise.

– Et ils ont accepté? Ils cracheraient sur deux cent mille dollars, honoraires ou pas?!

– Asseyez-vous, je vous en prie, et laissez-moi terminer. Je leur ai déclaré qu'au cas où ils renonceraient à poursuivre Coit Hill, l'hôpital mettrait à leur disposition son propre avocat – moi – pour assurer les poursuites contre Kirk et l'Université. Gratuitement.

– De votre part, cette générosité m'étonne.

– Pas tant que ça. Eux ne paieront rien, c'est un fait, mais Coit Hill s'en chargera. Je puis d'ores et déjà vous prédire une note de cent cinquante mille dollars.

– Je me disais bien que si quelqu'un devait faire son beurre dans cette affaire, ça ne pouvait être que vous!

– Je serais en droit de vous facturer mes prestations deux fois plus cher.

Cummings consulta sa montre.

– Il faut que j'aille au bureau. Si vous voulez poursuivre la discussion, accompagnez-moi en haut : je vais m'habiller.

Anthony gravit à la suite de l'avocat les marches du grand escalier et pénétra dans sa chambre derrière lui. Là encore, une immense baie vitrée donnait sur le Pacifique. Le sol était recouvert d'un épais tapis saumoné. A part un grand lit entouré de deux tables de nuit couvertes de livres, il n'y avait aucun meuble. Dans un angle, un jacuzzi de marbre était encastré dans un coffre de bois de cèdre. Au-delà, Anthony aperçut une salle de bains tapissée de rose. Tous les vêtements de Cummings étaient rangés dans une penderie qui faisait à peu près la taille du bureau du directeur. Sur une tringle interminable étaient suspendus les pantalons. Une autre de même longueur supportait les vêtements de sport et les costumes. Il y avait des étagères et des étagères de chemises et de pulls.

Cummings ôta sa robe de chambre et entra dans la penderie. Anthony chercha des yeux un endroit ou s'asseoir. Il opta pour le rebord de cèdre du jacuzzi. Cummings, en pantalon et chemise, ressortit de la penderie.

– Alors? Que dites-vous de mon petit projet?

– Dans l'ensemble, il est très bon. Mais je ne suis pas certain qu'il soit d'une portée suffisante.

– Comment ça...?

– Je pense que cette plainte ébranlera Kirk, ça d'accord. Mais à mon avis, ça ne suffira pas à le mettre hors d'état de nuire. Je sais comment ça se passe dans ces cas-là. Vous recevez un avis du tribunal annonçant que vous aurez à répondre d'une plainte déposée contre vous. Dans un premier temps, vous avez l'impression que c'est la fin du monde. Mais très vite, toute l'affaire est prise en main par un avocat. Tous les galimatias de procédure démarrent, et la plainte devient le problème de votre avocat. Elle n'a bientôt plus rien de menaçant et se transforme en un petit tracas supplémentaire.

– Alors, vous renoncez à attaquer?

– Je n'ai pas dit ça. Je pense qu'il va falloir trouver quelque chose en plus si nous voulons vraiment coincer Kirk.

Cummings réintégra la penderie pour réapparaître bientôt, occupé à nouer une cravate.

– Que proposez-vous?

– Deux choses. D'abord, d'informer l'Institut National de la Santé de la petite expérience à laquelle Kirk s'est livré sur un de nos patients, pour faire en sorte qu'ils lui coupent les vivres en ce qui concerne ses recherches. Ça n'est pas la fin du sang artificiel, puisqu'une équipe de Chicago travaille sur les mêmes bases que lui. Il y a même des laboratoires privés qui essaient de reconstituer les composants du sang en utilisant des techniques de combinaison de l'ADN. On ne pourra donc pas nous accuser d'entraver les progrès de la science. Par ailleurs, je crois que nous devrions saisir le Bureau de Contrôle Médical, afin qu'il lui retire sa licence.

Cummings, cloué au milieu de la pièce, dévisagea Anthony avec une surprise parfaitement maîtrisée.

– Vous ne croyez pas que vous y allez un peu fort? Après tout, vous n'êtes pas obligés de détruire le bonhomme. Il vous suffit de l'écarter de votre chemin.

Anthony se leva.

– Avec ce genre de personnage, on est obligé d'y aller carrément, Cummings. Sinon, ces gens-là reviennent à la charge.

***

Allan gara sa voiture, en verrouilla les portières et se dirigea vers l'entrée des urgences, comme tous les jours. Mais au milieu du parking, il s'immobilisa. Au cours d'une conversation téléphonique, Fedder lui avait appris que quelqu'un avait placardé le dernier article de Younger, dont le titre annonçait « Mandatés pour Tuer », sur le panneau d'informations de la cafétéria. Si Allan avait été reçu pour le moins fraîchement après la parution du premier article, cette fois, l'accueil risquait d'être ouvertement hostile. Il baissa la tête et ferma les yeux pour essayer de déterminer le trajet qui lui permettrait de gagner le chevet du jogger le plus discrètement possible. Il finit par bifurquer en direction de l'entrée principale de l'hôpital. Dans le vaste hall, il risquait peu de croiser des médecins ou des infirmières qui le connaissaient. De là, quelques marches d'escalier l'amèneraient presque directement aux Soins Intensifs.

Le blessé gisait nu sur son lit. Quelqu'un lui avait recouvert le ventre de son drap fripé et maculé. Santorre, Maggie Brooks, deux internes nouveaux dans le service et un spécialiste de traumatologie de l'Université de Baltimore étaient agglutinés autour des négatoscopes, où étaient insérées huit radios. Allan les rejoignit, échangea quelques brefs saluts, puis passa devant ses collègues pour étudier à son tour les clichés. Deux d'entre eux retinrent particulièrement son attention, l'un en haut à gauche, pris huit jours plus tôt et montrant des poumons clairs et sains, et l'autre en bas à droite, le dernier en date, presque complètement opaque.

Il prit la parole :

– Récapitulons. Docteur Brooks, s'il vous plaît?

– Cet homme de trente-deux ans a été renversé par une automobile alors qu'il traversait la rue en courant. Il souffrait d'une hémorragie épidurale, de fractures bilatérales des côtes, d'un hémopneumothorax bilatéral, d'importantes lésions abdominales, en particulier une grave rupture de la veine hépatique à sa jonction avec la veine cave, d'un éclatement de la rate, de multiples perforations de l'intestin grêle et du côlon, d'importantes hémorragies rétropéritonéales, de fractures du bassin, ainsi que du tibia et du péroné pour la jambe droite, et du fémur pour la gauche. Il souffrait également de contusions et de plaies multiples.

« L'hémorragie épidurale a été contrôlée, et de même pour l'hémorragie abdominale; il a été procédé à l'ablation de la rate; les membres fracturés ont été éclissés, et le patient a été maintenu sous respiration artificielle. Après l'opération, il a manifesté de graves anomalies de coagulation, ce qui a entraîné une seconde intervention et un enveloppement important du rétropéritoine. Ensuite, son état s'est stabilisé. Ses facteurs sanguins sont revenus à la normale. Il est resté sous respiration artificielle. Mais ses fonctions rénales se sont progressivement détériorées et la dialyse est devenue nécessaire. Le troisième jour après son admission, il est retourné en salle d'opération pour le retrait des enveloppements. Il n'y a pas eu de complications au cours de l'intervention. Jusqu'à ces dernières quarante-huit heures, son état semblait évoluer favorablement : les fonctions rénales montraient des progrès avec la reprise de la production d'urine; la respiration s'améliorait régulièrement. Mais depuis deux jours, nous avons constaté des poussées de fièvre, parfois jusqu'à quarante degrés. Les hémocultures ont révélé une infection – un pseudomonas. Le foie a montré des symptômes de défaillance, et les fonctions respiratoires se sont à nouveau détériorées. Jusqu'à présent, les causes de l'infection n'ont pu être déterminées. Toutes les aiguilles d'intraveineuses ont été changées. La bronchoscopie n'a rien révélé, les radios de l'abdomen et les ultrasons non plus. Nous attendons les résultats du scanner.

Maggie avait parlé sans notes, d'une voix claire et froide.

Allan hocha la tête.

– Merci, docteur Brooks.

S'approchant de la base du lit, il en décrocha la feuille de température et étudia les poussées de fièvre et les résultats du laboratoire. Il revint vers les radios, les examina à nouveau et retourna au chevet du patient. A chacun de ses déplacements, tous les autres le suivaient.

Délicatement, il palpa la peau du blessé, étudia les veines du cou, lui souleva les paupières pour lui examiner le blanc des yeux et les pupilles. Ensuite, il exerça une légère pression du doigt sur l'abdomen.

– Eh bien, dit-il à Maggie, vous avez parlé de symptômes infectieux encore inexpliqués. Avez-vous quelque chose à ajouter à ce sujet?

– Bien que les examens n'aient encore rien prouvé, l'origine la plus probable de l'infection se situe dans la cavité abdominale. Il serait bon de le vérifier. Mais je crains qu'il ne soit pas en état de supporter une intervention majeure.

– Vous êtes sur la bonne piste, observa Allan, qui déjà se tournait vers Santorre. Faites-lui un nouveau scanner et donnez-lui six unités de sang. Nous attendrons les résultats du scanner. Mais s'il ne parvient pas à localiser le foyer infectieux, nous n'aurons plus le choix : il faudra bien le rouvrir. Brooks, venez avec moi voir sa femme. Il faut que nous la mettions au courant de la situation, et aussi qu'on la prévienne qu'il pourrait bien mourir sur le billard.

Les mâchoires de la jeune femme se serrèrent, mais elle opina du chef et suivit Allan hors de la salle. Quand ils passèrent à la hauteur du poste d'infirmière des Soins Intensifs, l'une d'entre elles signala à Allan qu'on le demandait au téléphone.

– Dites de rappeler plus tard, dit-il sans s'arrêter.

– C'est la secrétaire du Dr Dorr. Elle dit que c'est urgent.

Avec un haussement d'épaules résigné, il s'arrêta et se tourna vers Maggie.

– Soyez gentille, voulez-vous? Allez voir sa femme vous-même.

– Allan!

La détresse perçait dans sa voix.

– Ne me demandez pas de lui dire ça! Je ne peux pas lui dire que son mari va subir une opération qui risque de le tuer!

– Maggie, si quelqu'un peut lui dire ça, c'est bien vous. On m'a dit que vous aviez établi avec elle une relation formidable. Il ne s'agit pas de lui dire que son mari va mourir, mais que c'est une possibilité. Exactement comme il y a une possibilité pour qu'on le sorte de là. Allez-y.

Il la regarda s'éloigner à contrecœur, puis il se retourna vers le téléphone.

– Désolée de vous déranger, docteur Kirk, s'excusa la secrétaire du médecin-chef. Il y a une lettre urgente pour vous. Puis-je vous la descendre?

– Écoutez, je suis en plein milieu de mes visites! Ça peut attendre. Je passerai la prendre plus tard.

– Je crois qu'il vaudrait mieux que je vous l'apporte tout de suite, docteur. J'arrive à l'instant.

Agacé et inquiet, il s'avança jusqu'à la batterie d'ascenseurs. Une porte s'ouvrit et la secrétaire en jaillit; en apercevant Allan, elle s'arrêta pile. D'une main, elle bloqua la porte de l'appareil; de l'autre, elle tendit l'enveloppe à Allan.

– Le Dr Dorr vous recommande instamment de lire ceci en privé. Je suis désolée, mais il faut que je remonte : le téléphone risque de sonner.

Sur ces mots, elle réintégra la cabine et lâcha la porte, qui se referma sur elle.

Allan examina l'enveloppe. L'expéditeur était un cabinet d'avocat de la ville. Il fronça les sourcils, étonné qu'une simple lettre d'avocat pût mettre Dorr et sa secrétaire dans des états pareils. Il ne se passait pas un mois sans qu'un quelconque patient des urgences ne se retrouve au centre d'une affaire d'homicide, volontaire ou non. Il arrivait donc couramment qu'Allan dût fournir une déposition à la justice. Pourquoi cet affolement subit? Il n'en avait pas la moindre idée.

Il entra dans une salle d'attente. Il glissa l'enveloppe dans sa poche arrière et se servit une tasse de café relevée de quatre cuillerées de sucre. Tout en y trempant ses lèvres, il ressortit l'enveloppe, l'ouvrit et commença distraitement sa lecture; il était certain d'y trouver le message habituel, tourné de manière alambiquée : on s'excusait d'abuser de son temps, mais on était dans l'obligation de l'avertir que son témoignage d'expert serait sollicité au cours d'une instruction... Mais non, les mots sempiternels n'y étaient pas. On l'informait qu'une plainte avait été déposée contre lui pour faute professionnelle. Il était tenu pour responsable de la mort du jeune Greg Gerbetti, décédé alors qu'il était sous sa responsabilité dans le service des urgences du centre de soins de Coit Hill Memorial. La mort, disait la lettre, était présumée due à sa négligence d'ensemble, à son incapacité à établir un diagnostic exact à temps, à l'insuffisance de ses soins, et au fait qu'il avait sciemment utilisé des substances non autorisées sur l'homme.

Il relut la lettre. Ses pensées et ses sentiments s'évanouirent un instant, puis revinrent en cascade se bousculer les uns les autres, enfantant une avalanche de questions gorgées de terreur. Son cœur battait à tout rompre, mais la nausée le lui faisait oublier. Il eut envie de se ruer aux toilettes. Comme le jour où il avait annoncé à son père qu'il allait se lancer dans la traumatologie.

Les questions s'entrechoquaient. De quoi voulaient-ils parler?... Négligence...? Je m'arrache les cheveux pour qu'on puisse maintenir ce gosse en vie en attendant un chirurgien... Est-ce que le sang artificiel peut l'avoir tué? Par une réaction de rejet...? Qu'est-ce que je pouvais faire d'autre?... Négligence...? C'est leur système à la con qui est négligent... Le gosse et moi, il nous a bien eus... Est-ce qu'ils attaquent aussi Coit Hill? Les médecins qui étaient sur la liste de garde et qui ne sont pas venus...?

Dorr avait raison... J'ai emmerdé Anthony, et maintenant je passe à la caisse...

Il se précipita vers l'interphone le plus proche et composa le numéro de Dorr. Il n'y était pas, mais avait laissé un message pour lui : Allan devait passer le voir à son domicile le soir même, à vingt heures précises.

***

La sonnerie du téléphone retentit doucement dans le bureau d'Anthony. Celui-ci, qui était posté à la fenêtre avec un sourire radieux, décrocha et trouva Cummings à l'autre bout de la ligne.

– La lettre lui a été remise ce matin, Al. C'est parti.

– Bien. Vous savez ce que vous pourriez faire?

– J'en ai des frissons rien que d'y penser, répondit Cummings en écho à la jubilation qu'il sentait dans la voix du directeur.

– Est-ce qu'un de vos collaborateurs a appelé le *Mirror* pour leur donner l'information?

– Pourquoi le *Mirror?* Pourquoi pas Younger et le *Telegraph?*

– Parce que Younger est visiblement le porte-parole de Kirk.Il publierait la nouvelle, mais en s'empressant de faire le lien entre le dépôt de la plainte et la réunion de l'autre soir.

Cummings éclata de rire.

– Vous voulez dire qu'il ferait un papier objectif? Qu'il remettrait l'affaire dans son contexte? Et pourquoi le *Mirror* ferait-il autre chose, je vous prie?

– Ils le feront peut-être, mais j'en doute. Ils découvrent l'affaire sur le tard et ne sont pas aussi bien informés que Younger. Oh, évidemment, ils vont appeler Kirk, l'hôpital et les parents pour avoir des commentaires. Mais je parierais qu'il leur viendra l'idée d'utiliser cette histoire pour essayer de montrer que notre blondinet n'est pas tout à fait le Dr Schweitzer que le *Telegraph* porte aux nues.

***

Dorr, vêtu d'un jean délavé et d'un sweat-shirt, un verre à la main, vint ouvrir à Allan et le fit entrer au salon.

– Vous voulez boire quelque chose? J'ai du soda ou des jus de fruits, si vous voulez.

Il s'efforçait d'être naturel, mais son ton emprunté n'échappa pas à Allan. Il accepta un jus d'orange, et s'assit pendant que Dorr partait vers la cuisine.

– Je ne sais vraiment plus quoi dire, Phil... lâcha-t-il lorsque Dorr fut de retour.

Le médecin-chef posa le verre devant Allan et se rassit.

– Pourquoi avez-vous fait ça, Allan? Comment avez-vous pu expérimenter sans autorisation un produit nouveau sur un agonisant, par-dessus le marché dans un établissement où vous n'étiez pas censé travailler? Bon Dieu, mais qu'est-ce que vous foutiez à Coit Hill, de toute façon? Et pourquoi aviez-vous ce produit avec vous?

– J'y étais parce qu'il me fallait de l'argent pour payer mes traites. J'avais ce sang avec moi parce que je faisais des tests sur sa résistance au transport. A priori, il n'y avait pas de raison que quelques secousses à l'arrière d'une ambulance aient des effets négatifs dessus, mais j'ai voulu m'en assurer.

– Et?

– Les résultats sont excellents. Je m'apprêtais justement à rapporter le coffret au labo le lendemain matin. Si ça s'était produit la nuit suivante, je ne l'aurais pas eu avec moi.

– Ça ne répond pas à la question principale. Qu'est-ce qui vous a pris de vous en servir?

– Je ne l'aurais jamais fait s'il n'avait pas déjà été testé. Je l'ai utilisé parce que je n'avais pas le choix. Ce garçon était en train de mourir sous mes yeux. Je n'ai trouvé personne pour venir l'opérer. J'ai tenté le coup, et je me suis planté. Mais à part cette histoire de plainte, je ne le regrette pas. Vu les circonstances, c'était raisonnable. De toute façon, il sera bientôt utilisé sur l'homme.

– Oui, mais dans des conditions bien précises, et surtout avec une autorisation officielle et l'accord préalable des patients. Bon Dieu, vous savez parfaitement qu'on leur fait signer des formulaires longs comme le bras dans ces cas-là!

– Quel type d'accord dois-je attendre d'un comateux?

– Sa famille était là!

– Il m'aurait fallu vingt bonnes minutes pour leur expliquer le pour et le contre. A situation extrême, méthodes extrêmes.

– Ça, pour être extrêmes... Mais à présent, c'est nous tous qui devons en supporter les conséquences.

– Comment ça, « nous tous »?

– Une plainte a également été déposée contre l'Université, parce que nous sommes responsables de vos recherches. Mais le plus grave, c'est que le bruit s'est déjà répandu de cette histoire de sang. Il n'y a pas une heure et demie, j'ai été contacté par le *Mirror,* qui souhaitait savoir sur combien de personnes nous avions déjà expérimenté ce produit. Je peux vous garantir que le lendemain du jour où l'affaire sera mise sur la place publique, toutes les familles dont un membre est mort chez nous des suites d'un accident iront trouver leur avocat, et tous ces bavards seront trop heureux de partir à la pêche ensemble. Ils seront persuadés que tous ceux qui sont morts avaient reçu de ce fameux sang artificiel, et nous aurons une sacrée meute aux fesses.

– Phil...

– Je n'ai pas fini. Vous travaillez dur. Vous vous y donnez à fond. Vous avez même un certain charisme. Si vous aviez un cabinet privé, vous refuseriez sûrement du monde. Si vous préfériez rester au sein du système hospitalier, vous vous retrouveriez un jour ou l'autre patron d'un département de chirurgie quelconque... si ce n'était votre comportement impulsif. Qui vous a demandé de partir sur le sentier de la guerre et de mener campagne pour la création d'un centre de traumatologie?

– Je ne mène aucune campagne! protesta Allan.

– Bien sûr que si! Après votre prestation devant le comité de coordination, vous *êtes* en campagne.

– Ça n'est pas juste, Phil! Je n'ai rien dit de plus que ce que nous répétons au déjeuner depuis des années!

– Parler des carences de la médecine traumatologique devant un sandwich, ça n'est pas la même chose que de soulever le problème public, Allan, vous le savez très bien. Vous avez fait trembler la communauté médicale, et en particulier les hôpitaux, qui se sentent attaqués dès qu'on évoque la possibilité d'une réforme, aussi mineure soit-elle. Pire encore, vous vous en êtes pris à Anthony. Vous vous êtes livré pieds et poings liés à la colère de votre propre directeur – comme vous vous en doutez, il ne vous porte pas particulièrement dans son cœur – et à celle de tous ceux qui n'ont pas encore digéré qu'on mette en place un service de traumatologie à l'Université.

– Je suis désolé que tout le monde prenne ça du mauvais côté.

– Comment pouviez-vous espérer autre chose? Toute ma journée a été occupée par des rendez-vous à votre sujet. J'ai été convoqué par le conseil d'administration, réuni sur proposition du directeur.

Allan scruta le visage de Dorr. Celui-ci croisa brièvement son regard, baissa les yeux, puis se résolut à affronter Allan. Celui-ci se tassa dans son fauteuil.

– Je suis navré, mais le conseil a décidé d'annuler votre nomination à la tête du service de traumatologie. A mon tour, je dois vous demander de suspendre vos activités au sein du département de chirurgie. Je crois qu'il est de mon devoir de vous avertir qu'il est très sérieusement question de vous demander purement et simplement votre démission de l'Université. En fait, il est même probable que cette demande vous sera adressée dans les plus brefs délais.

– Phil... implora Allan.

– Allan, j'ai tout fait pour vous prévenir. Quand on se fait de tels ennemis, il ne faut pas espérer de pitié quand ils arrivent à vous coincer. Je sais que c'est moche, et je ne veux pas vous raconter d'histoires : bien des carrières ont été brisées dans des circonstances semblables. Mais je crois que vous avez encore de l'avenir. Il faudra que vous vous fassiez tout petit pendant un moment. L'Université dispose d'avocats compétents, et bien entendu, ils prendront votre défense en charge. Mais ne bougez pas avant que tout soit réglé et que l'émotion soit retombée. Si j'étais vous, je quitterais même la ville pendant quelques jours. Ça pourrait vous éviter la tentation de faire une nouvelle connerie.

***

Quand Cummings téléphona à Anthony pour lui faire part des derniers développements de l'affaire, il parvint presque à visualiser l'expression de jouissance qui baignait le visage du directeur, tant le ton de sa voix était éloquent. Pas moins de cinq personnes : un père, un mari, deux épouses et une « quasi-épouse » l'avaient appelé pour lui dire qu'après avoir lu l'article sur Allan paru dans le *Mirror,* ils souhaitaient engager les services de son cabinet pour porter plainte eux aussi contre Allan et l'Université.

– Vous allez accepter? demanda Anthony.

– Et comment! Qu'est-ce que vous croyez? Je vais même essayer de mettre au point ma version des supplices chinois. Pendant une semaine, je déposerai une plainte par jour. Quand la dernière aura été déposée, disons vendredi, je crois bien que Kirk et l'Université seront mûrs pour fermer boutique...

9

Anthony s'efforçait de garder aux lèvres un sourire rassurant et chaleureux. Il regardait le maire et le membre du conseil général dont dépendait Coit Hill se sangler dans leurs sièges d'hélicoptère.

– C'est votre joujou, Al, dit le conseiller en se penchant pour apercevoir Anthony, resté à l'extérieur de l'appareil. Vraiment, vous ne pouvez pas venir avec nous? Vous auriez pu réfuter personnellement les critiques qu'a faites Kirk de votre boîte de conserve...

– Il ne s'agit pas de réfuter quoi que ce soit, George. Nous avons seulement pensé qu'il serait intéressant de vous embarquer, vous et le maire, afin que vous puissiez juger par vous-même de la qualité des services que nous rendons au district et à la ville. Quant à moi, j'ai un rendez-vous important, prévu depuis longtemps, et il n'y a pas moyen d'y couper. Bonne promenade!

Anthony sortit à reculons de l'aire d'envol et regarda les pales géantes du rotor se mettre en mouvement. Quand l'engin eut décollé, il agita une dernière fois le bras et partit au trot vers une porte de service. Il se promit de faire le maximum pour que soit enfin peint sur l'aire d'envol le sigle de Coit Hill qu'il avait commandé plusieurs semaines auparavant. Les caractères géants, jaunes et rouges, feraient un effet merveilleux vus du ciel.

Le pilote, qui s'était appliqué à faire décoller son appareil à la verticale de l'hôpital, se retourna vers ses passagers.

– Messieurs! annonça-t-il en hurlant presque pour couvrir le vrombissement du moteur. Pour commencer, nous allons simuler un appel d'urgence en provenance de la base navale de Yerba Buena Island! Nous allons effectuer ce vol dans les conditions exactes de notre service, comme si nous devions charger le blessé et le ramener ici!

– Vous recevez ce genre d'appel?! glapit le conseiller. L'US Navy n'est pas capable de soigner elle-même ses blessés?!

– Dans la plupart des cas, si! Mais en cas de pépin grave, vous pouvez être sûr qu'ils nous appelleraient! Je vais entrer en contact radio avec la base pour les prévenir qu'on arrive! On a jamais intérêt à prendre les militaires par surprise...! Si vous chronométriez notre parcours, conseiller Page...?

Le conseiller scruta sa montre et nota l'heure, puis pressa son front contre la vitre pour contempler la ville qui s'étalait sous leurs pieds. Le Centre Civique, avec son nouvel opéra et ses bâtiments administratifs, apparut puis disparut. Market Street, l'autoroute et les docks de l'Embarcadero défilèrent ensuite. En un clin d'œil, ils eurent franchi le pont San Francisco-Oakland; ils survolèrent les eaux agitées de la baie, bientôt remplacées par les terres brunies et pelées de Yerba Buena Island.

– Quel temps? interrogea le pilote.

Page regarda sa montre.

– Sept minutes, vingt secondes!

– Ajoutez une minute ou deux pour se poser, quelque chose comme cinq pour charger le blessé, et trois minutes pour rentrer! Vous pouvez constater que seize minutes après avoir été appelés, nous pouvons avoir ramené un blessé qui se trouve en un endroit difficile d'accès!

– Et si quelqu'un est blessé, disons, à Candlestick? demanda le maire. Combien de temps pour le rapatrier?

– Bonne question, m'sieur le maire! Allez, on y fait un saut!

L'hélicoptère prit de l'altitude et décrivit une large courbe vers le sud; puis il longea les confins de la ville, passa Hunter's Point et, amorçant sa descente, s'immobilisa en vol stationnaire au-dessus du stade.

– M'est avis que les Giants ont une séance d'entraînement! Remarquez, ils en ont besoin, vu la manière dont ils jouent en ce moment! M'sieur le maire, supposons qu'une femme ait été agressée et que nous venions à l'instant de la ramasser après nous être posés sur ce parking, là, à droite! Si vous voulez bien lancer le chrono, conseiller!

Avec une ruade, l'hélicoptère vira en épingle sur la gauche. McClaren Park, la Dix-Septième Rue, le Panhandle et Golden Gate Park défilèrent sous leurs pieds.

– Top! Nous sommes au-dessus de l'hôpital! hurla le pilote. Quel est notre temps?

– Huit minutes trente secondes! répondit le conseiller Page. Très impressionnant! Mais les conditions étaient bonnes!

Tandis que l'appareil décrivait d'amples cercles autour du quartier animé où était situé Coit Hill, Page considérait le sol.

– Et en cas d'appel provenant d'une rue embouteillée?

– D'accord! fit le pilote. Trouvons un embouteillage!

Ils survolèrent le quartier résidentiel et les zones commerçantes de la ville jusqu'à ce que le maire finisse par repérer un carrefour où le trafic était complètement bloqué, dans un sens comme dans l'autre.

– Supposons qu'il y ait un blessé là, dans cette Oldsmobile blanche! cria le maire. Où diable est-ce que vous pourriez vous poser?

Le pilote se tordit le cou pour repérer son objectif et considérer le tentaculaire bouchon.

– Il y a toujours un endroit où se poser, finit-il par répondre. Un toit d'immeuble, un autre carrefour à quelques dizaines de mètres, une place de parking...! Ou bien une aire de jeux, comme celle-là, tenez, à cinquante mètres! C'est là qu'on va atterrir, vous allez voir!

– Avec tous ces câbles de téléphone...? s'inquiéta le maire en remarquant les fils entrecroisés à proximité de l'endroit désigné par le pilote.

– Pas de panique! beugla celui-ci. Faire du slalom entre ces machins-là, c'est la première chose qu'on nous apprend à l'école de pilotage! Le chrono, conseiller!

Page baissa les yeux sur sa montre pour remettre à zéro le chronomètre incorporé, tandis que l'appareil amorçait sa descente. Mais à la soudaine embardée qui survint, il comprit qu'il se passait quelque chose d'anormal. Il oublia sa fonction de chronométreur pour se cramponner à son siège.

***

Everett Huntington était confortablement installé dans son fauteuil. Il étendit les jambes sur un coin de son bureau et savoura une gorgée de café. Pour la première fois depuis la fin des travaux, deux jours auparavant, il avait le temps de s'asseoir et d'apprécier son nouvel environnement. Au lieu de l'austère bureau gris métallisé réglementaire, Anthony avait fait installer une élégante table en noyer qui surmontait deux coffrets à tiroirs. A sa gauche, le mur était couvert d'étagères qui accueillaient des dizaines d'ouvrages de référence flambant neufs, ainsi que des volumes luxueusement reliés – encore une attention d'Anthony – renfermant toutes les revues dont la lecture était indispensable pour rester au courant des dernières tendances de la médecine d'urgence. A l'Université, pendant ses nuits de garde, il devait souvent dormir sur des lits de camps fatigués, dans une pièce exiguë qu'il lui fallait partager avec d'autres médecins. Ici, juste à côté des rayonnages, une porte donnait sur ses quartiers privés. Le lit était simple, mais large et confortable. Il disposait d'une table de nuit, d'un radio-réveil, d'une petite télévision couleurs et d'un réfrigérateur toujours bien approvisionné. Il y avait même une petite salle de bains parfaitement équipée, avec une douche qui pouvait faire office de mini-sauna.

Huntington jeta un coup d'œil à travers la cloison vitrée qui isolait son bureau du reste du service des urgences. Enfin, il avait son propre territoire! A l'Université, Kirk, Santorre et les autres chirurgiens se mettaient sans cesse en travers de son chemin, exigeant une prise en charge immédiate des patients, n'attendant pas son accord pour commander des examens et ne faisant aucun cas des examens que lui pouvait commander. Il ne se passait pas un jour sans qu'un conflit éclate sur les soins à administrer à un patient. Mais ici, il était le maître. Il était le patron du service. C'était lui, et personne d'autre, qui consultait les patients qu'on venait d'amener, lui qui décidait de l'attitude à adopter, des examens à effectuer, des médecins à convoquer.

Et pourtant, soupira-t-il, ces médecins non plus n'étaient pas exempts de reproches. Certes, l'attitude égocentrique de Kirk et de ses collaborateurs était éminemment critiquable, mais on ne pouvait contester leur compétence professionnelle : quand ils se retrouvaient avec sur les bras un patient transformé en chair à pâté par un accident de voiture, ils savaient ce qu'ils avaient à faire. A Coit Hill, il n'y en avait pas un qui leur arrivât à la cheville. Anthony avait bien tenté d'engager deux ou trois chirurgiens spécialistes, mais tous avaient décliné son offre, sans doute à cause de la réputation de despote qui lui collait aux basques depuis ses conflits avec les anesthésistes et les radiologues. En conséquence, Huntington était toujours contraint de s'en remettre à un chirurgien généraliste de la vieille école, de ceux qui aimaient à resservir continuellement le vieux sermon selon lequel un problème de vésicule ou une hernie était un trauma au même titre qu'un éclatement de la rate dû à un choc. Quelle bande de vieux schnocks!

D'un coup de reins, il fit glisser ses jambes à bas de son bureau et attrapa la cafetière posée sur la tablette aménagée à côté de son fauteuil. Son entreprise fut interrompue par le crépitement de l'interphone.

– Docteur Huntington, grésilla la voix de Cluny, il semble que le maire et le conseiller Page aient eu un accident grave.

Huntington se pencha pour appuyer sur le bouton qui lui permettait de parler.

– Mais ils sont censés être partis à bord de notre hélico pour une petite démonstration...

– L'appareil s'est écrasé, docteur. Une ambulance nous ramène le maire et le pilote. D'après les infirmiers, leur état n'est pas trop grave.

– Et Page?

– Il semblerait qu'il soit plus sérieusement touché. Il a été dirigé sur l'Université.

Huntington se leva et courut jusqu'à la réception. Cluny, impassible et les mains jointes devant elle, l'attendait.

« Cette vieille peau... Ça fait tellement longtemps qu'elle est ici qu'elle s'est sûrement occupée d'Eve quand elle s'est fait mordre par le serpent, mais rien n'y fait... Elle reste plantée là comme un soldat de deuxième classe qui attend ses ordres, alors qu'elle sait pertinemment ce qu'elle a à faire... »

– Mademoiselle Cluny, dit-il en s'efforçant de rester aimable, car il connaissait la réputation de l'infirmière-chef et tenait à la ménager. Veuillez appeler la salle d'op et leur demander de tenir une équipe prête. Et... oui, encore une chose. Voudriez-vous consulter la liste de garde et me dire qui est disponible?

Cluny pivota et disparut. Elle revint une minute plus tard.

– Les Drs Dayton, Okatani et Adams sont de garde, déclara-t-elle. Dois-je les convoquer après avoir appelé le bloc opératoire?

Huntington, exaspéré, attendit un peu avant de répondre.

– Non, ça ira. Je vais m'en charger moi-même.

Il trouva la liste et la parcourut jusqu'à ce qu'il ait trouvé le numéro du Dr Dayton. Machinalement, il regarda sa montre. Il était dix-huit heures trente.

« Mon Dieu, par pitié, faites que Dayton soit chez lui. Je sais qu'il habite à San Rafael, qu'il lui faut au moins une heure pour rentrer chez lui. Mais faites qu'aujourd'hui soit le jour où il a décidé de rentrer chez lui en avance... »

La femme du médecin lui répondit qu'au mieux, il avait quitté l'hôpital à dix-sept heures quarante-cinq. Lentement, il reposa le combiné. Il savait désormais que Dayton était coincé dans sa voiture, pare-chocs contre pare-chocs, quelque part sur le Golden Gate Bridge. S'il lui envoyait maintenant un signal d'urgence, il lui faudrait une bonne demi-heure avant d'atteindre un téléphone, et au moins le double pour rebrousser chemin dans les embouteillages et rejoindre Coit Hill.

– Ça n'est pas la peine d'appeler le Dr Okatani, déclara la voix monocorde de Cluny. Il habite Redwood City.

– San Rafael, Redwood City... épatant! Pourquoi ces types sont-ils sur la liste de garde?

– Parce qu'ils ont accepté de s'occuper des traumatisés, docteur Huntington. Ils savent que c'est important, j'imagine.

– Bon, eh bien, je vais essayer Adams. Il habite assez près d'ici, si j'ai bonne mémoire.

Tout en composant le numéro qu'il avait sous les yeux, il se demanda s'il ne ferait pas mieux de trouver quelqu'un d'autre. Il n'était pas très chaud pour convoquer Adams, qui avait dépassé soixante ans. Anthony avait fait pression sur lui pour qu'il accepte d'opérer les traumas. Adams, conscient de ses limites, trouvait habituellement mille bonnes raisons d'ajourner l'intervention. Mais aujourd'hui, Huntington n'avait pas le choix. Avant la fin de la troisième sonnerie, le lointain hurlement de la sirène parvint à ses oreilles. Il tendit l'appareil à Cluny, et lui demanda de faire immédiatement venir Adams. Il ordonna à deux aides-infirmiers de préparer des lits roulants, appela l'infirmière en second et courut au-dehors.

Pendant que les autres installaient le pilote sur un lit, il aida le chauffeur à sortir le maire de l'ambulance.

– Déshabillez-les! glapit-il tandis qu'on poussait les deux blessés à l'intérieur du service. Appelez la radio! Faites venir le labo pour déterminer leurs groupes sanguins! Mettez en place des perfusions et...

– Jeune homme?

Le maire l'avait pris par la manche.

– Ne vous énervez pas, jeune homme. Nous sommes en pleine forme. Il n'y a pas de quoi s'affoler. J'ai simplement quelques difficultés à respirer, et ça fait un peu mal quand j'inspire trop profondément. Mais à part ça, je me sens très bien.

Huntington posa les yeux sur le maire, qui s'était légèrement redressé. Il avait des bajoues et des sourcils broussailleux. Sa bouche dessinait un sourire qui semblait éternel, et ses yeux luisaient lorsqu'il parlait.

– Allez-y doucement, calmement, et tout ira pour le mieux, ajouta-t-il avant de se laisser lentement retomber en arrière.

Huntington suivit les consignes du maire : il raccourcit le pas. Il vérifia les perfusions installées par l'infirmière pendant que le maire prononçait sa brève allocution et disposa les capteurs de l'électrocardiogramme sur sa poitrine. Une nouvelle fois, le maire le tira par la manche.

– Eh, jeune homme... Soyez gentil de garder pour vous les résultats de l'électrocardiogramme. J'ai eu une attaque il y a neuf mois, et je ne tiens pas trop à ce que ça se sache. N'oubliez pas que j'espère devenir gouverneur et que j'ai une primaire dans peu de temps. D'accord?

Il décocha un clin d'œil au médecin.

Huntington lui répondit par un sourire. Il jeta un coup d'œil sur le pilote, et constata qu'il s'était lancé dans une conversation animée avec Cluny, qui s'affairait à son chevet. Rassuré, Huntington mit en place un dernier capteur sur l'abdomen du maire. Sur-le-champ, il pressentit le danger. Les abdominaux se contractèrent et le blessé poussa un gémissement.

– Vous feriez bien de lui reprendre la tension, lança-t-il à l'infirmière qui l'assistait, non sans avoir furtivement posé un regard inquiet sur le maire. Et faites-lui une radio thoracique.

Un technicien poussa la radio portative jusqu'au chevet du maire.

– Demandez du sang, dépêchez-vous... Préparez le nécessaire pour une incision abdominale. Il saigne sûrement. On a intérêt à découvrir d'où ça provient, exhorta Huntington en aidant le manipulateur à installer l'équipement radio au-dessus du torse du patient.

Le technicien prit le cliché et retira l'appareil.

– Dix centimètres cubes de novocaïne, scalpel et cathéter! aboya-t-il. Allez, allez!

En quelques secondes, la partie de l'abdomen située sous le nombril fut anesthésiée, puis incisée; Huntington y introduisit le cathéter. Le sang jaillit à flots.

– Il a le ventre plein de sang!

Huntington transpirait. L'absence d'Adams lui faisait redouter le pire.

– Adams arrive, oui ou non? hurla-t-il à Cluny.

– Il venait de rentrer chez lui quand je l'ai appelé. Il m'a dit qu'il serait ici aussi tôt que possible.

– Aussi tôt que possible? Cet homme doit être en salle d'op dans cinq minutes maximum! Appelez le bloc opératoire! Dites-leur que nous arrivons à l'instant. Peut-être qu'Adams arrivera pendant qu'on l'y transporte. Et gardez l'œil sur le pilote! S'il commence à baisser, de quelque manière que ce soit, appelez-moi! Et dites au manipulateur de remonter la radio au bloc!

Au moment où Huntington pénétrait dans la salle d'opération, Adams, déjà en tenue, émergea du vestiaire.

– Quelqu'un pourrait-il me mettre au courant des détails?

– Le maire a eu un accident d'hélicoptère, résuma hâtivement Huntington. Quand il est arrivé ici, il avait l'air stable. A part des fractures des côtes, il ne semblait pas avoir de gros problème. Mais je lui ai incisé l'abdomen : il est plein de sang!

Adams examina le maire.

– Il me paraît tout à fait stable, à présent. Peut-être qu'on ferait mieux de le mettre en observation aux Soins Intensifs...

Le chirurgien était visiblement nerveux.

– Faisons venir un interne, pour qu'il l'examine lui aussi, reprit-il.

Huntington sentait parfaitement le regard du maire aller et venir d'Adams à lui et de lui à Adams, comme s'il suivait un débat télévisé.

– Écoutez, dit-il en baissant le ton, faites-moi confiance. J'ai vu des tas de cas semblables. Il faut l'opérer. Maintenant!

Adams se passa la main sur le visage. Ses traits en furent momentanément déformés.

– D'accord... Allons-y. L'anesthésiste est arrivé, il est en train de se changer.

Le temps qui s'écoula avant que l'anesthésiste pénètre à son tour dans la salle parut interminable à Huntington.

– Allez, on se remue! cria-t-il en frappant dans ses mains quand il se présenta à la porte. Avant qu'il ne nous claque entre les doigts!

Placé vis-à-vis d'Adams en position d'assistant, il observait le chirurgien, penché sur la cavité abdominale, qui faisait de son mieux pour repérer puis juguler l'hémorragie interne. A présent, il se sentait légèrement plus détendu.

Son repos fut brutalement interrompu par le bourdonnement strident de l'appareil de contrôle de tension. Dans un ensemble parfait, les trois médecins et les trois infirmières tournèrent la tête vers la petite boîte noire à proximité de l'épaule droite du patient. Le rassurant 7/11 affiché au début de l'intervention avait disparu; les chiffres digitaux annonçaient maintenant 6/4.

– Bon Dieu, mais qu'est-ce qui se passe? s'écria Adams.

L'anesthésiste jeta un coup d'œil à l'électrocardiogramme.

– Je me demande... Les valves de perfusion sont grandes ouvertes. Vous pouvez me comprimer l'aorte?

– La tension vient de tomber à 4/2, fit Huntington d'une voix blanche.

– Bon Dieu, qu'est-ce qui se passe? répéta Adams, en interrogeant successivement l'anesthésiste et Huntington du regard.

– Comment sont les veines du cou? demanda Huntington à l'anesthésiste.

– Gonflées.

– Bon Dieu de merde... reprit Huntington. C'est sûrement une compression du péricarde. Adams, vous allez devoir lui ouvrir le thorax.

– Lui ouvrir...?

Le chirurgien, secouant la tête, saisit un scalpel, l'appliqua entre la quatrième et la cinquième côte et incisa la chair.

– Arrêt cardiaque! s'écria l'anesthésiste.

Dans un réflexe, Adams plongea sa main dans l'ouverture et saisit le cœur.

– Qu'est-ce que ça donne? interrogea Huntington.

– Mon Dieu, je ne sais pas trop... je ne peux pas dire...

Il contemplait stupidement sa main, comme s'il se demandait par quel hasard il avait pu la glisser dans les entrailles du maire.

Huntington l'écarta, passa à son tour sa main dans le thorax et étreignit l'organe.

– Quelques ampoules de bicarbonate, et une d'épinéphrine!

Les yeux rivés sur l'écran de l'électrocardiogramme, attendant l'éventuel effet des médicaments, Huntington continuait à presser régulièrement le cœur.

– Arrêtez une seconde, Huntington, fit l'anesthésiste, pour que je puisse vérifier où il en est.

Huntington obtempéra. Tous se tournèrent vers l'écran. La ligne blanche était désespérément plate.

***

Tout, dans la salle d'autopsie de Coit Hill, était en acier inoxydable. Les tiroirs, les étagères, les tables de dissection, les microscopes et les instruments rangés sur leurs plateaux luisaient tous d'un éclat bleuté sous la lumière uniforme des tubes fluorescents. Harrison Cummings, vêtu d'un col roulé fripé, d'un pantalon de coton et de chaussures fatiguées, était allé s'asseoir le plus loin possible du cadavre recouvert d'un drap, à proximité de l'entrée. Sherman Harper avait pris place derrière l'unique bureau; ses bras étaient croisés sur sa poitrine, ses yeux clos, ses lèvres légèrement entrouvertes. Anthony faisait nerveusement les cent pas sur les dalles de marbre, mâchoires serrées. Ses pas résonnaient dans la salle. Il s'immobilisa en face de Cummings.

– Insensé! Le cadavre du maire dans cette salle! Pas moyen de mettre la main sur Huntington, et ce putain de pathologiste qui est bouclé dans cette bon Dieu de cabine depuis une heure, comme s'il préparait son premier oral! Mais qu'est-ce que c'est que cette histoire? Merde!

– Calmez-vous, Al, répondit Cummings. Si vous avez une attaque, on ne sera pas beaucoup plus avancés.

Anthony ralentit le pas. Il enfouit les mains dans ses poches. Son regard allait régulièrement de sa montre à la porte close derrière laquelle le pathologiste établissait les conclusions de l'autopsie éclair qu'il venait de pratiquer.

Harper ouvrit lentement les paupières et dévisagea le directeur.

– Vous voyez, Al... Un scanner, c'est peut-être gris et sinistre, mais au moins, on est sûr que ça ne risque pas de massacrer les notables...

Anthony fit volte-face.

– Ça vous amuse, hein, Sherman! Vous buvez du petit lait, pas vrai?

Il vint se planter tout près de lui et le gratifia d'un regard luisant de haine.

– Non. Franchement, ça ne m'amuse pas du tout. Je peux voir comme si j'y étais les retombées de cet incident.

– Il n'y aura aucune retombée, Sherman. Aucune.

Harper le toisa.

– Nous venons de perdre un hélicoptère d'une valeur de cinq cent mille dollars. Le maire de cette ville, en qui tout le monde voyait déjà le prochain gouverneur de Californie, est mort sur notre table d'opération. Et vous soutenez qu'il n'y aura pas de retombées?

– Aucune. L'hélicoptère s'est écrasé parce que l'abruti qui le pilotait ne connaissait pas son boulot. Ce salaud avait raconté des salades dans son curriculum. C'est navrant, mais ce sont des choses qui arrivent. Nous serons plus vigilants en engageant son successeur, voilà tout.

– Vous voulez rire, Al. Son successeur? Vous voulez racheter un hélico?

– Et pourquoi pas, bon sang? En fait, je ne vais pas racheter un hélico, mais deux.

Cummings lui-même laissa échapper un curieux gloussement.

– Qu'est-ce qu'il y a de tellement drôle? L'assurance couvrira les frais du premier, et on trouvera bien un moyen de financer l'autre. Cette affaire ne fait que confirmer ce que j'ai toujours pensé : il est impératif d'avoir un appareil de réserve. Et nous allons en avoir un! Je vais...

Il fut interrompu par l'arrivée d'Huntington. Celui-ci avait toujours la tenue de chirurgien qu'il avait passée pour l'opération, quelque cinq heures auparavant.

– Il était temps, nom de Dieu! maugréa Anthony, les lèvres serrées. Qu'est-ce que vous foutiez?

Huntington haussa les épaules.

–Un carambolage sur l'autoroute. On nous a amené six personnes qui souffraient de traumas mineurs et de brûlures au premier et au second degré. On n'a pas eu trop de problèmes à les rafistoler, mais un des conducteurs nous a donné du fil à retordre; il s'est mis à avoir des attaques et nous n'arrivions pas à le stabiliser. Je ne pouvais pas le laisser.

– Ça va, ça va, marmonna Anthony. Donnez-nous votre point de vue sur ce qui s'est passé.

– On a fait des pieds et des mains pour le ranimer. A mon avis, tout le monde a fait pour le mieux. Les infirmières, le chirurgien, l'anesthésiste. Tout marchait très bien. On l'a admis très vite en salle d'opération, on lui a ouvert l'abdomen, on a endigué l'hémorragie. Et puis tout a basculé : arrêt cardiaque.

– Nous savons déjà tout ça, docteur, observa Cummings. Ce que nous aimerions savoir, c'est la raison de cet arrêt cardiaque. Nous avons une petite idée sur la question. Avant de passer en salle d'op, le maire m'a dit qu'il avait déjà eu des pépins cardiaques, notamment un infarctus du myocarde il y a quelques mois. L'électrocardiogramme en portait encore la trace. En ce qui me concerne, j'estime qu'il n'y a aucun regret à avoir quant à ce qui s'est passé. Tout bien considéré, je dirais que la mort était inévitable. On ne peut pas sauver tout le monde, voilà tout. Que dit le rapport du pathologiste?

– On aimerait bien le savoir, figurez-vous. Mais Wolfson est bouclé là-dedans depuis une heure, et il a annoncé qu'il n'en sortirait pas avant de connaître le fin mot de l'affaire.

– Il doit aimer prendre son temps. Ça doit être parce qu'il a l'habitude de faire des autopsies pour la justice, lâcha Cummings.

Comme pour le faire mentir, la porte du cabinet s'ouvrit et le pathologiste fit son entrée dans la pièce. Il était grand et maigre. Ses cheveux fins, coupés court, lui barraient le front. Il les chassa en arrière en refermant la porte derrière lui et se tourna vers le petit groupe. Anthony, Huntington, Harper et Cummings le suivirent des yeux tandis qu'il se dirigeait vers le cadavre.

– Eh bien, Wolfson...? s'impatienta le directeur.

Le pathologiste chaussa une paire de demi-lunettes et ouvrit le dossier qu'il tenait à la main.

– Comme vous le savez, nous avons affaire à un individu de sexe masculin, de race blanche, âgé de soixante-deux ans, atteint de traumas multiples à la suite d'un accident d'hélicoptère...

– Épargnez-nous tous ces salmigondis, par pitié, Wolfson! coupa Anthony. Nous savons tous ce qui s'est passé. Huntington est convaincu que c'est sa fragilité cardiaque qui l'a tué. Vous êtes d'accord, ou non?

Wolfson reposa le dossier et ôta ses lunettes.

– Ses problèmes de cœur n'ont rien à voir là-dedans, si vous voulez mon avis. L'arrêt cardiaque qui a entraîné la mort est consécutif à un pneumothorax.

Personne ne trouva rien à répondre. Cummings, qui observait tout le monde, vit la consternation se peindre sur les traits d'Anthony et des deux médecins. Il prit un stylo et un bloc-notes dans son porte-documents et commença de dresser la liste de ce qu'il aurait à faire dans les prochaines heures.

– Je ne vous crois pas, déclara finalement le directeur. Où voulez-vous en venir?

Wolfson dévisagea un instant Anthony. Il tentait de déterminer s'il insinuait que son analyse était mensongère, ou si sa surprenante réaction était simplement due à sa stupéfaction. Il finit par opter pour la seconde solution.

– L'une des côtes fracturées lui a perforé le poumon, expliqua-t-il en se tournant vers les autres. Quand l'anesthésiste a commencé à l'insuffler pour l'aider à respirer, cette déchirure anodine s'est transformée en lésion grave. Plus l'oxygène arrivait, plus la quantité d'air qui s'échappait dans la cavité thoracique, côté droit, augmentait. Sous sa pression, le poumon droit s'est affaissé, repoussant le cœur et ses principaux vaisseaux sur la gauche, et empêchant par là même l'irrigation du cœur.

Cummings gribouillait furieusement.

– Vous n'avez pas besoin de prendre de notes, monsieur Cummings, remarqua Wolfson. Tout ceci sera consigné dans mon rapport. Vous feriez mieux d'écouter ce qu'il me reste à dire.

Décontenancé, l'avocat reposa son bloc-notes.

– Quoi qu'il en soit, reprit le pathologiste, c'est ce double phénomène – affaissement du poumon droit et absence d'irrigation du cœur – qui a provoqué l'arrêt cardiaque. La fragilité cardiaque du maire est sans rapport avec le décès.

– Laissez-moi rectifier un point, répliqua Anthony. Le maire...

– Il n'y a rien à rectifier, Al, coupa Huntington d'une voix si faible que les autres durent presque se pencher vers lui pour l'entendre. On s'est foutus dedans. On est passés à côté d'un pneumothorax. Nous l'avons tué...

Anthony bondit de sa chaise.

– Vous avez perdu la tête ou quoi?! Bon Dieu, mais qu'est-ce que vous me chantez là? Que nous avons tué le maire...?

Le pathologiste leva la main.

– Écoutez, la question ne se pose pas en ces termes. Néanmoins, je dois vous dire qu'à la lecture de ce rapport, toute personne compétente en viendra à une conclusion évidente.

– A savoir? s'enquit Cummings.

– Qu'une simple ponction pleurale aurait suffi à résoudre le problème du pneumothorax.

– Seigneur! s'écria Huntington en se cachant le visage dans les mains.

Wolfson le considéra avec une lueur d'incompréhension.

– Ceci ne signifie pas, poursuivit-il, que le maire aurait alors survécu. Il faut garder à l'esprit qu'il s'agissait d'un homme de soixante-deux ans, chez qui j'ai effectivement trouvé les symptômes d'une maladie cardiaque à l'état latent. Peut-être son cœur n'aurait-il pas pu supporter le choc de l'opération. Mais je me permets d'insister sur le point essentiel : avec une ponction pleurale, il avait des chances raisonnables de survie.

Harper, qui pour l'instant était resté silencieux, ne chercha pas à dissimuler son mépris.

– Alors, comme ça, vous lui aviez fait une radio du thorax?

– Oui...

– Et il ne vous est pas venu à l'idée de la regarder, histoire de repérer un éventuel pneumothorax?

– Je pensais le faire, oui... Mais sa tension a chuté si brutalement que je n'ai plus pensé qu'à une chose : le faire admettre en salle d'opération le plus vite possible, en espérant que le Dr Adams arriverait à temps.

Harper avait pris un masque d'inquisiteur.

– Soyons clairs, Everett. Adams n'est pas un spécialiste de traumatologie de grande qualité, n'est-ce pas?

Huntington hocha la tête.

– Mais vous étiez présent en salle d'opération, et vous passez pour être compétent en traumatologie. Il ne vous est pas venu à l'idée de lui suggérer de rechercher d'autres lésions éventuelles, par exemple du côté de la cavité thoracique?

– Je n'ai pas eu le temps d'y songer. Entre le moment où le Dr Adams lui a ouvert l'abdomen et celui de l'arrêt cardiaque, il s'est écoulé peut-être trois minutes, en comptant le temps qu'il a fallu pour contrôler l'hémorragie de la rate! S'il était resté en vie plus longtemps, je ne sais pas... Je pense que j'aurais suggéré à Adams de lui inspecter les poumons. Mais je n'en ai pas eu l'occasion...

Harper jeta un coup d'œil à Anthony. Le masque avait disparu. Son visage était livide, creusé de rides. Il ferma les yeux, secoua la tête. Personne ne savait plus que dire.

Ce fut Cummings qui rompit finalement le silence.

– Quelle est la conclusion de tout ça, en fin de compte?

– La conclusion, répondit Harper d'une voix monocorde, c'est qu'Huntington a parfaitement raison : son équipe s'est foutue dedans. Nous avons tué le maire. C'est aussi simple que ça.

Le verdict du médecin sembla galvaniser Anthony.

– Attendez un peu! s'écria-t-il en se levant à nouveau. Qu'est-ce qui vous autorise à trancher de cette manière?

– Al... C'est l'évidence même.

– Rien n'est jamais évident.

Anthony se retourna vers le pathologiste, qui avait devant lui le dossier complet du maire.

– A quelle heure a-t-il été admis?

Wolfson rouvrit le dossier et en consulta les premières pages.

– Hum... Dix-huit heures trente-sept.

– Et à quelle heure est-il entré en salle d'opération?

– Voyons... A dix-huit heures cinquante-deux.

– Quinze minutes entre l'admission et le billard! s'exclama Anthony. Qui trouverait à redire à ça? Aucun service de traumatologie ne pourrait faire mieux. En salle d'opération, le chirurgien a constaté la présence de lésions irréparables qui devaient fatalement entraîner la mort du patient. Point final.

Un lourd silence s'abattit sur la salle. Cummings s'inspectait les ongles. Wolfson faisait mine de classer les éléments du dossier. Huntington, incliné en arrière, contemplait le plafond.

Harper prit la parole d'une voix sourde.

– Vous ne pouvez pas maquiller cette histoire comme ça. Ça ne marchera pas.

– Maquiller? repartit le directeur d'un ton hargneux. Et qu'est-ce que je maquille, hein?!

– Qu'une lésion majeure a été négligée.

– Absurde! Le blessé a passé quinze minutes aux urgences. Ce temps a été utilisé à le placer sous perfusion, à lui faire des radios et à effectuer des examens de sang. Ensuite, il a été conduit au bloc opératoire, où un chirurgien compétent et un anesthésiste l'attendaient. Que peut-on faire de plus en un quart d'heure?

– Rien de plus que le nécessaire pour déceler une lésion majeure et facilement repérable, répliqua calmement Harper.

Le visage d'Anthony, à nouveau debout, exprimait une vertueuse indignation.

– Qu'est-ce que vous essayez de faire, Harper? Que proposez-vous, bon Dieu? Qu'on tienne une conférence de presse au cours de laquelle nous remettrons Huntington et Adams au District Attorney?!

– Euh... Non, bien sûr que non, bredouilla le cardiologue.

– Alors, je vous repose la question : que proposez-vous?

Anthony se tourna vers les autres.

– Quelqu'un a-t-il une autre suggestion à faire?

Huntington se leva et s'avança vers le cadavre du maire, qu'il contempla un instant. Puis il se retourna pour faire face aux autres.

– Al, que voulez-vous faire? Commettre une faute professionnelle, c'est une chose. Je suis prêt à en assumer la responsabilité. Mais essayer de déguiser les faits, il n'en est pas question. Je suis effondré, j'ai honte de ma négligence... Selon toute vraisemblance, une équipe plus compétente aurait décelé ce pneumothorax. Mais ne comptez pas sur moi pour aggraver mon cas en essayant de cacher ce que nous savons tous.

– Vous n'allez pas aggraver votre cas, hein? Et qu'allez-vous faire, docteur Huntington? Trouver les médias et vous faire hara-kiri en direct au journal de vingt heures?

– Eh bien, je...

– Peut-être pensez-vous qu'on vous sera tellement reconnaissant de votre sublime honnêteté que les offres d'emploi s'accumuleront dans votre boîte aux lettres? Revenez sur terre, Huntington. Si vous tentez de salir le nom de cet établissement, vous aurez affaire à moi. Essayez de foutre la merde, et vous verrez! Vous n'arriverez même plus à vous faire embaucher dans un dispensaire du fin fond de l'Afrique Noire! Compris?

Anthony arrangea son nœud de cravate et se passa un coup de peigne en contemplant son image distordue sur le métal luisant d'une armoire à pharmacie.

– Bon. Je récapitule une dernière fois pour tout le monde. L'hélicoptère s'est écrasé parce que le pilote nous avait trompés quant à son expérience dans son curriculum. Vu? Le maire nous a été amené dans un temps record. Bien que son état n'ait pas paru inquiétant, il souffrait de lésions internes massives. Le médecin responsable des urgences, praticien hautement qualifié, a immédiatement reconnu la gravité de la situation. En quelques minutes, un chirurgien était alerté et le maire préparé pour l'intervention. Une équipe chirurgicale qualifiée a pris le patient en charge mais, malgré ses efforts désespérés, le maire a succombé à une crise cardiaque dans les minutes qui ont suivi son entrée en salle d'opération. Tout simplement, son cœur n'a pas supporté le choc opératoire, ajouté aux lésions dues à l'accident.

– Ce serait parfait comme communiqué de presse, remarqua Cummings.

– D'une certaine manière, c'en est bien un. En tout cas, c'est ce que j'expliquerai lors de la conférence de presse que je vais organiser pour demain. Et la tâche me serait grandement simplifiée si cet exposé était corroboré par le rapport d'autopsie. Compris?

Anthony affronta un à un du regard chacune des personnes

présentes, jusqu'à ce qu'il ait obtenu du pathologiste, de Cummings et de Harper un hochement de tête soumis. Satisfait, il se tourna vers Huntington.

– Huntington? Y a-t-il quelque chose dans l'état du pilote qui puisse vous donner quelque inquiétude?

– Non... Il récupère bien. Il devrait pouvoir sortir dans quelques jours.

– Quelques jours? Pas question. Je veillerai à ce qu'il ait plié bagages avec une décharge dès demain matin. Dans l'intervalle, je vous charge de faire en sorte que le dossier médical du maire mentionne des lésions irréparables pour lesquelles tout a été tenté. Il ne faut rien laisser traîner qui puisse laisser supposer le contraire.

Huntington secouait lentement la tête, anéanti. Pour fuir le regard du directeur, il avait posé les yeux derrière lui, sur la forme recouverte du maire.

10

Assise sur les marches, le menton posé dans les mains, Julie suivit des yeux l'arrivée d'Allan.

– Oh là là... fit-il en s'approchant. Le dîner...

– En effet, docteur Kirk. Tu étais censé passer me prendre il y a trois heures. Qu'est-ce qui s'est passé?

Allan s'assit à ses côtés sur le perron.

– Je suis désolé. J'étais au labo, et j'ai complètement oublié. Je n'ai aucune excuse.

Il se pencha vers elle pour l'embrasser. Elle lui rendit son baiser puis se redressa pour le dévisager attentivement.

– Le sang?

– Eh oui, le sang... J'ai tourné et retourné la mort de ce gosse dans ma tête, sans trouver le moindre élément qui puisse donner à croire que c'est le sang artificiel qui l'a tué. J'ai vérifié et revérifié tous les résultats des tests qu'on avait faits sur des animaux, j'ai relu tous les rapports d'autopsie, j'ai examiné au microscope des échantillons de tissus cardiaques. Tout était normal. Aucun signe d'altération des poumons non plus. J'ai relu des centaines d'électrocardiogrammes; pas le moindre indice de détérioration du système de conduction électrique. Rien. Rien qui puisse indiquer que le sang artificiel ait une influence négative sur le cœur. Mon produit n'a pas pu tuer ce gosse, Julie. C'est l'organisation foireuse de Coit Hill qui est responsable.

Julie hocha la tête.

– Au fait, demanda-t-elle brusquement, si tu es resté toute la journée enterré au fond de ton labo, tu n'as pas entendu ce qui est arrivé au maire?

– Si, je suis au courant.

– C'est incroyable, tu ne trouves pas?

– Tout ce que je vois, c'est que le maire est le cadet de mes soucis pour le moment.

Julie lui prit la main et la pressa dans la sienne. Il se serra contre elle. Ils restèrent quelque temps à fixer silencieusement la rue déserte.

– Même si je gagne sur cette histoire de plainte, je ne suis pas près de voir le bout du tunnel.

– Tu finiras par avoir ton service, Allan. Quand l'affaire sera tassée, plus personne ne songera à te demander ta démission. Tout ce qu'ils veulent, c'est te tirer les oreilles.

– Ça n'est pas ça. Cummings a fait déposer cinq autres plaintes pour faute professionnelle.

– Il est fou?...

– Au contraire. De toute façon, c'est Anthony qui est derrière lui. Ils cherchent à m'anéantir, Julie. Complètement. Si Dorr ne m'avait pas déjà suspendu, ces plaintes supplémentaires l'auraient forcé à le faire. Les avocats de l'Université en sont restés les bras ballants.

– Et toi?

– J'étais emmerdé en apprenant qu'une deuxième plainte avait été déposée. Ensuite, pour les autres, ça s'est passé comme dans un rêve. Je me suis dit que de toute façon, si je n'obtenais pas gain de cause sur la première, les autres n'avaient aucune importance.

– Si on partait pour Napa Valley pendant quelques jours? Il faut que tu prennes un peu de recul, Allan. Éloignons-nous d'ici.

– Je ne sais pas. Et si...

– Si quoi? Si l'Université t'envoie une délégation pour te supplier à genoux de revenir?

Elle lui passa tendrement la main dans les cheveux.

– Allan...

– Je sais. Oublie ce que je viens de dire.

Il tendit les bras et s'étira longuement. Ses jointures émirent quelques craquements sourds.

– C'est d'accord. A quelle heure partons-nous demain matin?

– Demain matin? Et puis quoi encore? On part tout de suite.

Elle se leva, lui attrapa la main et le força à faire de même.

– Julie...

– Je ne veux pas le savoir. Monte chez toi, fourre quelques affaires dans ton sac; après, on passe chez moi et hop! On est partis!

– Et ton boulot? objecta Allan, surtout pour la forme.

– Je leur passerai un coup de fil pour les prévenir que je suis coincée au chevet d'un ami souffrant. C'est la vérité vraie, d'ailleurs.

Trois quarts d'heure plus tard, ils avaient franchi le pont d'Oakland Bay. Julie se tourna sur son siège pour saluer les formes aiguës du mini-Manhattan qui se dressait sur les quais. Elle ôta ses chaussures et se pencha pour déposer un gros baiser sur la joue d'Allan. Puis elle se cala dans son siège et replia ses jambes sous elle.

– On va bien s'amuser, minauda-t-elle.

Allan ne put s'empêcher de rire.

Yountville, la destination suggérée par Julie, était enveloppé de silence et d'obscurité. Il n'y avait pas un chat sur les trottoirs, pas une voiture dans les rues. Toutes les stations-service, tous les magasins étaient fermés. Après avoir tourné en rond pendant trois quarts d'heure, alors qu'ils s'apprêtaient à continuer leur route vers le nord, Julie repéra une petite bâtisse de briques et pierre de taille. Une enseigne de dimensions réduites désignait l'endroit comme le Butterworth Inn.

Une seule fenêtre était éclairée. Allan se gara le long du trottoir, devant l'entrée. Julie sortit de la voiture, ouvrit sans hésiter la petite grille de fer, monta les quelques marches du perron. Elle tourna le bouton de la porte vitrée et la poussa légèrement. En entrant, elle fit signe à Allan de la suivre. Quand il l'eut rejointe dans le petit vestibule, il crut qu'il s'était trompé d'époque.

Dans le coin réservé à la réception, il eût juré que la lumière provenait d'une lampe à gaz. Le décor de la petite auberge évoquait un intérieur du début du siècle. A tout moment, lui semblait-il, on pouvait s'attendre à voir entrer un groupe de jeunes femmes corsetées accompagnées de fringants messieurs aux bacchantes bien fournies, chaussés de guêtres et portant une chemise à col amidonné. Seuls le comptoir conventionnel et le jeune homme morose et mal rasé qui se tenait derrière venaient démentir cette curieuse impression.

– La chambre Chardonnay est libre, répondit simplement le préposé lorsqu'ils lui eurent expliqué l'objet de leur présence.

– La chambre... Chardonnay?

– Nos chambres n'ont pas de numéro, expliqua le réceptionniste avec une pointe de lassitude. Chacune porte le nom d'un cru du pays.

– Oh... put seulement répondre Allan en prenant la clé que lui tendait le jeune homme.

– Votre chambre est à droite en haut de l'escalier. Le petit déjeuner – compris – est servi à huit heures et demie dans la salle à manger qui est là, à gauche, juste sous votre chambre, en fait.

Ils gravirent l'étroit escalier. Arrivés sur le palier, ils jetèrent un coup d'œil circulaire. Sur chacune des trois portes qu'ils aperçurent était accroché un oreiller miniature où étaient brodés les mots « Silence S.V.P. ». Un peu en retrait celui de la quatrième porte annonçait « Chambre Chardonnay ». Sur la pointe des pieds, Allan s'avança vers une des autres portes et en retourna discrètement l'oreiller avant de le remettre en place.

– Celle-là, chuchota-t-il, c'est la « Chambre Cabernet ».

Leur chambre était petite et douillette. Le mobilier semblait dater de la fin du dix-neuvième siècle. Le lit, haut perché, était recouvert d'un volumineux édredon et d'une bonne demi-douzaine de coussins délicatement brodés, au sommet desquels trônait une poupée de chiffons à l'ancienne. L'unique fenêtre était encadrée de rideaux également brodés. Les tons dominants étaient le blanc et le bleu pâle.

– Une vraie chambre de bordel, plaisanta Allan en s'approchant de la petite table de nuit d'époque, sur laquelle il avait repéré une carafe de vin et deux verres de cristal.

– Cochon! s'écria Julie en lui jetant un coussin qui, destiné à sa figure, lui atteignit l'épaule.

Allan éclata de rire. Il ôta le bouchon de la carafe et le porta à ses narines.

– Xérès, je pense, dit-il en remplissant précautionneusement les deux verres à moitié.

Il en apporta un à Julie et vint s'asseoir à côté d'elle sur le lit.

– A quoi buvons-nous? demanda-t-il.

Elle lui déposa un léger baiser sur les lèvres.

– A cette chambre, qui est le monde entier, répondit-elle, et elle l'embrassa encore.

***

Ils ne s'étaient pas donné la peine de tirer les rideaux, et Julie, qui avait la tête tournée vers la fenêtre, fut réveillée la première par les vifs rayons du soleil qui transperçaient les voilages. Allan, étendu sur le dos, était encore profondément endormi. Son visage était serein, détendu. Elle avança le bras et lui effleura la joue. Son souffle léger lui frôla les doigts. Elle lui caressa le cou, les épaules. Dans son sommeil, il se retourna pour faire face à Julie. Elle laissa vagabonder sa main sur son torse et son ventre. Il ne semblait pas réagir. Elle laissa sa main descendre plus bas. Lorsqu'elle effleura les cuisses, elle perçut un embryon de réponse. En regardant naître l'érection, elle sentit un désir irrésistible s'emparer d'elle. Renonçant tout à coup aux raffinements, elle s'empara de son membre. Presque instantanément, il ouvrit les yeux. Il eut un regard étonné, comme s'il s'éveillait aux côtés d'une inconnue rencontrée la veille au soir, et dont il aurait déjà oublié le prénom.

Il reprit très rapidement ses esprits. Des deux mains, il attira à lui le visage de Julie. Elle le manipulait de plus en plus énergiquement. Allan, quand il eut compris l'urgence de son désir, la renversa sur le dos et entra en elle. Les vieux ressorts du lit commencèrent à grincer, d'abord doucement, puis de plus en plus furieusement. Bientôt, le cadre de cuivre lui-même se mit à cogner régulièrement contre le mur du fond. Les grincements et les coups de boutoir s'intensifièrent en se rapprochant, et s'évanouirent aussi brutalement qu'ils s'étaient élevés.

– Bonjour, dit-elle doucement en caressant la nuque d'Allan. Quelle heure est-il?

Allan grogna et tendit le bras vers sa montre, qu'il avait posée par terre la veille au soir.

– Nous avons exactement sept minutes pour descendre à la salle à manger, voilà l'heure qu'il est.

La salle en question était à peine plus vaste que leur chambre. Aux poutres de bois massif qui saillaient du plafond blanchi à la chaux étaient suspendus divers ustensiles de cuivre rouge. Les autres pensionnaires de l'auberge étaient déjà installés autour des trois tables de chêne. Lorsque Julie et Allan apparurent sur le seuil, le silence s'instaura.

– Oh! Non... fit Julie en serrant la main d'Allan.

Celui-ci, apercevant deux ou trois personnes qui se mordaient les lèvres pour ne pas rire, n'eut pas besoin de lui demander des explications.

– Je me demande combien nous avons fait tomber de ces machins de cuivre, glissa-t-il, s'efforçant de rester aussi naturel que possible tandis qu'il entraînait Julie vers la seule table où deux places étaient encore disponibles.

La jeune femme salua ses voisins d'un sourire qu'elle voulait ingénu.

– Eh bien, qu'avons-nous au menu? s'enquit-elle d'un ton léger.

Elle regretta immédiatement sa remarque; une de ses voisines se leva précipitamment et fila vers les toilettes, les épaules secouées de convulsions, pour y laisser exploser son fou rire.

Après un petit déjeuner abrégé, ils flânèrent dans les rues de Yountville. Ils firent une halte chez un détaillant en vins et fromages, où ils achetèrent plusieurs variétés de fromages et de salamis. Ils trouvèrent du pain frais dans une boulangerie. Avant de reprendre leur voiture, ils passèrent au supermarché pour s'y procurer des assiettes et des gobelets en plastique en vue de leur pique-nique.

En roulant sur les routes de campagne, ils réalisèrent pleinement que pour la première fois ils étaient vraiment ensemble, débarrassés de toute pression extérieure. Ils purent se parler à cœur ouvert le long de la route, au cours des haltes chez les petits négociants en vins de pays. Parce qu'il s'était d'emblée jeté à corps perdu dans sa spécialité, Allan n'avait pas eu de liaison sérieuse et durable depuis sa sortie de l'école de médecine. Lui-même fut surpris du besoin de s'épancher qui s'emparait subitement de lui; il bafouillait presque, tant par moments les mots se bousculaient au seuil de ses lèvres. Il s'aperçut même que par ses propos, il cherchait à gagner le respect de Julie.

Celle-ci était ravie que Allan eût soudain envie de se confier à elle. Jusque-là, elle avait gardé des doutes quant à la profondeur de ses sentiments pour elle; elle s'était préparée à l'éventualité d'être chassée de son existence lorsque la crise qu'il traversait actuellement serait terminée. Maintenant qu'il se mettait à nu, il lui semblait qu'entre eux se tissaient des liens nouveaux, plus solides.

Elle songeait elle aussi à se confier à lui. Depuis la mort de son fiancé, elle avait vécu dans le plus grand isolement intellectuel, sensuel et affectif. Allan l'avait sortie de sa réclusion physique. Et voilà qu'aujourd'hui elle se décidait à lui entrouvrir les portes de son monde intérieur. Pour la première fois depuis trois ans, elle se prenait à croire à la possibilité d'une relation sincère.

Lorsqu'ils tombèrent par hasard sur un petit négociant de Lower Creek qui ne figurait pas sur leur guide, leur conversation avait repris un tour plus léger. Ils l'avaient déniché en s'engageant par erreur sur une route minuscule.

Le bâtiment principal, qui évoquait plutôt une écurie, était à une cinquantaine de mètres de la nationale, mais il n'était accessible que par l'étroite route gravillonnée qu'ils avaient empruntée. Ils franchirent une porte de tôle ondulée et se retrouvèrent dans un vaste entrepôt faiblement éclairé. Devant eux et sur leur gauche s'alignaient d'énormes fûts de chêne massif. Il y avait un comptoir à leur droite. Julie sourit.

– J'adore cette odeur, ce mélange de vin et de bois qui vous prend à la gorge dans ce genre d'endroits, murmura-t-elle.

Un homme trapu, la soixantaine environ, se tenait derrière le comptoir, la main posée sur une bouteille. Il était lancé dans une discussion animée avec un autre personnage, dont les joues creuses étaient couvertes de poils gris. D'après ses yeux, il devait être en train de goûter des vins depuis un bon moment.

D'un air distrait, le patron se tourna vers Allan et Julie; il posa devant eux deux verres qu'il remplit à moitié. Allan consulta le tableau des crus proposés, et songea que s'ils voulaient tout goûter et si le patron continuait à les servir aussi généreusement, ils ne seraient pas longs à rouler sous le comptoir.

– Il est bon, hein? demanda l'homme quand ils eurent goûté.

Avec sa bouteille, il leur désigna les fûts.

– Tout le monde cherche à faire du vin vite et pas cher. Les imbéciles! Bon, ça, c'était mon Gewurtztraminer. Vous voulez essayer mon Chardonnay?

***

A l'ombre d'un noyer centenaire, ils étendirent la vieille couverture militaire d'Allan et y disposèrent en bon ordre les vivres et les ustensiles. Allan déboucha une bouteille et remplit les gobelets de vin. Ils s'assirent et, dans un silence quasi religieux, dévorèrent tout ce qu'ils avaient apporté.

Allan se servit un autre verre, puis se cala confortablement contre le tronc noueux du noyer. Julie s'allongea en posant la tête sur ses genoux. Elle se mit à savourer un à un les grains de raisin qu'elle détachait lentement d'une grappe. Allan trempait des quartiers de pomme dans son gobelet et les avalait ensuite. Le soleil, le vin et la présence de Julie le remplissaient de volupté. Il était bien.

– Bon... fit-il avec un soupir interminable. Qu'est-ce que je devrais faire à ton avis?

– Chais pas. Pourquoi ne pas aller en Afrique et reprendre le travail là où le Dr Schweitzer l'a laissé?

– Je suis sérieux, Julie, répondit-il doucement. Nous avons évité d'en parler jusqu'à maintenant, pour...

– Alors, pourquoi gâcher cette belle journée?

– Ça ne gâche rien. Peut-être que c'est ce vin, mais j'ai l'impression d'être capable de parler de tout ça à tête reposée, comme si ça ne me concernait pas personnellement.

– Tant mieux. Mais si j'étais toi, je m'abstiendrais de prendre des décisions graves après une demi-journée passée à boire du vin.

– Je suis sérieux...

– D'accord.

Elle lui caressa la joue.

– Je ne vois pas ce qu'il y a à dire. Ça se tassera. Ça prendra peut-être six mois, un an, mais tout ça finira par être oublié. Et alors, tu pourras reprendre tes travaux à l'Université ou Dieu sait quoi, bref, tout ce que tu projetais de faire avant que ta grande gueule ne t'attire des ennuis.

– J'aimerais bien que ça se passe comme ça. Le problème, c'est que j'ai bien peur que ça ne s'arrange pas. Et dans ce cas, il ne me restera pas trente-six solutions.

Julie resta silencieuse.

– Tu sais ce qu'il me restera à faire?

– Eh bien, tu pourras toujours ouvrir un cabinet.

– Un cabinet? Devenir chirurgien généraliste et passer le restant de mes jours à m'occuper de hernies, d'hystérectomies et d'hémorroïdes? Ah! Je me vois bien, inscrit à l'Amicale des médecins du comté, en train de participer à leurs croisières du style « Clair de lune sous la baie magique », et à leurs petits bals ringards, histoire de lécher les bottes de quelques internes en espérant qu'ils voudront bien m'envoyer deux ou trois patients!

– Ça n'est pas si horrible que ça.

– Non, c'est encore pire! Je pourrais peut-être éviter cet enfer en me faisant embaucher dans une quelconque organisation de santé. La belle affaire! Me voilà fonctionnaire, travaillant de neuf à cinq, prenant mes décisions en fonction des règlements et surtout pas en fonction de l'état de santé des malades!

– Très bien. Si tout ce qui n'est pas traumatologie te hérisse le poil, tu n'as qu'à assiérer tes arrures... holà! Je crois bien que ce vin m'a tapé sur la tête à moi aussi! Je veux dire : assurer tes arrières. Suis le conseil de Dorr. Courbe l'échine à en faire pâlir Quasimodo. Ne donne plus d'interview, ne publie aucune étude. Enterre-toi dans ton labo avec tous ces chiens que tu tortures au nom de la science, et n'en sors plus jusqu'à ce que Dorr vienne te prendre par la main.

Le silence retomba. Allan étudiait le liquide qui dansait au fond de son gobelet. Il inclina le poignet et renversa un filet de vin. Julie mastiquait toujours son raisin.

– Il te reste une solution.

– Laquelle?

– Contre-attaquer.

– Et qu'est-ce que ça me rapporterait, à part la malédiction éternelle de l'Université?

– Ah, bien sûr, ce ne serait pas facile. A mon avis, les gens en place sont essentiellement des chiffes molles. C'est aberrant. Ils sont farcis de responsabilités envers la communauté médicale et, plus largement, envers tous ceux qui leur versent des impôts et leur donnent les moyens de déconner en toute tranquillité. Tu repères un problème majeur, tu suggères une réforme en conséquence, mais il suffit qu'un Anthony lève le petit doigt pour que tout ce joli monde se mette en quatre pour te faire taire. Peut-être que ce que tu as de mieux à faire, c'est de contre-attaquer, de te battre pour tes droits propres et ceux de tes patients. Je parie que si tu remues encore plus d'air qu'Anthony, que si tu t'attaques à lui, ils s'écraseront devant toi. Ce qu'il faut que tu décides, c'est si tu es prêt à encaisser tous les coups fourrés qu'Anthony essaiera de te faire. Mais si oui, je suis sûre que tu peux le battre.

– Hé! Tu n'as jamais pensé à te faire entraîneur d'une équipe de football?

Elle se redressa, puis vint s'agenouiller juste en face de lui.

– Je ne plaisante pas, Allan.

Il étendit les bras et l'attira à lui.

– Je sais. Mais ça paraît tellement impossible...

Julie se dégagea de son étreinte.

– Ça n'était qu'une hypothèse parmi d'autres. En tout cas, quoi que tu décides, je serai avec toi. Même si tu choisis de continuer à te comporter comme un gamin capricieux.

***

Deux jours plus tard, ils étaient de retour à San Francisco. Ils arrivèrent aux alentours de minuit.

– Qu'est-ce que tu fais demain? demanda Julie au moment où il s'arrêtait devant chez elle.

– Je retourne au labo, pour travailler sur le sang artificiel.

– Je croyais que tu étais convaincu que la mort du gosse n'avait rien à voir avec ça?

– Oui, il faut aussi que j'en convainque le jury. Et ça, c'est une autre paire de manches.

Julie lui déposa un léger baiser sur les lèvres, puis recula légèrement.

– Tu montes?

– Non, pas ce soir. J'ai des notes à préparer chez moi avant d'aller au labo. Je pensais déjà m'y mettre le soir où on est partis pour la Napa Valley.

Julie l'embrassa une dernière fois avant d'attraper son sac, posé sur la banquette arrière.

– D'accord... Mais je n'ai pas l'intention de passer toute ma vie à poireauter pendant que Monsieur travaille.

Elle ouvrit la portière, posa un pied sur le bitume et se retourna.

– Tu m'appelles demain?

– Réserve ta soirée. Passe-moi un coup de fil au labo, au cas où.

Un quart d'heure plus tard, Allan était de retour chez lui. Il se contenta de sortir ses affaires de toilette de son sac, alla se brosser les dents, puis s'installa à son bureau.

***

Le lendemain matin, à sept heures et demie, il franchit le seuil du bâtiment de briques rouges, situé au milieu d'un bosquet d'eucalyptus géants, qui abritait les laboratoires. Siège historique de l'hôpital universitaire, il avait été peu à peu délaissé au fur et à mesure que l'établissement gagnait en importance et en notoriété. Les couloirs étaient déserts : il était encore très tôt. Allan se réjouit à l'idée de passer une heure ou deux tranquille, avant l'arrivée des autres, qui ne manqueraient pas de venir le déranger pour bavarder ou lui demander son avis sur tel ou tel problème professionnel ou personnel. Mais alors qu'il se dirigeait tranquillement vers son laboratoire, des bruits inhabituels de marteaux et de scies lui parvinrent aux oreilles. Il pressa le pas, tourna au coin du couloir.

Il s'arrêta net, pétrifié par le spectacle qui se déroulait sous ses yeux. Il crut tout d'abord avoir surpris en flagrant délit une bande de cambrioleurs. Ses microscopes, ses centrifugeuses, son précieux équipement d'analyses sanguines, son spectrographe étaient alignés le long du mur du couloir. De l'autre côté s'empilaient les caisses, les boîtes et les dossiers; un peu plus loin, il aperçut les cages où il enfermait ses cobayes; elles étaient vides.

Il fut parcouru d'un frisson et se mit à courir. En arrivant à la porte de son laboratoire, il constata que les « cambrioleurs » étaient des manutentionnaires de l'hôpital. Tout avait changé. Là où il y avait toujours eu des cages s'étendaient à présent des rayonnages. Une partie du laboratoire avait purement et simplement été escamotée : on était en train d'installer une cloison pour séparer la pièce en deux.

Il attrapa par le bras un ouvrier qui s'apprêtait à passer à côté de lui.

– Qu'est-ce que c'est que cette histoire?

L'autre se dégagea.

– Tu penses que j'en ai pas la moindre idée, mon pote. J'fais c'qu'on m'dit d'faire, point à la ligne.

Hors de lui, Allan regardait de tous côtés, cherchant un responsable, quelqu'un qui pourrait lui expliquer pourquoi on démontait son laboratoire.

L'homme qu'il avait accosté lui désigna une armoire à glace qui se tenait au milieu de la pièce en mâchonnant son cure-dents, un gobelet de café à la main.

– Ce type, là, c'est l'contremaître, mec. Demande-z-y donc.

En trois foulées, Allan fut sur l'homme.

– Je suis le Dr Kirk, et ceci est mon laboratoire. Puis-je vous demander ce que cela signifie?

Sans se fatiguer avec de vaines paroles, le contremaître lui désigna la porte de l'index. Allan pivota et aperçut la silhouette de Jack White, le directeur, découpée sur le seuil.

Allan écarta du pied une boîte à outils qui lui barrait le passage et s'avança vers la porte.

– Jack, qu'est-ce qui se passe? Qu'est-ce qu'ils foutent avec mon labo?

White battit en retraite dans le couloir.

– Allons dans votre bureau. Je crois qu'il serait bon que nous ayons une petite discussion.

Allan ne savait pas s'il devait se sentir soulagé d'apprendre qu'en tout cas, son bureau existait encore, ou s'estimer insulté par le ton paternel qu'avait employé White. Ils s'y rendirent sans échanger un mot. Là, ils s'assirent l'un en face de l'autre sur de simples chaises métalliques.

– Alors?

– Écoutez... Comme je ne vois pas d'autre moyen, je ne vais pas y aller par quatre chemins.

Il baissa un instant les yeux, puis son regard affronta à nouveau celui d'Allan.

– L'Institut National de la Santé a refusé de vous renouveler ses crédits.

Allan fixait le directeur comme si celui-ci n'avait encore rien dit.

– Refusé? C'est impossible. Pourquoi le feraient-ils, alors qu'ils me les accordent depuis cinq ans et que mes recherches arrivent enfin à leur terme? Qu'est-ce que vous voulez dire?

Il se tut, puis explosa.

– White, si c'est votre...

Le directeur éleva les deux mains en direction d'Allan.

– Stop! Avant que vous ne vous mettiez à charger en aveugle dans la mauvaise direction! Je sais bien que nous avons eu quelques différends, mais je n'ai rien à voir là-dedans. Rien.

– Alors, qui est-ce? Enfin, c'est absurde! Ils ne devaient pas se prononcer sur le renouvellement avant six bonnes semaines! En plus, il était évident qu'il était temps de passer aux essais cliniques! Tout le monde dit que notre produit est le plus au point, que l'équipe de Chicago a entre six et neuf mois de retard sur nous! Il a bien fallu que quelqu'un de chez nous leur raconte des salades à notre sujet!

– Ne soyez pas si naïf, Allan.
– Naïf? Naïf à propos de quoi?
– Vraiment, vous ne voyez pas? Quarante-huit heures après le dépôt de la plainte, des inspecteurs ont commencé à fouiner par ici. Ils ont parlé à Dorr pendant des heures, ils ont interrogé une bonne demi-douzaine de personnes. En traumatologie, presque tout le monde y a eu droit.
– Personne ne m'en a jamais parlé! s'écria Allan, sidéré. Bon, et alors?
– Ils étaient du Bureau de Contrôle Médical.
Allan secoua la tête, incrédule.
– Attendez voir... attendez un peu. Qu'est-ce que le BCM vient faire là-dedans? Il relève de l'État de Californie. Tout ce qu'ils font, c'est épingler quelques médecins alcooliques ou drogués de temps en temps, rien de plus.
– Peut-être qu'ils en avaient déjà assez pour cette année. Je n'en sais rien. En tout cas, ce dont je suis certain, c'est que vous les avez sur le dos.
– Moi?
– Vous.
– A cause des plaintes?
– A cause de la première, oui. Celle qui vous accuse d'avoir expérimenté votre produit sur un patient vivant, et surtout sans avoir demandé l'autorisation des parents. Ils sont très chatouilleux sur ce genre de choses.
Allan était effondré. Il se cacha le visage dans les mains.
– Je ne comprends toujours pas ce qui s'est passé avec l'Institut National de la Santé, mais tant pis... Comment cette histoire est-elle arrivée jusqu'au BCM?
– Ils doivent lire les journaux, comme tout le monde.
White se tut et fixa le bout de ses chaussures resplendissantes. Il les fit claquer l'une contre l'autre.
– Et si par hasard, reprit-il, ils n'avaient pas lu les journaux ce matin-là, je suis sûr que quelqu'un se sera fait un plaisir de le leur signaler.
– Anthony...!
– Vous ne pourrez jamais le prouver. Mais...
– Le fils de pute! Le...
– Qu'est-ce que vous croyez, Allan? Qu'il s'agit d'un débat académique? Qu'après la joute oratoire, vous et vos adversaires irez boire un pot ensemble? Voyons! Vous vous êtes attaqué à un sérieux client. A quoi vous attendiez-vous? D'ailleurs, j'ai tort de vous poser cette question. Vous connaissant, je suis sûr que vous n'avez pas songé une seconde aux conséquences de vos paroles.

Seulement voilà, vous êtes pris au piège, maintenant. Vous allez devoir remettre les pieds sur terre.

– Oh, ça va. Épargnez-moi vos sermons.

– Croyez-le si vous le voulez, mais tout ceci ne me fait aucun plaisir. Je ne vous porte pas particulièrement dans mon cœur, mais jamais je ne vous aurais souhaité de tels ennuis.

Allan prit le parti d'ignorer la remarque.

– Et pour l'Institut National de la Santé?

– Je ne comprends pas bien. Peut-être que le BCM les a avertis. Il est possible qu'Anthony s'en soit chargé lui-même. En tout cas, ils ont mordu à l'hameçon. Les fédéraux ont horreur d'être mêlés à ce genre d'histoires, surtout en ce moment, avec le Congrès en pleine bagarre pour le budget de l'année prochaine, et le lobby anti-euthanasie qui passe tout au peigne fin pour vérifier que le gouvernement ne laisse pas assassiner les bébés et les comateux. Enfin, le résultat, c'est qu'on nous a avertis que votre subvention n'était pas renouvelée. Dorr a essayé de vous joindre.

– Je me suis absenté quelques jours, fit Allan, songeur.

White se leva et replaça sa chaise contre le mur.

– Écoutez, je sais bien que la situation doit vous paraître sans issue, mais rien n'est insurmontable. Le pire qui puisse vous arriver, ce serait de devoir reprendre votre programme de recherches dans une autre université, et...

Allan lui fit signe de se taire.

– Si ça ne vous dérange pas, je crois que je ferais mieux de commencer à rassembler mes affaires avant que ces types ne foutent tout en l'air.

Il voulut se lever, mais ses jambes ne le portaient plus. Sans chercher à cacher sa faiblesse, il leva les yeux sur White.

– Tout bien réfléchi, si vous pouviez leur demander en passant de tout laisser dans le couloir... J'irai les prendre plus tard.

White le contempla avec une lueur de compassion. Il sortit et referma la porte sur lui.

Allan resta assis; il écoutait les bruits de l'immeuble qui revenait à la vie. A travers le verre dépoli de la porte, il observa les ombres qui passaient dans le couloir à présent éclairé. Deux ombres s'arrêtèrent devant son bureau pour bavarder; il les fixa distraitement, sans chercher à comprendre leurs paroles. A un certain moment, le couloir se remplit de ces ombres furtives, certaines seules, d'autres par petits groupes. Un peu plus tard, elles repassèrent toutes en sens inverse. Elles paraissaient plus détendues. La pause de midi était terminée.

Une fois ou deux, au cours de l'après-midi, une ombre s'arrêta devant sa porte. Elle tournait la poignée dans un sens, puis dans l'autre. Elle frappait un petit coup timide au carreau. Elle finissait par s'en aller. A deux reprises, le téléphone sonna.

Quand Allan fut certain que toutes les ombres avaient quitté le couloir, quand il vit les lumières s'éteindre, il se leva de sa chaise et partit.

11

Une sonnerie lointaine et étouffée le tira de l'inconscience. Il était affalé sur le ventre, une jambe et un bras pendant à bas du lit. Il ouvrit les yeux et regarda l'appareil posé à même le sol. Sans un geste, il écouta tinter la sonnerie. Quand celle-ci s'évanouit enfin, il s'extirpa lentement de son lit, donna un coup de pied dans une canette de bière vide et avança en titubant jusqu'à la salle de bains.

Il était en train de se rincer la figure quand le téléphone se remit à sonner. Furieux, il jeta à terre sa serviette de toilette, se propulsa dans sa chambre et arracha le récepteur à son support.

– Ouais! aboya-t-il. C'est pour quoi?!

Il y eut un silence embarrassé à l'autre bout du fil.

– Un moment, s'il vous plaît, docteur Kirk, dit une voix féminine visiblement outrée, le Dr Dorr souhaite vous parler.

Il entendit le déclic, puis dut subir la bande musicale déclenchée pour le faire patienter; il s'apprêtait à raccrocher lorsque Dorr entra en ligne.

– Allan? Où étiez-vous passé, nom de Dieu?

– Nulle part en particulier.

Il n'avait ni l'énergie ni la volonté d'en dire davantage.

Dorr prit un ton compatissant.

– Je suis désolé de la manière dont vous avez appris, pour votre labo. Nous avons remué ciel et terre pour vous joindre.

– Ouais... C'est ce que White m'a dit hier, lâcha-t-il, pris d'une soudaine bouffée de rancœur. Comme c'était pratique, de faire ça pendant que j'étais loin de San Francisco!

– Ça n'aurait pas changé grand-chose si vous aviez été là, se contenta de répondre Dorr, décidé à ne pas relever l'insinuation. Les gars du BCM n'avaient pas l'intention de discuter avec vous.

Ils n'ont même pas daigné écouter notre avis avant de passer à l'action.

Allan répondit par un grognement.

– Vous retirer dans votre coquille n'arrangera rien. C'est vrai, vous êtes dans un sacré pétrin. Mais si vous vous contentez de... Bon, je ne sais pas ce que vous faites au juste, mais si vous ne faites pas le moindre effort pour trouver des solutions, vous n'avez aucune chance de sauvegarder quoi que ce soit.

Allan s'approcha lentement de son lit défait.

– Et qu'est-ce que vous me suggérez de faire, hein, Phil? D'appeler l'Institut et de les supplier à genoux? De me mettre à plat ventre devant le Conseil de l'Université? De...

– Vous pourriez commencer par cesser de pleurnicher sur votre sort, lâcha Dorr d'un ton exaspéré. Après tout, vous n'avez rien d'une innocente victime! Tout ce qui vous arrive est le résultat de votre conduite!

– C'est peut-être vrai... D'accord, c'est vrai. Mais vous, est-ce que vous auriez laissé crever ce gosse, sachant que vous aviez dans votre coffre quelque chose qui avait une infime chance de le sauver?

– Allan...

La lassitude transpirait maintenant dans la voix de Dorr.

– Oui, peut-être, hein? reprit Allan d'un ton sarcastique. Eh oui, le règlement, la déontologie... La méthode scientifique... Et toutes ces morts inutiles dans les services d'urgence? Si vous y aviez été confronté, vous l'auriez bouclée? Oui, à la réflexion, je crois que vous vous seriez écrasé. On ne devient pas grand patron en ouvrant le bec quand on ne vous le demande pas!

– Allan, ça suffit!

Dorr marqua une pause pour reprendre son sang-froid.

– Bon... Je vous appelais pour vous prévenir que nous allons essayer de nous arranger à l'amiable avec la famille du gosse. Il y a une réunion préliminaire demain, dans la grande salle de conférence.

– De vous arranger? Qu'entendez-vous par là?

– Personne ne souhaite que cette affaire s'éternise. Tout le monde y perdrait.

– Vous voulez régler ça discrètement, hein? Vous tirer d'affaire le plus vite possible! Tout de suite! Bon sang, vous n'avez même pas la décence d'attendre que...

– Allan! coupa Dorr. Vous feriez bien de vous enfoncer dans le crâne que vous n'êtes pas le seul concerné! Quelles que soient les motivations qui vous ont conduit à administrer votre sang artificiel à ce garçon, vous avez mis l'Université en danger.

– Ah bon? Alors, merde à...

– Je vous ai beaucoup soutenu, Allan. J'ai beaucoup misé sur vous, pas seulement comme un professeur vis-à-vis d'un élève brillant mais difficile, mais aussi, je crois, comme un ami. Ne poussez pas le bouchon trop loin. D'ailleurs, il ne s'agit pas que de cette plainte. Nous venons d'apprendre qu'Anthony est allé trouver le conseil général et leur a proposé d'assumer le contrat de prise en charge des indigents à des conditions beaucoup plus avantageuses que les nôtres. Je ne sais pas s'il va réussir son coup, ni quel genre de soins ces indigents recevraient à Coit Hill si c'était le cas. Mais je peux vous affirmer que si le conseil général retient sa proposition, nous serons au pied du mur. Notre programme de formation sera réduit à néant. Et je n'hésiterai pas à le dire : vous en serez l'unique responsable. Je suis convaincu qu'il n'essaie de nous doubler que parce que vous travaillez chez nous.

Allan s'assit sur son lit.

– Qu'est-ce que vous voulez que j'y fasse ? Que je me pointe à l'entrée de l'hôpital et que je me plante un scalpel dans le ventre ? Est-ce que ça peut vous être utile ? Dans ce cas, je vais le faire, Phil.

– Ne soyez pas idiot. Ce qui constituerait un bon début, en revanche, ce serait que vous soyez présent demain lors de notre réunion. Si vous montriez ne serait-ce qu'un petit peu d'intérêt, un peu...

– D'humilité ?

– Appelez ça comme vous voudrez. Je ne sais pas ce que nous pourrons sauver, ni pour nous, ni pour vous. Mais votre présence serait utile.

Le médecin-chef raccrocha.

Allan envisagea un instant de se recoucher, mais retourna finalement à la salle de bains pour y terminer sa toilette. A peine était-il parvenu devant la douche que le téléphone sonna de nouveau. Il fusilla l'appareil du regard, comme s'il espérait impressionner son correspondant et l'amener à raccrocher. Il n'obtint aucun résultat. Vaincu, il revint dans la chambre et décrocha. C'était Julie.

– Allan, nom d'une pipe, j'essaie de te joindre depuis hier midi ! Qu'est-ce qui t'arrive ?

A grand-peine, il parvint à ravaler sa hargne. Le ton de Julie, l'inquiétude que trahissait sa voix le ramenèrent à la réalité.

– Allan... ? Chéri, qu'est-ce qu'il y a ?

– Ils ont fermé mon labo, lâcha-t-il dans un souffle. Quelqu'un a prévenu l'Institut et ils m'ont coupé mes crédits. Quelqu'un a appelé le Bureau de Contrôle Médical. Ils cherchent à me faire radier.

– Je me dépêche de finir et j'arrive, décida-t-elle, bouleversée.

– Non!

Lui-même fut surpris de la rudesse de son ton.

– Excuse-moi... Je ne voulais pas crier. J'ai besoin de rester seul, de faire le vide dans ma tête. Je suis fatigué, Julie, terriblement fatigué.

Julie ferma les yeux; elle cherchait ses mots.

– Allons prendre un café quelque part. On pourra parler.

– Il n'y a pas grand-chose à dire pour le moment, Julie. Je...

– Allan, je peux t'aider. N'essaie pas de t'en tirer tout seul.

– Rien qu'aujourd'hui, Julie, c'est tout ce que je te demande. Il s'est passé tellement de choses.... Il faut que je fasse le point.

– Tu m'appelleras?

– Je ne suis pas en train de te laisser tomber, Julie.

Il hésita un instant.

– Demain matin, il y a une espèce de réunion à l'Université, à propos des plaintes. Je t'appellerai après.

– D'accord, répondit-elle, à demi convaincue.

***

Carroll Vanowen, le rédacteur en chef du *Telegraph*, s'approcha discrètement du bureau de Younger, prit une chaise et s'y assit à califourchon, croisant les bras sur le dossier. Il adressa au journaliste un sourire cordial qui dévoila l'alignement irréprochable de ses dents éclatantes.

– Comment va? demanda-t-il gaiement.

– Ça va, répondit Younger en s'efforçant d'afficher le même entrain.

Vanowen allait sûrement lui demander de couvrir Dieu sait quelle conférence de presse, organisée par une quelconque compagnie pharmaceutique pour annoncer le lancement du énième remède contre l'herpès.

Pour une fois, il fut pris au dépourvu.

– Qu'est-ce que vous avez sur la mort de notre bon maire?

Younger, à moitié affalé sur son bureau, se redressa lentement.

– Rien de plus que ce qui a déjà été publié.

– Et il ne vous est pas venu à l'idée de vous pencher d'un peu plus près sur les circonstances de sa mort?

Younger, qui s'était occupé de la couverture de l'événement, fut tenté de se sentir insulté. Il se reprit à temps.

– Non. Il n'y avait aucune raison. Une autopsie a été pratiquée sur place juste après sa mort. Le rapport concluait à un infarctus du myocarde compliqué de graves hémorragies internes.

– Pourquoi n'y a-t-il pas eu d'autopsie officielle? N'est-ce pas une obligation pour l'institut médico-légal du comté, dans les cas de ce genre?

– Écoutez, il y a déjà eu une douzaine d'articles sur ce sujet. Où voulez-vous en venir?

– Pas si vite! Alors, pourquoi?

– D'après la loi, c'est obligatoire si la cause fondamentale du décès reste obscure. Mais dans les faits, l'institut médico-légal ne procède à une autopsie que si elle n'a pas déjà été effectuée par un pathologiste de l'hôpital où le décès est intervenu. Il est assez rare que l'hôpital s'en charge, mais pour le maire, ils y étaient quasiment obligés : il fallait bien qu'ils fournissent des explications. L'institut médico-légal a certifié sur parole la validité légale du rapport du pathologiste de Coit Hill. Ce type a très bonne réputation, donc...

– Et l'enquête du coroner du comté? Un de vos articles mentionnait cette possibilité.

– Il y a bien eu une enquête, mais elle portait sur l'accident lui-même; elle a prouvé qu'il s'agissait bel et bien d'un accident, dont la responsabilité incombait entièrement au pilote. Dans ces conditions, personne ne voyait l'utilité d'aller chercher plus loin.

Vanowen rapprocha sa chaise du bureau de Younger.

– Bon, c'est vous le spécialiste, ici. Qu'est-ce que vous pensez de tout ça?

– Je n'en sais rien. Le pilote s'en est bien tiré, ce qui tendrait à prouver qu'ils ont reçu des soins adéquats à Coit Hill. D'un autre côté, le bruit court que leurs toubibs ne sont vraiment pas enthousiastes en ce qui concerne leur soi-disant centre de traumatologie. Il est possible que dans ce cas, certains éléments aient pu contribuer au décès du maire.

– Par exemple?

– Le coup classique : le chirurgien introuvable, ou alors, faute de mieux, le chirurgien incompétent.

– Peut-on réussir à prouver ce genre de choses?

– C'est très difficile. Il faudrait avoir accès au dossier médical complet, pour le soumettre à quelqu'un d'assez compétent pour trancher sur la qualité des soins administrés.

– Vous pourriez l'obtenir, ce dossier?

– Je pense que oui. Pourquoi? Vous avez encore reçu un coup de fil anonyme?

– Non, mais hier, je traînais dans un cocktail où je ne connaissais pratiquement personne. Alors, vous savez comment ça se passe, je me baladais de groupe en groupe. A un moment, j'ai écouté deux ou trois types raconter qu'en ce moment, les urgences de Coit Hill sont en pleine sinistrose; ils répétaient que depuis la mort du maire, Huntington n'est vraiment plus vivable.

– Et vous croyez que ça vaut la peine de vérifier?

Vanowen lui décocha un clin d'œil.

Younger avait pris un crayon et en tapotait la pointe contre son bureau.

– Enfin... Il y en a qui ont décroché le Pulitzer avec une idée de départ encore plus mince que ça. D'accord, je vais voir ce que je peux faire.

Son premier appel fut pour le bureau d'information de l'Université. La responsable des relations publiques se montra ouverte tant qu'il s'agit de l'état de santé du conseiller Page (qui récupérait bien de ses diverses blessures), mais elle se refusa à lui donner le nom du médecin qui l'avait pris en charge.

Ensuite, il trouva la carte de visite d'Allan dans l'un de ses carnets d'adresses. Il n'était ni à son domicile, ni à son laboratoire. Il appela les urgences de l'Université; on lui répondit que personne ne savait où il était.

Il se leva, boutonna son gilet, empocha son magnétophone ainsi que deux cassettes, et sortit.

Le bureau d'Allan était fermé à clé. Dorr refusa de le recevoir, même à titre officieux. Il passa un certain temps à rôder autour des urgences et finit par trouver une infirmière qui prenait une boisson à la cafétéria.

– Vous ne risquez pas de trouver le Dr Kirk ici, déclara-t-elle. Il paraît qu'il s'est fait virer. Ils ont fermé son labo.

Son premier mouvement fut de retourner au journal pour faire un article sur le renvoi d'Allan. Mais il songea qu'il manquait d'informations. Au lieu de cela, il sauta dans un taxi pour Coit Hill. Il déambula dans les couloirs des urgences, bavarda avec deux ou trois infirmières et le médecin de garde sous prétexte de rassembler les éléments d'un reportage sur les services d'urgence. Il n'apprit strictement rien. Aucun de ses interlocuteurs n'était de garde le soir de l'accident. Bientôt, une des public-relations de Coit Hill se présenta pour lui demander si elle pouvait « lui être utile ». Lorsqu'il émit le souhait de voir Anthony, elle lui répondit que le directeur était pris par toute une série de rendez-vous et ne pouvait être dérangé. Lorsqu'il déclara qu'il aimerait s'entretenir avec le Dr Huntington, il lui fut opposé qu'il était absorbé par la préparation d'un grand colloque sur la traumatologie, et qu'il avait précisé qu'il ne donnerait aucune interview au cours des semaines à venir. Ensuite, toujours souriante, elle l'escorta jusqu'à la sortie.

Younger, planté devant l'entrée principale de l'hôpital, hésita. Peut-être ferait-il aussi bien de rentrer au journal et dire à Vanowen de garder ses géniales intuitions pour lui. Mais en regardant sa montre, il constata qu'il avait le temps de lancer quelques escarmouches supplémentaires, afin de vérifier une fois pour toutes si les soupçons de son jeune rédacteur en chef pouvaient être fondés.

Il fut accueilli comme un vieil ami par la réceptionniste noire de l'institut médico-légal.

– Hé! Comment va, Sam Younger? Encore un scoop?

– Pas pour le moment, ma jolie. Rien qu'une intuition géniale du patron.

Tranquillement, il s'approcha du fichier cylindrique posé sur le bureau de la préposée. Chacun de ses nombreux volets d'aluminium contenait une série de languettes de papier, sur lesquelles étaient portés le nom et le numéro de dossier de tous ceux qui avaient subi une autopsie cette année.

Intérieurement, Younger maudissait Vanowen de lui faire perdre son temps précieux. Pourquoi trouverait-il ici quelque chose sur le maire, alors qu'il n'avait pas été autopsié à l'institut médico-légal? Il n'y aurait rien sur le maire. Pas de nom. Pas de numéro de dossier. Rien.

Parmi le contingent de morts qui avaient été transportés le même jour à la morgue, il reconnut presque immédiatement le nom du maire.

Il sortit la languette indispensable pour le retrait du dossier et s'approcha de la réceptionniste. Jusqu'alors elle n'avait jamais songé à lui demander s'il avait le droit de compulser les dossiers. Toutefois, en raison de la nature particulière de celui-ci, il s'appliqua à donner à sa demande des allures de routine.

– Ça vous ennuierait d'aller me chercher celui-là, si c'est possible? Je suis complètement à la bourre.

Elle le contempla avec une exaspération feinte.

– Ça vous est déjà arrivé de ne pas être à la bourre? dit-elle en se levant.

Quelques minutes plus tard, elle était de retour.

– Désolée, Sam. Ce dossier est sorti.

Younger débita un chapelet de jurons intérieurs.

– Qui l'a pris?

Elle consulta une fiche jaune.

– Julie McDonough.

– Qui est-ce?

– Notre statisticienne.

Younger se gratta la nuque.

– Elle est ici?

– Elle n'est pas venue aujourd'hui. Non, Sam, je ne vous donnerai pas son numéro de téléphone.

Il sortit, héla un autre taxi et se rendit tout droit à la documentation du *Telegraph*. Là, il s'installa devant un écran d'ordinateur et demanda l'index alphabétique. Quand il eut trouvé le nom de Julie, il pianota sur les touches de l'appareil pour faire apparaître l'article dans lequel elle était citée. C'était un entrefilet qui relatait un accident de voiture survenu trois ans plus tôt sur la route de Twin Peaks. Elle y était présentée comme rescapée.

« Merde... Au bon vieux temps, se dit-il, ne pas noter l'adresse de quelqu'un dont on parlait dans un papier, même pour un truc de cinq lignes, c'était suffisant pour se faire foutre à la porte... ».

L'annuaire téléphonique ne lui fut d'aucun secours. Il y avait quinze McDonough sans prénom, dont cinq sans adresse correspondante, probablement des femmes.

Plutôt que de perdre son temps à essayer tous les numéros l'un après l'autre, il téléphona au service des permis de conduire de Sacramento et demanda un employé qu'il connaissait bien.

– Qu'est-ce que tu cherches ce coup-ci, vieux? demanda l'autre après quelques plaisanteries d'usage.

– McDonough, Julie.

– Encore une poule de bar qui a pas voulu te filer son numéro, hein?... Quitte pas.

Younger resta en ligne.

– McDonough Julie... annonça la voix après quelques minutes. Neuf trois quatre sept sept cinq neuf. Adresse : six vingt et un Polk.

– Merci, George. T'es un vrai chef.

– Laisse tomber les compliments. Pense plutôt à moi si t'as un billet de rabe pour le match des Forty-niners à l'automne prochain, répondit George.

– Rappelle-moi pour me donner la date, et je t'en enverrai deux, dit gaiement Younger.

***

Lorsqu'elle lui ouvrit, il reconnut aussitôt la jeune femme qui accompagnait Allan lors de la réunion du comité de coordination. Visiblement, elle venait de pleurer.

– Je suis Sam Younger, du *Telegraph*, dit-il en présentant sa carte de presse.

Julie le dévisagea avec méfiance.

– Eh bien?

– J'essaie de trouver le Dr Kirk. Est-ce que vous auriez une idée de l'endroit où il se trouve?
– Il y a un bon moment que je ne l'ai pas vu.
Elle était sur ses gardes.
– Si vous voulez bien m'excuser...
Elle esquissa le geste de refermer la porte, mais Younger posa la main dessus.
– Seulement deux minutes, mademoiselle. C'est très important.
Elle hésita, puis ouvrit complètement la porte.
– Très bien. Entrez, mais seulement quelques minutes.
Younger la suivit dans la cuisine où elle était en train de prendre le thé. Il repéra une chemise ouverte sur la table. C'était un dossier provenant de la morgue. Elle lui proposa du café, le servit puis se rassit.
Younger choisit de mettre les pieds dans le plat.
– Mademoiselle McDonough... le Dr Kirk a-t-il été renvoyé de l'Université?
Un regard furieux lui fit aussitôt regretter sa question. Sans laisser à Julie le temps de réagir, il enchaîna :
– Je pourrais peut-être vous aider.
Si elle était plus qu'une simple amie d'Allan et si l'infirmière avait dit vrai, la détresse qu'il pouvait lire dans ses yeux n'était certainement pas étrangère à la situation de l'impétueux médecin. Le seul moyen d'obtenir quelque chose d'elle, dans ce cas, était de lui faire entendre qu'il pouvait leur être utile.
– Vous voulez nous aider? C'est votre grand cœur qui vous y pousse, peut-être?
– Pas seulement. Je crois que cette affaire est suffisamment importante pour que l'opinion soit informée de ce qui se passe dans la communauté médicale. Si en passant je peux aider Kirk à s'exprimer, tant mieux.
Julie ne répondit pas. Younger décida de considérer son silence comme un consentement. Un plan se formait peu à peu dans son esprit.
Il montra du doigt la chemise ouverte.
– Le dossier du maire?
– Oui, acquiesça doucement Julie.
– Vous l'avez pris pour voir ce que vous pouviez en tirer?
– Je n'espérais rien de précis. Mais je connais l'opinion d'Allan sur Coit Hill. Je me disais que j'y trouverais peut-être quelque chose qui pourrait nous aider.
– Alors?
Elle poussa le dossier devant lui.
– Nous n'aurions même pas dû l'avoir, puisque l'autopsie n'a pas été faite chez nous. Quelqu'un de l'hôpital a dû nous l'en-

voyer sans réfléchir. La routine... Ils nous les expédient quand ils n'y sont pas obligés et ne le font pas quand c'est nécessaire...

Younger regarda le dossier. Il ne comportait qu'une feuille volante, un résumé du rapport du pathologiste qui établissait brièvement que le maire avait subi plusieurs fractures des côtes, une grave lésion au foie, un accident coronaire accompagné des traces d'un infarctus du myocarde. Le rapport correspondait exactement aux explications fournies à la presse par les représentants de l'hôpital.

– C'est tout? demanda-t-il. Pas de feuille de température? Pas de notes de bloc opératoire?

– Rien.

– Bon... Je vais voir ce que je peux faire.

Il fouilla dans la poche gauche de sa veste et en tira un épais carnet d'adresses.

– L'année dernière, expliqua-t-il en feuilletant son agenda, j'ai fait une série de papiers sur les manœuvres de l'administration pour empêcher les infirmières des autres États de venir travailler en Californie. La présidente du syndicat des infirmières s'est appuyée sur mes articles pour organiser la contestation et mettre fin à ces magouilles. Peut-être qu'elle connaît parmi le personnel de Coit Hill quelqu'un qui pourrait éclairer notre lanterne.

Il alla jusqu'au téléphone et composa un numéro. De loin, Julie le vit gribouiller des notes en même temps qu'il s'entretenait avec son correspondant. Finalement, il raccrocha et revint dans la cuisine.

– J'ai eu la présidente. Elle m'a dit qu'elle est presque sûre de connaître une infirmière des urgences de Coit Hill. Elle va la contacter et m'arranger un entretien avec elle.

Julie le considéra d'un œil soupçonneux.

– Vraiment?

– Mais oui. Peut-être que ça ne marchera pas, mais elle fera son possible. Les journalistes n'ont pas une cote de popularité terrible dans l'opinion, je le sais, mais certains apprennent à nous faire confiance... et à nous aider quand nous les avons aidés. Il est possible qu'elle nous fournisse des renseignements précieux... Maintenant, pourriez-vous me raconter ce qui est arrivé au Dr Kirk?

Julie remplit les deux tasses de café, puis se lança dans le récit des mésaventures d'Allan.

***

Allan passa une nuit agitée. Il se réveilla un nombre incalculable de fois pour regarder l'heure. Finalement, vers six heures, il sauta à bas de son lit, prit une douche et se rasa. En se regardant dans la glace, il put constater à quel point il était marqué par toutes les épreuves de ces dernières semaines. Ses yeux semblaient s'être renfoncés dans leurs orbites, ses cernes étaient encore plus noirs. Son visage, naturellement émacié, était creusé. Dans un lit d'hôpital, il eût passé aux yeux de la plupart pour un agonisant. En montant sur le pèse-personne, il ne fut guère surpris d'observer qu'il avait perdu près de cinq kilos depuis le début du mois.

Il sortit une chemise blanche de sa commode, s'assura que le col était présentable, qu'il ne manquait aucun bouton, et la passa. Il sauta dans un pantalon de tweed, noua hâtivement une cravate et sortit.

Quand il fut arrivé à mi-escalier, il s'aperçut qu'il avait oublié son manteau. Il dut remonter le chercher.

Il arriva devant l'Université à huit heures et demie. Plutôt que de s'aventurer dans le parking du personnel, il alla se garer avec les visiteurs. Quand il eut coupé le contact, il se demanda s'il n'avait pas intérêt à rester dans sa voiture jusqu'à neuf heures moins cinq, mais il chassa bientôt cette idée. Mieux valait arriver tôt pour éviter d'avoir à pénétrer dans une pièce déjà pleine de gens qui, à des degrés divers, avaient tous quelque chose à lui reprocher. D'autre part, ces réunions matinales étaient toujours accompagnées de gâteaux, de jus de fruits et de café. Comme il n'avait rien mangé depuis la veille et qu'il se sentait encore un peu brumeux, il avait tout intérêt à reprendre des forces avant l'ouverture de la séance.

Il marchait de long en large dans la salle de conférences, une tasse de café et un énorme chausson aux pommes dans les mains; malgré ses soucis, il était impressionné par le décor : si la longue table ovale et les hautes chaises tapissées de brocart n'avaient rien d'extraordinaire, les rayons de bibliothèque chargés d'éditions originales reliées plein cuir, et même, dans une certaine mesure, l'horloge tarabiscotée qui trônait sur le manteau de l'imposante cheminée, conféraient à la salle une sorte de dignité sereine et majestueuse. En rassemblant tout ce qui lui restait d'humour, il songea que les autres se diraient peut-être que l'endroit ne se prêtait pas à une exécution sommaire.

Ils entrèrent les uns après les autres. Dorr arriva le premier, accompagné de sa secrétaire, équipée d'un sténographe et d'un magnétophone. Il échangea avec Allan une brève poignée de main, lui adressa un bonjour sec, puis se mit à discuter avec sa secrétaire des modalités d'enregistrement de la conversation. Ils furent suivis d'un couple dont l'homogénéité amusa un instant Allan : tous deux tenaient un luxueux attaché-case de cuir;

l'homme était grand, athlétique et arborait un sévère complet gris à rayures. La femme, qui frôlait elle-même le mètre quatre-vingts, portait l'équivalent féminin du costume de son collègue. Dénuée de tout maquillage, elle ressemblait à un mannequin de cire qu'on n'aurait pas encore apprêté; l'homme, avec sa coiffure soignée et sa moustache poivre et sel, paraissait tout de même légèrement plus humain.

Dorr tourna la tête et se leva pour les accueillir. Allan put saisir au vol les noms de Joyce Cole et Randolph Astor, et les identifia comme les avocats de l'Université. Anthony et Cummings entrèrent à leur tour, adoptant d'emblée une attitude désinvolte visiblement destinée à faire comprendre à leurs interlocuteurs qu'ils étaient maîtres du débat. Jack White fut le dernier à se présenter. Il fit des signes de tête, lança quelques bonjours, sans se donner la peine de faire le tour de la table. Il tira sa chaise, placée en bout de table, et s'assit. Prenant exemple sur lui, les autres prirent position à leur tour. Allan dut aller prendre une chaise contre le mur.

White s'éclaircit la gorge et adressa un sourire poli à Anthony et Cummings.

– Pouvons-nous commencer?

Cummings et Anthony lui rendirent son sourire.

– Avant d'aller plus loin, intervint d'emblée Joyce Cole, j'aimerais éclaircir un point de détail : qui donc M. Cummings représente-t-il ici? Est-ce Coit Hill, Harrison, ou la famille Gerbetti?

– La famille, *Joyce*, répondit l'avocat.

– Ah, la famille... Dans ce cas, puis-je vous demander les raisons de la présence de M. Anthony parmi nous?

– Je suis ici en tant que partie intéressée, ma'ame. Le jeune Gerbetti, somme toute, est décédé dans nos murs.

– J'ai quelques doutes quant au bien-fondé de ceci, reprit Joyce Cole à l'adresse de Cummings, en ignorant ostensiblement Anthony.

– Il va de soi que je respecte votre inquiétude, Joyce, répondit Cummings d'une voix tranchante. Si ma présence – ou celle de M. Anthony – vous trouble, nous pouvons clore ce débat et nous en remettre à la procédure habituelle. Je suis venu ici dans l'unique but d'être agréable à un ami, un de vos plus respectables confrères.

– Je disais simplement que...

– Madame, messieurs, intervint White. Nous étions convenus qu'il devait s'agir d'un débat informel, d'un simple examen préliminaire. Ne pourrions-nous pas nous en tenir à cet esprit?

Cummings et la jeune femme se fusillèrent mutuellement du regard avant de replonger le nez dans les documents étalés devant eux.

Anthony rompit le silence.

– Bon, je ne suis pas avocat, mais à mon avis, il y a deux problèmes qui méritent d'être examinés ce matin.

Il marqua une pause, comme s'il attendait que quelqu'un l'interrompe pour contester son intervention. Personne n'ouvrit la bouche.

– Le premier, et sans doute le plus important, est celui de la campagne menée par les agents de l'Université contre Coit Hill et les autres établissements. Notre réputation s'en est trouvée considérablement salie, etc...

– Qu'est-ce que ça veut dire, les « agents » de l'Université? interrompit Allan.

Dorr se tourna vers lui et le tança sévèrement du regard. Il n'insista pas.

– Le deuxième point touche à la mort du jeune Gerbetti, suite à l'administration illicite d'une substance hautement expérimentale. Cet incident a également contribué à affecter notre image de marque et nous a causé de sérieux préjudices.

– En somme, monsieur Anthony, la discussion ne porte pas sur les soins accordés ou non aux patients, mais sur la réputation de Coit Hill?

Allan fut surpris que Dorr se permette une telle remarque.

– Les soins accordés aux patients, docteur Dorr, dépendent aussi du renom d'un hôpital, répliqua Anthony. Un établissement de mauvaise réputation n'attire ni les bons médecins, ni les donations nécessaires. Par là même, il est dans l'impossibilité de fournir aux patients l'assistance dont ils ont besoin. Il me semble qu'un médecin de l'Université devrait être capable d'apprécier ceci mieux que quiconque.

White leva la main.

– Écoutez, je crois que ce genre de discussion ne nous mènera pas très loin. Mettons cartes sur table. Que faut-il faire pour arranger cette affaire au plus tôt?

– Monsieur White, intervint Joyce Cole avant qu'Anthony n'ait pu répondre, en tant qu'avocat de l'Université, je dois vous mettre en garde contre la manière dont vous envisagez de précipiter la conclusion du problème. Quoique nous soyons ouverts à l'exploration d'une possibilité de solution amiable, je vous prie de garder à l'esprit que l'action légale en instance...

White poussa un bruyant soupir.

– Ce que nous essayons de trouver en ce moment, madame Cole, c'est justement un moyen d'éviter un règlement judiciaire.

Cela ferait le plus grand tort à l'Université, et je crois que cela n'apporterait pas grand-chose à Coit Hill.

Elle jeta un bref regard à son collègue, qui se contenta de hausser presque imperceptiblement les épaules. Vexée, elle se redressa sur sa chaise et croisa les bras.

– Je ne comprends pas très bien pourquoi vous nous avez fait venir, lâcha-t-elle sèchement en ôtant ses lunettes.

– La réputation de Coit Hill est une chose, dit Cummings, mais je vous rappelle que nous sommes avant tout ici pour parler d'un fils unique, d'un jeune homme à l'avenir professionnel plein de promesses, sur qui ses parents fondaient tous leurs espoirs de sécurité financière après leur retraite...

– Épargnez-nous ça, Cummings, coupa Randolph Astor. Combien faut-il pour satisfaire la famille?

– Comment chiffrer un deuil douloureux, la profonde angoisse causée par la perte d'un fils unique, la révolte à l'idée qu'il est mort à peine mieux traité qu'un cobaye de laboratoire...

Astor se pencha en avant.

– Arrêtez vos salades, Cummings! Combien?

– Trois millions cinq cent mille dollars.

Cole secoua la tête, comme si son incrédulité était au-delà des mots. Puis elle rechaussa ses lunettes et ouvrit ses dossiers.

– J'ai consulté le calendrier du tribunal, dit-elle à Astor. En nous y prenant rapidement, nous pouvons obtenir un jugement en référé le dix septembre.

– C'est parfait pour nous, Joyce, contre-attaqua Cummings. En revanche, je doute que votre défense soit prête d'ici là.

Dorr leva le bras pour obtenir la parole.

– Monsieur Cummings, sachez que du fait de ma position, je suis parfaitement au courant des modalités d'arrangement en matière de faute professionnelle. Je ne pense donc pas proférer une énormité en vous disant que la somme que vous réclamez est tout à fait absurde.

– Qu'est-ce que vous croyez, Harrison? surenchérit Astor. Même si vous faites fondre en larmes un jury entier, vous n'obtiendrez pas plus de la moitié de ce que vous nous demandez. Pourquoi adoptez-vous une attitude aussi insensée?

– Premièrement, rétorqua Cummings en se resservant une tasse de café, ce chiffre n'est pas aussi exorbitant que vous le prétendez. Deuxièmement, rien ne prouve qu'un jury songerait à le rabaisser. Troisièmement, vous ne vous doutez pas de la gravité des sanctions que je puis obtenir d'un jury, étant donné les circonstances. Quoi qu'il en soit, nous sommes disposés à accepter votre offre d'un million sept cent mille dollars.

– Quelle offre d'un million sept cent mille dollars? s'écria Cole.

– Eh bien, c'est bien ce qui ressortait des propos de votre collègue, me semble-t-il. Nous acceptons cette proposition.

– Je n'ai fait aucune offre de ce genre, Cummings, et vous le savez très bien, gronda Astor.

– Voyons, au lieu de nous disputer sur des chiffres qui pour l'instant n'ont aucun sens, suggéra Dorr, nous pourrions peut-être trouver un terrain d'entente minimum, quelque chose qui nous permettrait d'avancer un peu dans la discussion.

Tous se tournèrent vers lui.

– Pour ce qui est du garçon, je pense que dans la mesure du possible, nous avons tout intérêt à éviter le procès. Pour dire les choses carrément, l'étalage de cette affaire ferait le plus grand tort à l'Université.

Anthony se racla la gorge.

Dorr braqua son regard sur lui.

– Ne soyez pas si imbu de votre vertu, monsieur Anthony. Dans un procès, il deviendrait très vite évident que la responsabilité de Coit Hill est au moins égale à celle de l'Université. Après tout, c'est vous qui avez engagé le Dr Kirk. Personne ne vous y a forcé!

Dorr s'arrêta et retint son souffle. Il eut soudain peur qu'Allan se fâche tout rouge. L'explosion ne vint pas. Et personne ne trouva à propos de le contredire.

– Donc... Supposons pour le moment que nous sommes d'accord sur le principe d'indemniser la famille Gerbetti. Quels sont les autres problèmes à débattre?

– Il serait intéressant de parler des raisons pour lesquelles l'Université cherche à s'assurer le monopole des soins d'urgence. N'est-ce pas pour nuire à l'excellent centre de traumatologie que nous sommes en train de mettre sur pied?

– L'Université ne recherche rien de semblable, monsieur Anthony!

– Vraiment? N'avez-vous pas chargé un de vos chirurgiens les plus en vue, tout récemment nommé – quelle coïncidence! – à la tête de votre nouveau service de traumatologie, de battre campagne pour dénoncer le sort abominable réservé aux accidentés dans nos hôpitaux?

– Personne n'a rien demandé à quiconque.

– Dans ce cas, le moins qu'on puisse dire, c'est que vous avez bel et bien laissé la bride sur le cou au Dr Kirk. Ce qui donne à croire qu'il s'est exprimé sinon avec votre autorisation, du moins avec votre approbation tacite.

– Encore une fois, il est inutile de s'étendre sur nos désaccords. Sachez simplement que l'Université ne conteste absolument pas votre compétence en matière de secours d'urgence.

Laissez-moi vous poser la question franchement : qu'est-ce qui vous soulagerait – hormis, bien sûr, un effort de notre part pour limiter le droit constitutionnel qu'a le Dr Kirk de dire tout ce qu'il pense ?

Anthony pianotait du bout des doigts sur le bord de la table.

– Il me semble, dit-il avec lenteur, qu'il y a suffisamment d'accidents dans la région de San Francisco pour satisfaire tout le monde. Je crois qu'il est possible d'arriver à une solution.

– Qu'entendez-vous par là ?

– Concluons un accord. Vous autres, vous prenez en charge tous les cas survenus dans un rayon de cinq kilomètres autour de votre établissement. Et nous, nous nous occupons de tous les autres. C'est simple.

– Vous êtes trop bon, monsieur Anthony, observa White. Cette zone que vous nous concédez de si bon cœur, c'est celle de la plupart des agressions, au couteau et au revolver. Vous nous laissez les blessés graves qui n'ont généralement pas un centime d'assurance, et vous vous gardez les cadres qui se plantent en Mercedes. Quelle offre ! En plus, vous êtes en train d'essayer de nous souffler le contrat du comté. Avec tout ça, il ne nous restera plus qu'à fermer notre service de traumatologie.

– Oui, mais si nous passions ce type d'accord, répondit vivement Anthony, je crois que Coit Hill serait trop surchargé pour pouvoir se charger du contrat du comté. Non, vraiment, ça ferait trop...

Il se recula légèrement, immensément satisfait de lui-même.

Dorr se tourna vers White.

– Je n'aime pas beaucoup ce que dit M. Anthony, mais je crois que nous devons être réalistes. A mon avis, le versement d'une indemnité à la famille est inévitable. Sa proposition de nous laisser assumer le contrat du comté me paraît intéressante comme base de négociation. Après tout, nous pourrions accepter, en guise de concession, de nous limiter aux blessés de notre périphérie immédiate. Je crois que nous sommes dans la bonne voie. Cet accord pourrait nous sortir de l'impasse.

White dévisagea Dorr.

– Je ne sais pas trop, Phil...

– Au moins, nous pourrions y réfléchir, en attendant une prochaine réunion, reprit Dorr en consultant sa montre. Pour l'instant, on m'attend ailleurs, et je suis sûr que tout le monde est à peu près dans le même cas.

Avant qu'il n'ait eu le temps de se lever, Allan bondit de son siège et vint se placer entre Dorr et White. Son visage était blême, ses mâchoires crispées. Dorr leva anxieusement les yeux sur lui. Il éclata d'une voix tonitruante.

– Bande de salauds! Vous êtes tous là à verser des larmes de crocodile sur le cadavre d'un gosse tout en continuant tranquillement à brasser vos millions de dollars! Il y a des gens qui crèvent en ce moment même, et vous n'en avez rien à foutre, espèces de...

Dorr lui fit signe de se taire.

– On connaît le refrain! Il n'intéresse personne. Rien ne ressuscitera ce garçon; tout ce que nous pouvons faire, c'est indemniser sa famille pour rendre sa disparition moins pénible. Quant aux patients, nous continuerons à leur porter secours. Peut-être pas aussi parfaitement que vous le souhaitez, mais nous les soignerons.

– Où donc, Phil? Dans ces mouroirs qu'on ose appeler hôpitaux?! Vous le croyez vraiment? Personne ici n'a rien à foutre des traumatisés, à part Anthony qui se frotte les mains à l'idée d'envoyer des factures longues comme le bras aux compagnies d'assurances!

– Allan!

Il marchait frénétiquement autour de la table. Cole se tassa sur sa chaise; son associé regardait droit devant lui. Anthony jubilait d'aise en suivant Allan du regard, comme un chat observe les derniers soubresauts de sa souris. White et Cummings regardaient leurs mains.

– Et moi, bon Dieu? Hein! Et moi? Vous passez votre petit arrangement, et qu'est-ce que ça veut dire, pour moi? Ça veut dire que je me suis planté! Que je suis coupable! Que j'ai tué ce gosse! Bon Dieu, mais de quel droit est-ce que vous me balancez comme ça? Mon sang artificiel n'a rien à voir avec la mort du petit! Rien! Mais en passant cet accord sans vous battre, vous apportez au BCM ma radiation sur un plateau!

Personne n'osa répliquer. Il regarda à la ronde. Personne ne voulut affronter son regard. Il fixa Dorr avec insistance, mais celui-ci garda les yeux baissés sur la table vernie.

***

Il ne s'arrêta de courir que lorsqu'il eut atteint une des sorties de secours de l'hôpital. Quand il appuya sur la barre d'acier pour ouvrir la porte, la sirène se mit à hurler, rompant la quiétude du corridor. Il n'y prêta aucune attention, poussa brutalement la porte, dévala comme une fusée les quelques marches du perron et s'arrêta pile, comme un évadé qui hésite entre deux directions au moment où il se retrouve enfin libre. Empli de rage et de peur, il ne savait plus que faire. Son regard fut attiré par un bar tout proche, le Dorothy's Tavern, que le personnel de l'hôpital avait surnommé Dottie's. Tandis qu'il s'en approchait, les propos tenus au cours de la réunion résonnaient à ses oreilles et attisaient sa colère. Il sentit à peine la main qui se posa sur son bras. Finalement, il se retourna et s'aperçut que Maggie Brooks marchait à ses côtés. Elle avait visiblement assuré la garde de nuit : sa blouse était fripée et tachée de sang. Ses yeux étaient rougis, elle paraissait fatiguée. Allan poursuivit sa marche sans rien dire.

– Où allez-vous? s'enquit-elle avec une légèreté forcée.

– Chez Dottie's.

– Il est un peu tôt pour ça, vous ne trouvez pas?

Elle n'obtint pas de réponse.

– Ça ne vous dérange pas si je vous accompagne? Il doit leur rester un peu de café d'hier au chaud, et c'est bien la seule chose qui puisse m'aider à tenir les douze heures de garde qui me restent.

Allan restait silencieux. Elle courait presque pour rester à sa hauteur.

– Un jour, j'essaierai de faire avec vous une promenade normale, plaisanta-t-elle en faisant allusion à la scène du parking. Ce serait une expérience tout à fait étrange...

Toujours pas de réponse. Allan traversa la rue.

Il y avait plus d'un an qu'il n'avait mis les pieds chez Dottie's. En poussant la porte, il eut un frisson; il se rappela son aversion pour cet endroit crasseux et défraîchi. A droite, la plupart des tabourets du bar étaient déjà occupés, bien qu'il fût à peine dix heures et demie. Allan reconnut parmi les consommateurs quelques habitués des civières et des salles de réanimation. Au fond, il aperçut le visage familier d'une femme petite et grasse, la cinquantaine, qui portait une volumineuse perruque blonde. Une cigarette lui pendait aux lèvres. Elle regardait fixement devant elle, levant à intervalles réguliers le petit verre d'alcool posé sur le comptoir.

Allan, toujours suivi de Maggie, se dirigea vers la gauche, où étaient aménagées les banquettes rouges d'usage. Vis-à-vis de lui, une fresque dorée sur fond noir, qui représentait une jeune femme aux seins nus chevauchant un taureau, ornait la cloison. La serveuse s'approcha sans bruit, posa son regard sur eux et attendit.

– Un double scotch, fit Allan.

– Pour moi, ce sera un café, enchaîna Maggie après avoir jeté à son collègue un coup d'œil perplexe.

– Il est pas d'aujourd'hui, l'avertit la serveuse.

– Je sais. Vous pourriez me préparer un sandwich, ou quelque chose comme ça?

– Je sais pas trop ce qui nous reste, mon ange. P'têt' du rosbif.
– Ce sera parfait.
Quand la serveuse fut repartie, Maggie posa la main sur le bras d'Allan.
– Vous n'avez aucune raison de m'en vouloir à moi, Allan, pas plus qu'au reste de l'équipe.
– Je ne vous en veux pas.
– Il est question que les internes se mettent en grève pour protester contre l'attitude de la direction à votre égard. Tout ceci est aberrant, et nous sommes nombreux à être scandalisés.
– Ah bon? Et pourquoi? Parce que vous vous dites que si ça a pu m'arriver à moi, ça peut vous arriver à vous aussi?
Maggie parut blessée.
– Allan...
– Excusez-moi, dit-il en s'adoucissant quelque peu. Je suis sur la touche, un point c'est tout. Bon sang, on n'est plus dans les années soixante ou soixante-dix? Vous voulez vous mettre en grève? Alors, allez-y, mais vous serez tous virés et remplacés avant d'avoir eu le temps de vous retirer le stéthoscope des oreilles.
– Mais c'est dégueulasse!
La serveuse leur apporta verre et sandwich. Maggie souleva délicatement la tranche supérieure de pain de mie, comme si elle craignait d'y découvrir quelque créature rampante. La vue des tranches de viande recouvertes de mayonnaise parut la rassurer. Elle y ajouta une bonne dose de moutarde et referma le sandwich.
– Vous êtes prié de faire le nécessaire dès les premiers symptômes d'intoxication, fit-elle avant de mordre dedans.
– La morale n'a rien à faire dans tout ça, déclara Allan. S'ils ont décidé de créer ce service de traumatologie, c'est parce qu'ils voyaient un moyen d'élargir leur programme de formation, et donc de redorer un peu le blason de l'Université.
– Mais pourquoi vous ont-ils écarté?
– Parce qu'ils n'avaient pas prévu les développements politiques de l'affaire. Parce qu'ils craignent Anthony comme la peste. Ils n'ont rien dans le ventre. Dès qu'ils doivent se battre, ils font passer la qualité des soins au second plan.
Il avait déjà fini son verre et fit signe à la serveuse de lui en apporter un autre. Quand elle se fut exécutée, il but une longue gorgée.
– Et vous n'allez rien faire?
– Rien.
Il releva son verre, but encore.

– Rien du tout...

Maggie ne savait plus que dire. Depuis des jours, elle et les autres internes spéculaient ensemble sur la manière dont Allan allait réagir, et personne n'avait envisagé une seconde qu'il ne se défendrait pas. A midi, à l'heure du café, on entendait dire qu'Allan n'allait pas tarder à refaire surface avec un plan de bataille infaillible, que son absence n'était rien d'autre qu'un repli stratégique, qu'on pouvait compter sur lui pour défendre les intérêts de la médecine. Et voilà qu'il s'enivrait, seul, et renonçait même à sa propre défense.

– Allan, nous sommes avec vous. Peut-être que la grève n'est pas la meilleure solution, mais nous pouvons vous aider.

– Comment va le jogger?

Maggie fut un instant désarçonnée, mais elle se reprit.

– Bien. Très bien, même. Le scanner nous a permis de localiser cette saleté d'infection sous le lobe droit du foie. On l'a rouvert pour lui mettre un drain. A mon avis, il est tiré d'affaire. Les poumons vont mieux, et on touche du bois pour que les reins tiennent. Il est toujours en dialyse, mais la production d'urine a repris. Hier, Fedder lui-même a admis qu'il avait une chance de s'en sortir, c'est tout dire.

– Et sa femme?

– Ça va beaucoup mieux. (Elle marqua un temps d'arrêt.) Nous sommes devenues copines. J'ai même dîné chez elle l'autre soir.

Allan vida son verre. Il n'avait pas tant bu depuis des années, et l'alcool éveillait en lui des sensations étranges. Un curieux bourdonnement lui vrillait les tympans. Il avait l'impression que sa personnalité s'était dédoublée. Ce n'était pas lui qui était assis en face de Maggie. Pendant une seconde, il resta pétrifié. Il suivit le mouvement des lèvres de Maggie sans avoir la moindre idée de ce qu'elle était en train de dire. Il appela la serveuse, lui demanda un autre verre.

La sensation s'évanouit. Il en était resté à la femme du blessé.

– C'est peut-être pousser un peu loin la conscience professionnelle, vous ne trouvez pas?

Maggie se sentit humiliée.

– Ça n'était pas une critique, Maggie. Je vous taquinais, voilà tout. Si elle vous a invitée, c'est parce qu'elle vous est reconnaissante.

– J'espère que c'est vrai.

– Alors, Maggie? Les urgences, c'est toujours comme les rencontres par petites annonces...? fit-il en esquissant un premier sourire.

– Non... J'ai pris une grande décision. J'ai déposé ma candidature pour l'internat de chirurgie. Je veux me spécialiser en traumatologie.
– Vous renoncez à la psychiatrie?
– C'est de votre faute, cher ami. Franchement, après être passée chez vous, je n'ai plus envie de passer ma vie avec les névrosés et les psychotiques.
Elle attendit.
– Ça ne vous fait rien?
Il parvint à esquisser un second sourire.
– C'est formidable, Maggie. Vous avez du tempérament, je suis sûr que vous ferez du bon boulot. La traumatologie a grandement besoin de gens comme vous. Simplement, ne... ne vous laissez pas enfermer dans le système. Les patients, Maggie, rien que les patients.
– Dans ce cas, pourquoi ne pas vous conformer vous-même à vos principes?... Excusez-moi, c'était une réflexion stupide.
Allan but encore. Du coin de l'œil, il vit la grosse femme à perruque descendre gauchement de son tabouret. D'un pas décidé, elle s'avança dans leur direction. Arrivée à leur hauteur, elle s'arrêta, dévisagea longuement Maggie, puis Allan.
– Quel joli garçon! s'exclama-t-elle d'une voix éraillée.
Elle tira une bouffée de sa cigarette.
– Joli garçon...
Elle repartit dans la direction approximative des toilettes.
Maggie finit son sandwich et but une dernière gorgée de café.
– Bon, il faut que j'y aille. Écoutez, je sais que ça doit être dur, mais nous sommes tous avec vous... Vous nous avez tous aidés à chaque fois que nous en avions besoin. Laissez-nous une chance de vous rendre la pareille. Je vous en prie...
Allan baissa les yeux sur son verre presque vide.
– Merci, répondit-il doucement. Bien sûr, je vous passerai un coup de fil.
Elle le regarda sans chercher à dissimuler sa tristesse. Puis elle se pencha sur lui et lui déposa un baiser sur la joue.
Tandis qu'elle se dirigeait vers la sortie, il fit signe à la serveuse.
Quand il sortit en titubant du bar, il était presque deux heures de l'après-midi. La lumière du jour l'éblouit. La main en visière, il s'ébranla lourdement et descendit le trottoir en zigzag, sans se soucier de la direction qu'il prenait. Après avoir erré pendant une bonne heure dans le quartier des affaires, il s'engouffra dans un autre bar.
Il posa sur le comptoir un billet de vingt dollars.
– Whisky. Jusqu'à ce que ça fasse le compte.

Quand il eut bu ses vingt dollars, il sortit en tanguant. La faim le tenaillait. Il finit par entrer dans un minuscule restaurant chinois. Il s'assit à une table couverte d'une toile cirée. Il eut les pires difficultés à déchiffrer la carte. Les lettres dansaient, sa vue se brouillait. Enfin, il parvint à commander du bœuf en sauce et une bière.

Après quelques bouchées, il lâcha ses baguettes et se précipita aux toilettes. Il n'eut que le temps de s'agenouiller au-dessus de la cuvette infecte, et vomit tout son soûl.

Il se releva et se pencha sur le petit lavabo pour s'asperger le visage d'eau froide. Il sortit des toilettes, jeta un billet de dix dollars sur sa table et s'en fut.

Il était fatigué. Ses jambes lui faisaient mal, son crâne était traversé d'élancements fulgurants, mais il se refusait toujours à rentrer chez lui. Il dépassa un cinéma, s'arrêta quelques mètres plus loin et revint sur ses pas. Sans se donner la peine de consulter le programme, il s'assura que la salle était ouverte vingt-quatre heures sur vingt-quatre et entra dans le hall. Il tira un billet de cinq dollars de sa poche et dut s'y prendre à deux fois avant de réussir à le glisser dans la fente aménagée à la caisse. La préposée lui indiqua le tourniquet situé à proximité. Le hall était désert. Les distributeurs de friandises étaient vides.

Il entra dans la salle obscure, les yeux rivés au sol pour s'engager dans l'allée. Après avoir trébuché sur une paire de jambes qui encombrait le passage, il réussit à se faufiler au milieu d'une rangée de fauteuils. Il ôta son manteau, s'assit, défit sa cravate et leva les yeux vers l'écran. Deux visages féminins encadraient un pénis démesuré. Un instant déconcerté, il ferma les paupières et s'endormit.

Il fut réveillé par le contact d'une main noueuse qui lui secouait l'épaule. Il ouvrit les yeux, leva la tête et aperçut un vieux Noir voûté penché sur lui, un balai dépenaillé à la main.

– Allez, mec, disait-il. Sept heures du mat'! T'as fait un beau dodo, mais maintenant faut dégager. Allez, sors d'ici.

Le ton n'était pas particulièrement chaleureux.

Allan regarda autour de lui. Trois hommes se redressaient lentement, eux aussi tirés du sommeil par le vieux Noir. Allan se leva à son tour, malgré la sourde protestation de ses muscles gourds. Il sortit du cinéma et frissonna au contact de l'air frais. La rue était criblée de petits bars et de sex-shops. La plupart des fenêtres étaient murées. Des hommes étaient assis sur des marches, recroquevillés dans des renfoncements de porches, étendus le long des murs. Plusieurs paires d'yeux hostiles se posèrent sur lui.

Il héla un taxi qui passait à proximité. Celui-ci s'arrêta, mais lorsque Allan voulut ouvrir la portière arrière, il la trouva verrouillée. Le chauffeur se pencha et baissa sa vitre.

– Montrez-moi d'abord le pognon, mon gars.

A deux doigts de s'écrouler sur la chaussée, Allan fouilla dans ses poches, où il trouva la clé de l'appartement de Julie et son dernier billet de dix dollars. Il donna au chauffeur le billet et l'adresse de Julie. La portière s'ouvrit, et Allan se glissa à l'intérieur.

La montée des escaliers lui parut interminable. Pourquoi était-il venu ici? Qu'allait-il dire à Julie? Accoudé au chambranle de la porte, il sonna. Il n'y eut pas de réponse. Il sonna encore. En regardant sa montre, il vit qu'il était quasiment huit heures. Julie quittait généralement son appartement vers sept heures et demie. Il prit la clé dans sa poche, ouvrit la porte et entra. Il alla directement à la chambre et, sans ôter ses chaussures ni se glisser sous la couette, il s'effondra sur le lit.

***

Un peu avant six heures du soir, Julie franchit le seuil de son immeuble. La journée avait été dure, en particulier parce qu'elle n'avait aucune nouvelle d'Allan. Elle avait appelé à maintes reprises chez lui, à l'hôpital, laissé des messages, demandé qu'il la rappelle.

Arrivée en haut de l'escalier, elle s'arrêta. La porte de son appartement était légèrement entrebâillée. Elle jeta un coup d'œil circulaire sur le palier. Personne. Lentement, elle fit demi-tour et redescendit sur la pointe des pieds. Elle frappa chez son voisin du rez-de-chaussée. Il n'y eut pas de réponse. Elle ressortit à la hâte et alla jusqu'à la cabine téléphonique la plus proche. En moins d'un mois, il y avait eu deux viols dans le quartier. Elle composa le numéro de la police.

– Un loubard quelconque, sans aucun doute, dit-elle au standardiste après lui avoir exposé les faits.

Avant même qu'elle n'ait eu le temps de regagner son immeuble, deux voitures de patrouille s'immobilisèrent devant dans un crissement de pneus. Elle arriva au moment où trois hommes et une femme en uniforme en jaillissaient; ils défirent tous la lanière de cuir qui retenait leurs matraques et leurs revolvers.

– C'est moi qui viens d'appeler, lâcha-t-elle.

Elle les mit rapidement au courant. La femme et l'un des hommes se dirigèrent vers l'arrière de l'immeuble. Les deux autres, suivis de Julie, grimpèrent quatre à quatre les marches de l'escalier.

– Restez à l'écart, m'dame, fit l'un d'eux.

Elle hésita, puis se replia à mi-escalier en gardant un œil sur la porte. Les deux hommes sortirent leurs armes. Celui qui s'était posté à gauche de la porte posa sa main sur la poignée. Sur un signe de l'autre, il ouvrit brutalement. Rien ne se produisit.

Avec une extrême prudence, ils se faufilèrent à l'intérieur. Julie monta deux marches. Elle les vit ouvrir le placard de l'entrée, le refermer et se diriger vers la cuisine. Elle monta une autre marche, juste à temps pour les apercevoir qui revenaient dans le couloir en direction de la chambre. Soudain, des cris et un bruit de lutte lui firent redescendre deux marches. La voix d'Allan proféra un juron tonitruant.

Presque simultanément, le claquement d'un coup de feu déchira l'air.

12

Dans sa précipitation à remonter l'escalier, Julie trébucha et tomba, s'écorchant les genoux et les paumes des mains. Insensible à la douleur, elle se ramassa et, littéralement à quatre pattes, parvint à atteindre le palier. Là, elle se releva et fit irruption dans son appartement. A peine avait-elle franchi le seuil que les policiers qui avaient contourné l'immeuble se ruèrent à leur tour à l'intérieur en l'écartant sans ménagements. Elle les suivit en titubant jusqu'à la chambre. Le hurlement qu'elle poussa en y entrant fit sursauter les quatre policiers, rassemblés autour du corps affalé sur le lit, inerte. Sous la tête, le drap était taché de sang. La femme intervint juste à temps pour empêcher Julie de se jeter sur ses collègues.

– Tout va bien, madame, ce type ne vous fera aucun mal. Asseyez-vous et essayez de vous calmer.

Folle d'inquiétude, Julie tenta de se dégager. Elle essayait désespérément d'apercevoir Allan par-dessus l'épaule de la femme.

– Vous l'avez tué? Pourquoi avez-vous tiré?! hurla-t-elle. Pourquoi avez-vous tiré?

– M'dame, ce type s'était introduit chez vous, répondit placidement un des agents. Si vous étiez rentrée, vous auriez été sa troisième victime. En tout cas, il ne...

– Mon Dieu, qu'ai-je fait? sanglota Julie pendant que la femme la faisait asseoir dans un coin de la pièce. Allan...

Les trois hommes debout à côté du lit tournèrent la tête vers elle. L'un d'eux, le plus âgé, demanda :

– Attendez voir... vous connaissez ce type?

Julie proféra quelques sons inintelligibles.

Le policier vint s'accroupir devant elle.

– Je vous demande pardon, m'dame?

– C'est mon...

– Ami?

– Oui...

– Et vous ne saviez pas qu'il devait venir?

– Non...

– Vous n'auriez pas eu une petite prise de bec avant de nous appeler, par hasard? interrogea un autre policier.

Julie écarquilla les yeux.

– Vous êtes cinglé?!

La femme fit un signe de la main pour apaiser son collègue.

– D'accord, on va y aller doucement. Voudriez-vous m'expliquer ce qui se passe.

Julie fondit en larmes.

– Je... je ne sais pas. Si, je sais... Il est médecin... Il a des problèmes avec son hôpital. La dernière fois que je lui ai parlé, il y a quelques jours, sa voix m'a donné froid dans le dos... J'essayais sans arrêt de le joindre, chez lui, à l'hôpital... Jamais je n'aurais pensé qu'il pouvait être ici! Il avait la clé, mais il ne s'en servait jamais...

Un grognement lui parvint depuis le lit. Allan avait bougé.

– De toute façon, il n'est pas encore mort, ne vous en faites pas, dit l'un des policiers. Quand on est entrés dans la chambre, il dormait à poings fermés. Mais quand j'ai voulu lui passer les menottes, il a sauté en l'air et s'est mis à se débattre. Il m'a balancé un coup de pied dans la main, et le coup est parti. Heureusement pour lui que mon feu était pointé vers le bas! Ça a fait un trou dans le plancher, rien de plus. Évidemment, mon collègue, après ça, il lui a fait passer ses envies avec son casse-tête.

Julie s'approcha pour aider Allan à s'asseoir. Il émit un nouveau grognement, porta la main à sa nuque, la retira et contempla, perplexe, le sang qui la souillait. Julie voulut aller à la cuisine pour y chercher de la glace.

– M'dame, fit le plus âgé des policiers, la prochaine fois, si j'étais vous, je réfléchirais à deux fois avant d'appeler la police.

Lorsque la patrouille se fut retirée, Julie prit un sac en plastique dans un tiroir de la cuisine et le remplit de glaçons. Pendant ce temps, Allan arriva en titubant. Ses cheveux étaient ébouriffés et maculés de sang, et peut-être aussi, sembla-t-il à Julie, de sueur et de crasse. Ses joues étaient piquées d'une barbe de deux jours. Ses yeux injectés n'exprimaient rien. Julie, en proie à des sentiments contradictoires, l'observait en silence. Elle était furieuse de sa soudaine disparition. Mais elle ressentait également une profonde compassion. Toutefois, sa complaisance à jouer le rôle de l'impuissante victime l'exaspérait par-dessus tout. Et la colère la reprenait.

Le silence était total. Allan s'assit sur un tabouret. Julie ferma avec un élastique le sac de glaçons et l'enveloppa dans un torchon. Sans un mot, elle le tendit à Allan, qui l'appliqua doucement sur sa nuque.

– Tu veux quelque chose à manger ou à boire? se résolut-elle à dire.

Allan se contenta de secouer la tête. Julie songea à se servir un verre de vin, mais elle se ravisa et fit bouillir de l'eau. Allan, tête baissée, ne semblait pas se soucier de relancer la conversation. Julie versa de l'eau bouillante dans une tasse, y ajouta un sachet de thé et se tourna vers Allan.

– Allan, déclara-t-elle en s'efforçant de maîtriser les tremblements de sa voix, depuis que nous sommes rentrés de voyage, nos rapports se sont résumés à cinq minutes de conversation téléphonique. Tu ne m'appelles jamais et tu ne réponds pas quand je t'appelle. J'ai besoin de...

– Julie, s'il te plaît, je... Ne commence pas là-dessus.

Elle recula d'un pas.

– Excuse-moi, mais je n'avais pas compris que je t'ennuyais à ce point en parlant avec toi.

Il rajusta le sac sur sa nuque.

– Allan...

Il ne dit rien.

– Qu'as-tu l'intention de faire?

– Il n'y a rien à faire. Qu'ils fassent ce qui leur chante. De toute façon, ça ne m'intéresse pas.

– Je ne te suis pas bien. Comment ça, ça ne t'intéresse pas?

Allan balança le sac sur la table. Sous la violence du choc, il s'ouvrit et les glaçons s'égaillèrent en tous sens.

– C'est pourtant clair! Je suis sur le point d'être radié! On dépose des plaintes de tous les côtés! L'Université prépare un gentil petit arrangement avec la famille du gosse! En faisant ça, ils me déclarent coupable, un point c'est tout!

– Et tu n'as pas l'intention de te défendre?

Il se redressa d'un bond, si brusquement que sa chaise tomba à la renverse.

– Je commence à en avoir ma claque de ce refrain!

Il fit une moue sarcastique.

– « Et tu n'as pas l'intention de te défendre? Et tu n'as pas l'intention de te défendre? » Mais vous n'avez que cette phrase-là à la bouche, ma parole!... Et contre quoi devrais-je me défendre, hein? L'Université refuse de se défendre! Il n'y aura même pas de procès!

– Tu pourrais te trouver un avocat, rétorqua Julie, qui s'efforçait de rester calme.

– Un avocat? Et avec quel argent? Tu as une idée de ce que ça coûte, ce genre d'affaire? Je pourrais me payer un bon avocat pendant environ dix minutes!

– Je suis sûre que tu peux en trouver un. Bon sang, je ne sais pas ce que je ferais, mais au moins j'essaierais de me renseigner! Est-ce que tu t'es seulement donné la peine de vérifier si on avait fait une autopsie de ce garçon? Est-ce que quelqu'un a établi que c'est le sang artificiel qui l'a tué? Tu ne m'as même pas demandé de vérifier s'il était passé par l'institut médico-légal! Et si c'est un problème d'argent, tu sais parfaitement que je peux t'aider!

– Et pourquoi est-ce que je te le demanderais? C'est mon problème, pas le tien!

– Je ne me donnerai pas la peine de te l'expliquer. Mais je vais te dire une bonne chose : à te voir, on a vraiment l'impression que ce n'est pas ton problème non plus! Tu ne veux pas te battre. Tu as découvert une grande vérité et tu voudrais que tout le monde s'agenouille devant toi et t'obéisse au doigt et à l'œil. Mais – ô surprise! – ils ont leurs propres idées, et les tiennes, ils ne veulent pas en entendre parler. Alors, qu'est-ce que tu fais? Tu te conduis comme un enfant gâté, dont les copains ne veulent pas suivre tous les caprices. Tu rentres chez toi, et tu boudes! Mais pendant ce temps, les autres continuent à jouer, Allan! Au bout du compte, tu es le seul perdant!

– Tu as bougrement raison de dire que j'ai découvert une « grande vérité »! Et c'est vrai, je trouve qu'ils devraient tous se remuer le cul pour en tirer les conséquences le plus vite possible! J'ai vu mourir des tas de gens qui devraient être encore en vie. Et s'ils sont morts, c'est parce que des types du genre d'Anthony ont, comme tu dis, « leurs propres idées »! Qu'est-ce qui te permet de me faire la morale? Toi qui passes ta vie le cul sur une chaise à la morgue, à réduire les mourants et les morts à des colonnes de chiffres! Du moment que tu as tes tendances et tes moyennes, tu es plus heureuse qu'un cochon dans son fumier! Je crois que tu es mal placée pour me reprocher de fuir la réalité!

Ils se fusillèrent mutuellement du regard.

– Fous le camp! lâcha Julie.

Allan tourna les talons et sortit brusquement. A mi-escalier, il fit demi-tour. Sur le pas de la porte, il jeta sa clé de l'appartement dans le couloir.

– Tiens! Ça te fera toujours ça d'économisé pour le suivant!

***

Lorsque Younger s'approcha de la table, une femme d'un certain âge se leva pour lui tendre la main. Elle était grande et portait des lunettes teintées, malgré la semi-pénombre qui baignait la grande salle de bar. Sa voisine, nettement plus jeune, regarda Younger mais resta assise. Un serveur s'approcha, et le journaliste commanda un double whisky.

– Alors, Sam? Toujours à l'affût du scandale? demanda la femme à lunettes d'un ton badin.

– Seulement quand c'est nécessaire, Anna. Vous nous présentez?

– Certainement pas. C'est la première condition. La seconde, c'est que vous ne touchiez pas à votre magnétophone. Je vous interdis de citer nos propos tant qu'ils n'auront pas été confirmés par quelqu'un d'autre.

– Comme vous y allez!

– Voici une jeune personne qui ne peut pas s'offrir le luxe d'un licenciement : c'est sa première année de métier. Elle était de garde aux urgences le soir où le maire a été transporté à Coit Hill. Anthony n'aurait aucun mal à remonter jusqu'à elle si vous en parliez.

– D'accord, d'accord. Qu'est-ce que vous savez?

Anna se tourna vers la jeune infirmière.

– Redites à Sam ce que vous m'avez raconté.

– Je travaillais avec l'infirmière-chef de nuit, Mlle Cluny, quand ils ont amené le maire. Vers deux heures du matin, après sa mort, le Dr Huntington est revenu dans le service. Il était tout tourneboulé. Il était tellement bizarre! Il a tout mis sens dessus dessous pour rassembler toutes les fiches sur le maire, les résultats du labo, les notes des infirmières. Il a fait tout un cirque parce qu'il n'arrivait pas à mettre la main sur le dossier radiologique. Il est même allé voir au service de radiologie! Le lendemain, j'étais en train de trier les documents expédiés par les autres services, et je tombe dessus par hasard. Ça m'intriguait, toute cette histoire, alors je l'ai regardé. Après, je l'ai donné à Mlle Cluny, qui a immédiatement appelé le Dr Huntington.

– Qu'est-ce qu'il y avait dans ce dossier radio?

– Le maire souffrait d'un pneumothorax. Sur le coup, je ne me sentais pas très bien, mais je ne savais pas quoi faire, et je ne voyais pas à qui je pourrais en parler.

Younger se tourna vers son amie.

– Il n'est fait aucune mention de ce pneumothorax dans le rapport officiel.

De nouveau, il s'adressa à l'infirmière.

– Qui pourrait le confirmer?

– Il n'y a que Mlle Cluny. Ou alors, le Dr Huntington.

***

Lorsque Younger eut pris congé des deux femmes, vers vingt heures quinze, il décida de se rendre à l'appartement de Julie. Peut-être avait-il secrètement nourri l'espoir qu'Allan serait revenu dans les bras de Julie. Quoi qu'il en soit, il sut que tel n'était pas le cas à la seconde où la jeune femme lui ouvrit sa porte. Elle paraissait encore plus abattue que lors de sa première visite.

– Vous ne l'avez pas vu? déclara-t-il en suivant Julie dans la cuisine.

– Si, rapidement. Nous nous sommes disputés et il a disparu.

– Où pensez-vous qu'il soit allé? Vous en avez une idée?

Elle secoua la tête.

– Pour le moment, ça ne m'intéresse pas beaucoup. Si vous tenez absolument à le trouver, débrouillez-vous tout seul.

Younger la dévisagea, essayant de deviner les raisons de son peu d'empressement.

– Julie, il faut que nous le retrouvions. La présidente du syndicat des infirmières m'a donné d'excellentes raisons de penser que Coit Hill nous cache une partie de la vérité sur la mort du maire. J'ai besoin de lui pour m'aider à trouver un moyen de le prouver. Je crois que cela pourrait lui être très utile à lui aussi.

– Écoutez, comme je viens de vous le dire, je n'ai aucune envie de me mettre à sa recherche. C'est peut-être un grand chirurgien, mais question délicatesse, il est zéro.

– Je ne voudrais pas me mêler de vos affaires personnelles, mais je crois que son sort est entre vos mains. Si vous regardez les choses en face, vous êtes forcée de convenir que c'est un gosse naïf, dont la vision des choses est complètement simpliste. Il ne comprend rien aux aspects économiques et financiers de sa profession et vit uniquement dans son idéal! Pour l'instant, on lui a retiré la chose qui comptait le plus pour lui, la chose à laquelle il vouait toute son existence. Il pourrait faire une bêtise, j'en ai peur. Vous ne supporteriez pas d'avoir à vous le reprocher plus tard.

Julie blêmit. L'image d'une petite voiture dévalant en tonneaux une route sinueuse lui traversa l'esprit.

– Vous vous sentez bien? s'inquiéta le journaliste.

– Oui... répondit-elle, arrachée à sa rêverie. D'accord, je ferai mon possible.

Elle passa dans la pièce pour y prendre son manteau, ses clés et son portefeuille.

– Laissez-moi vous poser une question, dit Younger en la suivant des yeux. Kirk a-t-il seulement envisagé de se défendre? A-t-il contacté un avocat? Des experts?

Julie fit la moue.

– Non. Il se trouve toutes sortes d'excuses. Il répète que sa cause est perdue d'avance, qu'il n'a pas les moyens.

Younger prit son calepin et son stylo dans son manteau. Il gribouilla quelque chose, arracha la page et la tendit à la jeune femme.

– Poussez-le à passer un coup de fil à ces types; ils ne demanderont pas mieux que de lui donner un coup de main.

– Qui sont-ils? demanda-t-elle en fermant la porte à clé.

– Eh bien, à mon avis, Roger Steinhardt est peut-être un des derniers honnêtes hommes sur cette terre. C'est un avocat spécialiste des causes impopulaires. Il a aussi bien défendu les gauchistes que les néo-nazis, selon les circonstances, a pris gratuitement la défense d'un certain nombre d'insoumis pendant la guerre du Viêt-nam...

– A cette époque, beaucoup de gens se sont engagés.

– Bien sûr, mais la plupart ont maintenant des cabinets prestigieux, ou alors ils dirigent des services fédéraux et autres agences de l'État. Mais pas Steinhardt. Il est resté dans son petit bureau, à la limite d'un ghetto d'Oakland. Il y a deux ans, il a constitué toute une série de dossiers portant sur des brutalités policières commises à Richmond et a fini par obtenir l'ouverture d'une enquête judiciaire. L'année dernière, il a négocié la fermeture d'une décharge de produits chimiques toxiques dans les meilleures conditions pour les riverains.

– Et maintenant qu'Allan a rejoint les rangs des opprimés, vous pensez qu'il serait disposé à l'aider? demanda Julie, tandis qu'ils franchissaient le seuil de l'immeuble.

– Oui, et aussi parce qu'il a une dette envers moi : je lui ai fourni des renseignements précieux sur une sale affaire de stérilisation forcée des mères hispaniques dans les hôpitaux du comté. Il a attaqué le comté, est parvenu à un règlement favorable pour la douzaine de femmes dont il assurait la défense et a obtenu que certains médecins soient sévèrement blâmés.

Elle secoua la tête.

– C'est donc comme ça que vous fonctionnez? En échangeant des services contre des renseignements?

– Pas toujours, mais ça peut aider.

Elle regarda une nouvelle fois le bout de papier qu'elle tenait à la main.

– Et cet autre, Walter Creighton? Lui aussi a une dette envers vous?

Younger éclata de rire.

– Non, mais il est persuadé du contraire. C'est une sorte de gentleman érudit qui Dieu sait comment s'est retrouvé pathologiste. Il y a quelques années, j'ai fait un long article sur lui dans un magazine national, et il se trouve que ça lui a valu d'être invité à un certain nombre d'émissions télévisées. Il me considère comme l'auteur de sa petite notoriété; depuis ce temps, il est toujours plein d'attentions pour moi.

Younger consulta sa montre.

– Bon, je retourne au bureau pour taper quelques notes. Mais j'essaierai de repasser ici vers onze heures ou onze heures et demie pour faire le point.

– D'accord. D'ici là, tâchez d'avoir retrouvé notre jeune héros.

Julie le regarda s'éloigner d'un pas vif puis se rendit à sa voiture. Mentalement, elle revit Allan sortir en trombe de son appartement, les traits hagards. Elle fut parcourue d'un frisson.

13

Bien qu'il eût assuré à Julie qu'il n'avait pas ouvert à Allan ce soir-là, le vieux veilleur de nuit de l'institut médico-légal mit un point d'honneur à l'accompagner jusqu'à la salle des archives pour vérifier avec elle qu'il n'y était pas entré avant le début de son service. L'obscurité régnait. Julie alluma la lumière et fit rapidement le tour des allées aménagées entre les rangées de casiers. Tout était en ordre; rien ne semblait indiquer qu'il soit venu récemment. Elle confia au veilleur de nuit son numéro de téléphone personnel et le pria de l'appeler si Allan se montrait.

En reprenant sa voiture, elle se sentit saisie d'un profond désespoir. Depuis qu'elle connaissait Allan, elle ne l'avait pratiquement vu qu'à la morgue, quand ce n'était chez elle ou chez lui. Où devait-elle le chercher? Avec un pincement au cœur, elle passa devant le snack-bar mexicain où ils avaient déjeuné pour la première fois ensemble. La salle était pleine, mais Allan était invisible. Elle regretta ces mélos où le héros passe des journées entières à l'endroit où il a aperçu pour la première fois la femme de ses rêves, dans l'espoir qu'elle viendra tôt ou tard l'y rejoindre.

Elle descendait Marina Boulevard quand un éclair lui illumina l'esprit. Un œil dans le rétroviseur pour guetter l'éventuelle apparition d'une voiture de police, elle enfila à toute allure l'autoroute qui rejoint le Golden Gate Bridge, la quitta pour rattraper Lincoln Boulevard, qu'elle descendit jusqu'à ce qu'il devienne El Camino Del Mar. Elle songea – mais trop tard – qu'en passant par Geary ou California, elle serait arrivée plus vite à Sutro Heights.

Là, au pied des falaises, comme il le lui avait un jour expliqué, il aimait à se recueillir quand il avait un problème délicat à résoudre ou se sentait déprimé. Quand la marée était basse, il sautait de pierre en pierre jusqu'aux grands rochers et s'y asseyait pour contempler l'océan.

Elle se gara au parking et sauta hors de sa voiture. La tiédeur de la nuit rendait moins mordante la brise océanique. Le grondement des vagues et les effluves salés montaient jusqu'à elle. Elle regarda autour d'elle et aperçut trois voitures dans lesquelles elle devina des silhouettes de couples enlacés; la quatrième était celle d'Allan.

Elle jeta un coup d'œil à l'intérieur. Sa blouse gisait en boule sur le siège avant. La banquette arrière était vide. Elle s'avança vers le muret de pierre de taille qui courait le long de la falaise, se pencha dessus et scruta la nuit. Elle aperçut une silhouette indistincte à une dizaine de mètres du rivage. Était-ce une forme humaine, ou un roc aux formes singulières?

Au pas de course, elle retourna à sa voiture pour y prendre une lampe de poche, puis se dirigea vers une brèche pratiquée dans le muret, d'où partaient plusieurs sentiers étroits qui descendaient en serpentant jusqu'au rivage. Avec prudence, elle s'engagea sur le raidillon, s'efforçant de contourner les pierres saillantes qui encombraient le passage. Elle fit une pause à mi-descente et balaya le rivage de sa lampe de poche. Elle espérait apercevoir Allan. Le grondement des rouleaux s'était amplifié et couvrait à présent le joyeux clapotis des vagues sur les arêtes émergées. Elle était encore trop loin. Son cœur battait la chamade lorsqu'elle reprit sa marche, redoutant plus que jamais de glisser ou de trébucher. Son genou blessé lors de sa chute dans l'escalier était traversé d'élancements de plus en plus douloureux. Au fur et à mesure de la descente, la pente s'accentua. Alors qu'elle touchait au but, ses pieds se dérobèrent sous elle, et elle se retrouva tout à coup sur son séant. Dans un réflexe, elle avait amorti sa chute de ses mains, ravivant malencontreusement ses plaies récentes. Elle se releva et descendit les derniers mètres du sentier. Arrivée en bas, elle s'approcha du rivage en promenant le faisceau de la torche sur les rochers.

Allan était bien là, assis sur un gros roc situé à une dizaine de mètres du bord. D'après la position renversée de sa tête, Julie comprit qu'il s'était endormi. Son promontoire était encerclé d'eau écumante. Une vague éclata non loin de la jeune femme, dont les pieds furent recouverts d'eau glacée. Lorsque la langue avide se fut retirée, son regard se reporta sur Allan.

– Allan! hurla-t-elle. Allan, reviens!

Aucune réaction.

Une vague plus grosse se présenta et fit jaillir des gerbes d'écume autour du rocher d'Allan, avant de venir se briser sur le sable et lécher les mollets de Julie, qui n'avait pas bougé. L'océan semblait vouloir l'attirer à lui.

– Allan ! Réveille-toi !

Après le déferlement suivant, Julie s'avança sur les premiers rochers, dont les aspérités griffaient ses espadrilles trempées. Elle eut juste le temps de se réfugier sur un roc plus élevé quand un rouleau se présenta. Les embruns lui cinglèrent le visage. Elle était trempée. Ses vêtements lui collaient à la peau.

Elle passa sur un autre rocher, braqua à nouveau sa torche sur Allan, puis étudia l'espace qui la séparait de lui. Trois rochers, puis un vide de trois mètres environ. Elle respira profondément, sauta sur le roc suivant, laissa passer une vague, et enchaîna sur les deux autres. Le mugissement du ressac couvrit son appel tandis que l'écume la giflait à nouveau. Elle voulut s'avancer encore, mais elle s'aperçut en baissant les yeux que si elle se risquait à descendre, la prochaine vague l'engloutirait complètement.

Impuissante, elle vit une crête blanche s'abattre sur un rocher tout proche de celui d'Allan. L'impact la fit sursauter. L'écume tomba en pluie de tous côtés. Désespérée, elle s'agenouilla, retira une de ses espadrilles et la lança en direction d'Allan. Elle le manqua. Elle saisit l'autre espadrille et visa soigneusement. Le projectile atteignit son but. Allan sursauta.

– Allan ! !

Il tourna la tête de tous côtés, désorienté, épouvanté par les grondements de l'océan et cette lumière qui l'aveuglait, saisi par le cri qu'il venait d'entendre. Julie, condamnée à rester sur place, regardait, fascinée. Un rouleau s'écrasa violemment sur le promontoire d'Allan. Quand l'eau se fut retirée, elle constata qu'Allan n'y était plus. Elle l'aperçut enfin, agrippé un peu en contrebas. La vague suivante le balaierait définitivement, elle en était sûre. Il irait s'empaler contre les arêtes tranchantes qui saillaient çà et là. Son rocher à elle menaçait de disparaître entièrement sous l'écume. Avec l'énergie du désespoir, elle se tourna vers le rivage et appela à l'aide de toutes ses forces. Elle se rappela ces couples qui faisaient l'amour tout là-haut. Jamais sa voix ne parviendrait jusqu'à eux. Elle avait envie de pleurer.

Elle se retourna vers la mer et vit qu'Allan avait réussi à se hisser sur un gros roc. Une vague submergea ses jambes, mais il tint bon. Ses yeux se posèrent sur la tache de lumière.

– Julie ?

– Oui !... Tu vas y arriver ?

Avant qu'il ait eu le temps de dire quoi que ce soit, un mur d'eau s'abattit encore sur lui puis sur Julie. Instinctivement, elle avait fermé les yeux. Lorsqu'elle les rouvrit, Allan était à nouveau dans l'eau, amarré du mieux qu'il pouvait à la roche trempée. Même entre deux vagues, ils étaient séparés sur leurs rochers respectifs par une nappe d'eau de plus en plus profonde.

Elle tomba à genoux.

– Qu'allons-nous faire...? Il faut qu'on revienne au bord...

– Après la prochaine, je tente le coup!

La vague se forma, se ramassa et éclata sur eux. Après son passage, accroupie, elle scruta l'onde. Le déferlement cessa, il y eut une seconde de calme total, puis le reflux commença. Dans le faisceau de la lampe, elle vit Allan lutter contre la puissante attraction de l'océan. Le calme revint et il lâcha prise; en quelques brassées frénétiques, il se rapprocha d'elle. Elle s'était mise à plat ventre, insensible aux piques aiguës qui traversaient ses vêtements. Elle tendait les bras. Allan lui saisit la main et se hissa hors de l'eau au moment où une autre vague commençait à rugir.

Ils résistèrent au déferlement suivant et tombèrent dans les bras l'un de l'autre. Julie sanglotait, secouée de hoquets, en serrant furieusement le cou d'Allan dans ses bras. Après avoir plus ou moins repris son souffle, il se recula légèrement et la dévisagea tendrement.

– Tu vas bien? demanda-t-il tout doucement.

Julie ne put que hocher la tête. Elle se mordait les lèvres. Allan l'attira à nouveau contre lui.

– Hé là, voyons... C'est fini, maintenant... Tout va bien.

Elle se dégagea pour le regarder. A sa grande surprise, il paraissait détendu, serein. Ses yeux brillaient d'un éclat neuf.

– Je vais me battre, Julie. Je peux les avoir, ces salauds.

Ils furent à nouveau fouettés par les embruns.

Elle se hissa sur la pointe des pieds et l'embrassa tendrement sur les lèvres.

– Allez, souffla-t-elle en lui montrant le rivage. On ferait mieux de ne pas s'éterniser ici.

Il la retint une seconde.

– Julie. Je ne t'ai peut-être jamais rien dit d'aussi banal, mais... merci d'être venue.

***

Des volutes de vapeur montaient peu à peu de la baignoire. Allan, nuque posée sur le rebord, était immergé jusqu'au menton. Julie, assise en face de lui, s'aspergeait les épaules.

– Je n'envisage pas de sortir un jour de cette baignoire, déclara Allan en ouvrant le robinet d'eau chaude. Bon Dieu, ce qu'il est froid, cet océan!

Julie attrapa la bouteille de cognac posée sur la tablette et en remplit les deux petits verres. Elle en tendit un à Allan.

– Tu aurais pu te tuer.

Allan se redressa et prit une lampée d'alcool.

– Ça n'était absolument pas mon intention.

Julie resta silencieuse.

– J'étais complètement paumé, poursuivit-il. Je n'étais pas sorti de chez toi depuis deux minutes que j'ai réalisé ce que j'avais fait. J'avais envie de revenir, de te demander pardon. Mais je n'ai pas pu. Pas par orgueil, plutôt par honte. Et puis, il y avait tout le reste. L'Université, les plaintes, ma licence, toi que je venais de perdre. Je ne m'étais jamais senti aussi bas. Alors, j'ai voulu être tranquille pour réfléchir à tout ça, essayer de trouver une solution...

Il reposa son verre sur la tablette. Il tripota les robinets jusqu'à ce qu'il obtienne de l'eau tiède. Il s'en aspergea la figure et se frotta les yeux, encore irrités par la morsure du sel marin.

– Tu avais raison, tu sais, admit-il. C'est ça qui me rendait fou.

– Quoi, le fait que j'aie eu raison?

– Non. Ce que tu m'as dit. Je voulais que tout le monde admette que j'avais raison, que le système soit immédiatement revu et corrigé en conséquence. Quand j'ai vu que personne ne m'écoutait, c'est vrai, je me suis conduit comme un gamin de cinq ans.

Du bout du pied, Julie s'était mise à lui caresser la jambe droite.

– Piquer sa crise n'arrange jamais rien, dit-elle. C'est tout ce que j'essayais de te faire comprendre.

– Ça y est, je crois que j'ai fini par comprendre.

Il se raidit brusquement.

– Il faut dire qu'ils vous y poussent, nom d'un chien! Ils sont tellement imbus d'eux-mêmes et de leur petite position...

– Et toi, ne crois-tu pas qu'à ta manière, tu l'es aussi?

– Peut-être, oui. Mais bon Dieu! J'ai... enfin, j'ai ma conscience pour moi!

Elle éclata de rire.

– Je ne plaisante pas, Julie. Écoute, l'autre jour, j'allume la télé et je tombe sur un gros bonnet de Coit Hill. Jusque-là, je croyais que ces types ne vivaient que pour le fric. Mais il y a autre chose... Tu aurais dû l'entendre : on aurait dit qu'il parlait d'un lieu saint, d'une cathédrale! L'illustre établissement ceci, l'illustre établissement cela... Pas une seule fois il n'a mentionné les patients, les maladies ou la mort. A l'écouter, on imaginait des équipements flambant neufs, des salles immaculées avec des lits impeccablement faits, des salles d'opération nickel! Et bien sûr, pas le moindre patient là-dedans! je me le représentais, lui et ses confrères tous vêtus de longues robes blanches, en procession derrière Anthony dans les couloirs de Coit Hill! J'ai...

Il s'interrompit en sentant le contact insistant du pied de Julie entre ses cuisses.

– Tu ne m'écoutes pas! s'exclama-t-il en riant.

– Si, si...

Elle se rapprocha de lui en barbotant.

Allan l'attira à lui. Elle continua ses caresses en l'embrassant. Il la pressa tout contre lui.

– Julie, nous ne pouvons pas...! Nous allons couler!

– Mais non, murmura-t-elle en se retournant et se mettant à genoux. Il n'y a qu'à faire comme ça. Vite.

Allan se redressa et s'approcha d'elle. Julie sentit se rebeller son genou endolori; elle fut obligée de le soulever légèrement. En s'appuyant contre le rebord de la baignoire, elle parvint à se maintenir en équilibre pendant qu'Allan commençait à aller et venir. Il lui passa un bras autour des hanches pour la soutenir. Sa main libre caressait les épaules, le dos et les seins de la jeune femme. Le rythme s'accéléra. L'eau débordait maintenant de toutes parts. La main de Julie glissa et ils faillirent s'écrouler ensemble. Mais elle reprit son aplomb; sa croupe revint se caler au creux des reins d'Allan. Il se pencha en avant.

– Je t'aime, Julie... Je t'aime...

***

Ils se séchaient mutuellement lorsque la sonnette retentit. Julie enfila un peignoir et alla ouvrir. En tirant le verrou, elle se rappela les propos de Younger. Avant que le journaliste n'ait pu dire quoi que ce soit, elle se glissa sur le palier et referma à moitié la porte sur elle.

– Vous l'avez retrouvé?

– Oui. Il était à Sutro Heights.

– Je peux entrer? Je sais qu'il est un peu tard...

Il sentit parfaitement l'hésitation de Julie.

– Il est ici, vous êtes sûre?

– Il est ici, oui. C'est simplement que...

– Il est trop soûl pour discuter?

– Absolument pas! Mais avec toutes ces épreuves, je crois qu'il a besoin de souffler. Donnez-nous seulement quelques jours.

Elle entendit du bruit derrière elle. Le regard de Younger se fixa sur la porte. Allan était arrivé, drapé dans une grande serviette de bain.

– Dites donc! commença-t-il. Vous ne croyez pas que vous avez déjà trop...

– Allan! l'interrompit Julie.

Elle lui répéta les propos de la jeune infirmière de Coit Hill dont Younger avait réussi à obtenir le témoignage, et lui parla de l'avocat et du pathologiste que le journaliste leur avait conseillés.

– Je crois que nous devrions discuter plus longuement de tout cela, dit finalement Younger. Si vous voulez, je peux repasser dans la matinée.

– Bah! fit Allan, dont le ton trahissait un reste de méfiance. Puisque vous êtes ici, autant voir ça tout de suite.

Younger interrogea Julie du regard. Elle hocha la tête et les fit entrer dans la cuisine. Pendant qu'elle mettait de l'eau à chauffer, le journaliste se débarrassa de sa veste.

– Eh bien? s'enquit Allan.

Younger lui fit le récit circonstancié de sa rencontre avec les deux infirmières.

– Quand j'ai quitté Julie, je pensais revenir directement au journal. Finalement, j'ai décidé d'aller d'abord faire un tour à Coit Hill, au cas où Huntington y serait. Effectivement, il y était. Comme il n'a pas pu m'éviter, il a accepté de m'accorder un petit entretien.

– Vous espériez vraiment qu'il vous dirait la vérité sur cette histoire de radios? demanda Allan.

– Non, pas spécialement, mais on ne sait jamais. Les réactions des gens n'ont pas fini de me surprendre.

Il but une gorgée de thé.

– Au début, j'ai fait comme si je menais une enquête générale sur les problèmes spécifiques posés aux hôpitaux qui ont à traiter des personnalités politiques. Huntington était très à l'aise. Il m'a parlé des Kennedy, de la manière dont avait été soigné Reagan après son attentat. Il n'hésitait pas à comparer ces cas à « l'effort surhumain fourni par Coit Hill pour sauver le maire ». Je l'ai laissé parler... Et maintenant, écoutez ça.

Il sortit son magnétophone de sa poche, rembobina la bande et le mit en marche. La voix d'Huntington s'éleva :

– Le maire n'aurait pas été mieux soigné s'il avait été admis – comme Reagan – à l'Université George Washington. Étant donné sa faiblesse cardiaque, c'est même un prodige qu'il ait tenu si longtemps.

On entendit des froissements divers.

– On murmure, docteur Huntington, que le maire souffrait d'un pneumothorax et que la nouvelle a été dissimulée, disait la voix du journaliste.

Il y eut une bonne seconde de silence.

– Ce sont des racontars sans fondement, monsieur, répondit enfin Huntington.

Encore un silence.

– Maintenant, si vous voulez bien m'excuser, mes patients m'attendent.

– Il n'a subi aucune lésion pulmonaire? insistait Younger.

– Je vous ai déjà répondu que non. Il est inutile de me faire perdre mon temps avec des insinuations aussi grotesques.

Un bruit de chaises qu'on déplace.

– Je vous prie de m'excuser.

– Très bien, reprit la voix de Younger sur fond de papiers froissés et autres bruits indéfinis. Quoi qu'il en soit, si vous désirez en reparler, passez-moi donc un coup de fil. Voici mes coordonnées, au journal et à mon domicile.

Huntington éclata de rire.

– Tout cela vous fait peut-être rire pour l'instant, docteur. Mais tôt ou tard, vous changerez d'attitude. Le scandale n'est pas loin d'éclater, je puis vous l'assurer. Peut-être feriez-vous bien de réfléchir dès maintenant aux solutions qui vous restent pour éviter d'y être compromis.

– Je ne sais pas de quoi vous parlez, répliqua Huntington.

– Je vois. Mais laissez-moi vous dire une dernière chose. Si vous n'avez pas envie de vous confier à moi, vous devriez au moins songer à en parler au Dr Kirk.

Younger arrêta le magnétophone et considéra Allan et Julie.

– Je dois lui tirer mon chapeau, conclut-il. Il est resté parfaitement maître de lui. Il a fallu que je le surveille très attentivement pour le voir tiquer quand j'ai mentionné le pneumothorax.

– Pourquoi lui avez-vous parlé de moi?

– Vu sa réaction, je suis sûr et certain qu'il sait quelque chose, mais je suis au moins aussi sûr que jamais il ne m'en parlera à moi. A vous, par contre, il y a une petite chance. Il se dira peut-être que ces informations pourraient vous être utiles.

– C'est très aimable à vous, répondit Allan. Cependant, la mort du maire, même si elle est due à des carences dans les soins, reste un problème secondaire en ce qui me concerne.

– Comment ça?

– Elle est intéressante parce qu'elle est semblable à bien d'autres qui arrivent tous les jours. Mais le fait qu'il s'agisse du maire n'a aucune importance. Le problème serait exactement le même s'il avait été sauvé.

Une ombre de contrariété passa sur les traits de Younger.

– Vous répétez ce genre de choses depuis des semaines, docteur Kirk. A la longue, ça devient vraiment lassant.

Allan s'empourpra. Julie lui saisit la main.

– Ça n'est pas que je ne vous croie pas, reprit Younger sans se soucier de l'explosion à laquelle il venait d'échapper de justesse. Au contraire, je pense que vos soupçons sont parfaitement fondés. Mais étaler des preuves, c'est une autre paire de manches.

– Je les ai, ces preuves.

Younger le fixa intensément.

– Comment ça?

– Julie et moi avons fait une étude. Nous avons fouillé les archives de l'institut médico-légal et retenu cent cas de morts accidentelles survenues à l'hôpital. Après avoir analysé dans chaque cas ce qui a été fait en salle de réanimation, repéré combien de temps il s'est écoulé avant que le traumatisé ne soit admis en salle d'opération – quand il y a été admis –, nous en sommes arrivés sans peine à la conclusion qu'au moins quarante-cinq d'entre eux sont morts parce qu'ils n'ont pas reçu les secours adéquats.

– Ce que vous avez démontré, c'est que sur cent patients admis à Coit Hill, quarante-cinq sont morts faute de soins?

– Non, pas du tout, et c'est en cela que cette étude est intéressante. L'étude porte sur l'ensemble des établissements du comté. C'est pour ça que je maintiens qu'il s'agit d'un problème général, structurel qui mérite d'être soulevé, quoi qu'on finisse par découvrir sur la mort du maire.

Younger l'écoutait, les yeux toujours fixés sur lui.

– A mon avis, poursuivit Allan, il ne suffit pas de prouver que le maire est mort suite à des carences dans le traitement. D'accord, Anthony serait viré, certains médecins seraient radiés, peut-être même que Coit Hill fermerait ses portes. Mais fondamentalement, ça ne changerait rien. Les accidentés seraient transportés ailleurs, et les morts inutiles continueraient à représenter cinquante pour cent du total. C'est tout le système qui doit être revu.

Julie eut du mal à réprimer un sourire. Elle était désormais convaincue qu'Allan était pleinement redevenu lui-même.

– Vous me laisseriez consulter cette étude?

Allan se tourna vers Julie pour l'interroger du regard.

– C'est toi qui décides, répondit-elle.

– Il y a deux mois, peut-être même un mois, j'aurais accepté sans la moindre hésitation. Aujourd'hui, je n'en suis plus aussi sûr. Je n'ai aucun doute quant à la validité de nos résultats, mais je souhaite lui donner une crédibilité maximale, afin que ses répercussions soient profondes. Je pensais en soumettre les données à trois ou quatre chirurgiens qui l'examineraient chacun de leur côté et en tireraient leurs propres conclusions, et la faire publier seulement ensuite, sans que cela puisse passer pour un coup de pub.

– Combien de temps croyez-vous que cela prendrait?

– Je n'en ai aucune idée. Entre quelques semaines et quelques mois, tout dépendra de la disponibilité des gens à qui je compte m'adresser.

Younger éclata de rire.

– Quelques mois? Dans ce cas, vous feriez mieux de laisser tomber tout de suite! A ce moment-là, Anthony aura consolidé sa position et assuré ses arrières, et vous ne pourrez plus rien faire. Si vous voulez que votre bombe touche sa cible, c'est maintenant qu'il faut la larguer.

– Sam, vous savez bien que je suis complètement grillé à San Francisco. Si je fais ça, Anthony, le Conseil des Hôpitaux et mes confrères se débrouilleront pour me discréditer complètement en l'espace de vingt-quatre heures.

Un lourd silence s'abattit pendant qu'ils finissaient leur thé. Younger se décida finalement à reprendre la parole.

– Écoutez, voilà ce que nous allons faire : confiez-moi un double de votre étude. Je connais deux ou trois chirurgiens à Los Angeles qui raffolent de ce genre d'affaires. Je leur envoie le dossier dans la matinée en leur demandant de s'y coller tout de suite. S'ils confirment vos conclusions, je dois pouvoir sortir le papier dans l'édition de dimanche prochain.

– Ils peuvent le faire aussi vite?

– Oui.

Allan hésitait. Ne ferait-il pas mieux de faire publier son étude ultérieurement, dans une revue médicale compétente?

– Vous avez le choix, Allan : soit vous me confiez l'étude maintenant et vous pouvez vous attendre à des répercussions immédiates, soit vous la publiez plus tard dans une quelconque revue spécialisée, auquel cas vous recevrez des applaudissements courtois de la part de vos confrères. Mais d'ici là, Anthony aura eu tout le temps de mettre sur pied son système de secours bâtard.

Allan respira profondément.

– D'accord, allez-y. Larguez la bombe.

14

Le gamin, profitant des dernières heures de ce samedi de fin d'été, pédalait de toutes ses forces autour du pâté de maisons.

– Hé, Bobby! Rentre prendre ton bain! hurla son père depuis le seuil de la maison. Tu t'es déjà pris un gadin tout à l'heure! Ça suffit pour aujourd'hui!

Le gamin, libérant sa tignasse brune, agita sa casquette de coureur cycliste en direction de son père en passant à toute allure devant la maison.

– Un dernier tour, P'pa! Je suis en train de pulvériser le record du monde!

Le père rentra en marmonnant et claqua la porte.

Après avoir tourné au coin, le gamin se mit en danseuse et accentua son effort sur les pédales. Son lacet défait cinglait régulièrement le pare-chaîne; à chaque flexion de sa jambe, la rotule saillait de son jean déchiré. Il était le champion qui, dans les derniers mètres de la course, sprinte pour battre le record du monde sous les acclamations du public en délire. Quand il eut négocié son dernier virage, il accéléra sur le trottoir rectiligne au bout duquel se trouvait l'arrivée, constituée par le muret de briques rouges qui délimitait son jardin. Il se courba sur son guidon pour rassembler toute son énergie. Il ne vit pas la voiture qui virait au milieu de la rue pour s'engager dans une allée de garage. Quand il leva les yeux, il était trop tard. Le conducteur de la voiture – un adolescent – écrasa la pédale de frein, mais la violence de l'impact envoya bouler gamin et bicyclette jusqu'au fond de l'allée, où ils percutèrent la porte du garage. Le vélo s'écrasa lourdement au sol. Le gamin, lui, rebondit avant de s'effondrer entre la porte et la voiture.

Pendant que les parents de l'adolescent, affolés, téléphonaient aux pompiers et à la famille du gamin, l'imprudent conducteur s'efforça de mettre en pratique les notions rudimentaires de secourisme apprises au lycée. Il se faufila dans le garage par la porte latérale, saisit sur le séchoir plusieurs serviettes de plage dont il revint couvrir le blessé. Il s'apprêtait à placer la tête du gamin dans une position plus confortable lorsque les parents de celui-ci se frayèrent un chemin parmi la foule hétéroclite qui s'était amassée autour de la scène, alertée par le hurlement des pneus. Ils s'agenouillèrent à ses côtés. Presque au même moment, un bourdonnement qui allait s'intensifiant signala l'approche d'un hélicoptère.

La foule s'écarta. L'appareil, dont le ventre était peint aux couleurs de Coit Hill, se posa majestueusement sur la chaussée. Deux hommes en sautèrent immédiatement et coururent jusqu'au blessé.

– C'est bien, fiston, tu t'es pas mal débrouillé, lança placidement l'un d'eux à l'adolescent, qui tremblait de tous ses membres. On vient prendre la relève.

Son collègue prit la mère de Bobby par les épaules et l'aida doucement à se lever.

– Ce serait mieux que vous vous écartiez un peu, vous aussi.

Le père, accroupi à côté d'elle, hocha la tête, se releva et entraîna sa femme un peu plus loin.

L'un des infirmiers ouvrit rapidement sa trousse de secours et en sortit un tensiomètre.

– Ramène la civière, cria-t-il à son collègue en passant l'appareil autour du bras du gamin.

L'autre ne tarda pas à revenir. Il avait également rapporté une minerve, qu'ils ajustèrent ensemble autour du cou du blessé. Quand ce fut fait, ils le soulevèrent délicatement pour l'installer sur la civière.

– C'est bon. Faisons-lui une perf.

Sans prêter attention aux lamentations de la mère, ils mirent rapidement en place une perfusion de sérum, puis soulevèrent précautionneusement la civière et la portèrent jusqu'à l'hélicoptère.

La mère les avait rejoints et agrippa le bras de l'un d'eux.

– On ne pourrait pas appeler une ambulance...? Je ne sais pas si... Cet hélicoptère... Le maire...

– M'dame, pour l'autre, c'était un coup de guigne, c'est tout. Chez les Viets, question décollages dans un mouchoir, j'en ai vu d'autres, vous inquiétez pas. Ça ira tout seul, m'dame.

Elle ne semblait plus vouloir lui lâcher le bras. Le pilote lui fit lâcher prise.

– On perd du temps, m'dame. Une vraie promenade, croyez-moi. Il sera là-bas de bonne heure, vous allez voir.

– Ce monsieur a raison, Liz, intervint le mari. Laisse-le décoller.

Dans un rugissement de moteurs, l'appareil s'élança dans les airs et disparut après avoir viré au-dessus des toits.

***

Julie, tassée sur le fauteuil du salon, posa son livre et considéra Allan qui faisait les cent pas.

– Allan, voyons. Assieds-toi et tiens-toi tranquille. Ça n'est pas en tournant en rond toute la nuit que tu feras passer le temps plus vite.

– C'est plus fort que moi. Bon sang, pourquoi n'est-il pas paru dans l'édition du soir? A l'heure qu'il est, tout serait terminé!

– Younger te l'a expliqué dix fois, Allan! Il est arrivé de Los Angeles ce matin. Il n'avait aucune chance d'avoir fini son papier à temps. Il sortira dans l'édition de demain matin, il te l'a dit.

– Mais...

– Demain matin.

Sur ces entrefaites, elle disparut dans la cuisine; elle en revint bientôt avec le *Telegraph,* ouvert à la page spectacles.

– Allez, déclara-t-elle. On casse la croûte et on file au cinéma.

***

Everett Huntington suivit un instant des yeux Cluny et son assistante, occupées à effectuer les manœuvres routinières de réanimation autour du gamin que l'hélicoptère venait d'amener aux urgences. Rassuré, il décrocha un des cinq téléphones qu'il avait fait installer aux points stratégiques du service. L'anesthésiste dont il avait composé le numéro répondit aussitôt.

– J'ai minuté mon trajet. Je serai ici dans douze minutes.

Pour lui-même, Huntington serra le poing en signe de victoire, puis fit courir son doigt sur la liste de garde; il finit par y trouver le nom d'un chirurgien spécialiste des enfants, habitant qui plus est à moins de vingt minutes de l'hôpital. Il venait de terminer sa journée dans une clinique où il avait pratiqué des interventions mineures, mais il assura Huntington qu'il arriverait sur les talons de l'anesthésiste.

Huntington jubilait.

Pendant qu'il examinait les résultats de la seconde série d'examens qu'il avait commandée au labo, le téléphone sonna. Il poursuivit sa lecture; son diagnostic initial se trouvait confirmé : le gamin souffrait de graves hémorragies internes, et une intervention rapide était nécessaire. Enfin, il décrocha. C'était Harper.

– Qui avez-vous de garde ce soir, Everett? demanda de but en blanc le cardiologue.

– Herbert pour l'anesthésie, et Dysan pour la chirurgie. Ils sont...

– Formidable! Appelez-les pour moi, voulez-vous?

– Mais ils sont déjà...

– Écoutez, Everett! J'ai là une femme à qui on devait faire un triple pontage lundi matin. Mais elle est en train de nous préparer un infarctus, et il faut que je l'opère avant qu'il ne se développe.

– Sherman, attendez une minute, voulez-vous! Herbert et Dysan sont déjà en route : on a un traumatisé sur les bras. Un gosse renversé par une voiture.

– Eh bien, vous n'avez qu'à contacter la deuxième équipe. Ça tombe bien qu'Herbert soit de garde ce soir : pour les cardiaques, c'est le roi de l'anesthésie. Je travaille toujours avec lui.

– Sherman... Ce gosse doit être conduit en salle d'op dans l'heure qui vient.

– Alors, qu'est-ce que vous attendez pour convoquer la deuxième équipe? Quant à moi, je prends Herbert et Dysan.

– Vous ne pouvez pas faire ça!

– Que voulez-vous dire? J'ai ici une femme de soixante-deux ans qui a besoin de mon aide. Tout le monde est déjà sur le pied de guerre, chez nous. Votre trauma tiendra bien le coup jusqu'à ce que les autres arrivent.

Il raccrocha.

Sans hésiter, Huntington composa le numéro suivant sur sa liste. Au bout de sept minutes, il avait appelé sans aucun succès quatre chirurgiens et trois anesthésistes. La mort dans l'âme, il fit un numéro qui ne figurait pas sur la liste de garde de Coit Hill. Selon lui, il restait quarante minutes pour sauver le gamin. L'appel qu'il lançait maintenant serait sans doute très lourd de conséquences pour lui, mais il se refusait à laisser un enfant se vider de son sang pour ménager la susceptibilité d'Anthony.

***

– Allan? fit Julie avec une lueur d'exaspération moqueuse dans le regard, après avoir suivi un long moment des yeux la petite cuillère qu'il remuait dans sa tasse de café depuis une éternité. Ça ne te ferait rien de revenir un peu parmi nous?

Il leva des yeux anxieux.

– Tu crois que j'ai eu raison?

– De remettre ton étude à Younger?
Il hocha la tête.
Julie reposa sa tasse.
– Tu veux que je te dise ce que j'en pense?
Nouveau hochement de tête.
– Je n'en sais rien. Tu y étais obligé. Mais je ne sais pas si ça va améliorer ta situation.
– Ça n'a aucune importance. Ce que je demande, c'est si ça peut avoir une influence sur la réorganisation du système d'urgences.
– Pour le savoir, il n'y a qu'à attendre les réactions de l'opinion, des politiciens, et évidemment des hôpitaux. Allez, dépêche-toi de finir ton café. On va finir par rater la séance.

***

Huntington avait les yeux rivés sur la pendule; il était de plus en plus nerveux. Au bout du fil, son interlocuteur continuait son discours monocorde.
– Fedder! se résolut-il à intervenir, je suis parfaitement au courant des conditions de transfert! Oui, le patient est hautement instable! Mais je ne trouve personne pour l'opérer, et il n'aura bientôt plus une goutte de sang dans les veines!
– Et moi je vous dis que je ne peux pas autoriser ce transfert. Vous ne vous imaginez pas le climat qui règne ici depuis l'affaire Kirk, Everett. Si le gosse meurt, soit dans l'ambulance, soit chez nous, la responsabilité est pour nous. En ce moment, nous ne pouvons pas nous permettre la moindre bavure. En toute autre circonstance, je vous aurais dit de nous l'amener, et au diable le règlement. Mais pas en ce moment, Everett. Je suis désolé, mais c'est impossible.
– Attendez! glapit Huntington. Ne raccrochez pas!
– Everett...
– Non! Une seconde, je... Laissez-moi réfléchir.
– Everett, j'ai du boulot.
Huntington inspira profondément.
– David, écoutez... Vous pourriez m'envoyer une équipe ici pour l'opérer?
– Vous êtes tombé sur la tête ou quoi?! D'abord, on n'aurait plus personne chez nous...
– Vous avez une deuxième équipe. Ils seraient sur place avant même que vous n'ayez quitté l'Université.
– Everett! Aucun de nous n'a le droit d'opérer chez vous. En ce qui me concerne, je ne tiens pas à finir ma carrière en donnant des cours à l'Université d'Acapulco.

Huntington regarda l'heure. Quinze minutes supplémentaires étaient passées. On lui avait déjà transfusé deux litres de sang. Une ponction pleurale avait été mise en place. Pourtant, sa tension baissait toujours, et les résultats du labo étaient de mauvais augure. Avec un peu de chance, il restait encore vingt-cinq minutes pour agir.

– Vous n'avez pas besoin d'avoir le droit. Nous sommes équipés pour procéder à des interventions chirurgicales dans la salle de réanimation, au cas où la salle d'opération proprement dite n'est pas disponible. Je n'ai qu'à faire descendre un peu de matériel supplémentaire. Je suis le patron de ce service, et je m'engage à assumer toute la responsabilité de cette affaire. Personne ne viendra vous demander des comptes.

Il y eut un long silence à l'autre bout du fil.

– Fedder, un gamin est en train de crever...

– Je vous préviens que si vous êtes en train de vous foutre de moi...

– C'est la pure vérité, Dave.

– C'est d'accord, souffla Fedder. Bon, j'ai Jergens pour l'anesthésie...

Huntington exultait.

– Formidable! Il est très fort en pédiatrie!

– ... Et une interne tellement baba devant Kirk qu'elle laisse tomber un poste de psychiatrie en or pour se lancer dans la traumatologie. Si j'arrive à les convaincre, si je peux faire venir la deuxième équipe, s'il y a une ambulance libre dans le secteur...

– Oubliez l'ambulance! s'écria Huntington, transporté par sa propre intuition. Je vous envoie notre nouvel hélico!

– Ça va pas, non? Plutôt venir à pied!

– Arrêtez de déconner, Dave. Je connais le pilote, c'est un as.

– Pour Coit Hill, c'est un événement, répondit Fedder avant de raccrocher.

Huntington était au chevet du petit Bobby lorsqu'il entendit l'hélicoptère qui rentrait. La tension, qui était auparavant remontée à 9/7 sous l'effet du sérum, était à nouveau tombée à 6/4. La peau était moite et glacée. L'abdomen se ballonnait avec une implacable régularité.

– On veut faire le malin, on laisse tomber les copains de l'Université, et voilà le résultat! tonna une voix depuis la porte.

C'était Fedder. Il était suivi d'un homme et d'une jeune femme. Huntington courut à lui, le serra dans ses bras et alla même jusqu'à lui déposer un bruyant baiser sur la joue.

– D'accord, d'accord, mais arrêtez de me peloter, fit Fedder en se dégageant, puis en faisant mine de s'essuyer la joue. C'est notre client?

– Oui, répondit Huntington en cherchant des yeux quelqu'un pour l'aider à transporter le gamin sur la table d'opération.

Il fit signe à Cluny, mais l'infirmière-chef se contenta de lui adresser un regard glacial. A sa place, une autre infirmière s'approcha.

– Je vous explique pendant qu'on le désinfecte, suggéra-t-il.

Pendant qu'il leur exposait la situation, une partie de son esprit était ailleurs; il ne parvenait pas à chasser de sa mémoire la sinistre image du visage hostile de Cluny.

***

Deux heures plus tard environ, alors que lui et ses confrères de l'Université étaient réunis autour de l'enfant, l'image était toujours présente.

– Il a l'air bien, je trouve, déclara Fedder avec une fierté évidente.

– Au poil, répondit Huntington. Vous avez fait un boulot superbe.

– Il reste un léger problème, reprit Fedder. Officiellement, c'est nous qui sommes maintenant en charge de ce gosse. J'aimerais pouvoir le ramener avec nous à l'Université.

Huntington contemplait le gamin endormi, ému par la tranquillité peinte sur ses traits.

– Vous avez raison... On pourrait le transférer tout de suite, mais je ne suis pas sûr que ce soit vraiment nécessaire.

– Et s'il y a des complications?

– Aucun risque. Ses fonctions vitales sont stables depuis une bonne demi-heure, sans qu'on ait touché à quoi que ce soit. Il ne peut y avoir de surprise.

– Pourtant...

– Ne vous inquiétez pas, il sera suivi par un chirurgien. Harper doit avoir fini, et je vais demander à Dysan de s'occuper du gamin. Il connaît son boulot.

Ils s'éloignèrent. Fedder et Huntington suivaient Maggie et l'anesthésiste à quelque distance. Fedder ralentit encore l'allure.

– Everett, ça n'est pas pour être indiscret, mais... vous êtes bien ici?

– Financièrement, je n'ai pas à me plaindre, répondit évasivement Huntington. Et il y a des choses à faire.

– Lesquelles? Faire venir les copains des autres hôpitaux parce que vos toubibs n'arrivent pas à assurer les soins?

– Ça n'est pas vrai, Dave!

Il hésita.

– Oh, et puis merde! Si, c'est un peu ça.

– Je répète ma question : vous êtes bien ici?

– Non, j'imagine que non. Je suis coincé de tous les côtés. Non, je ne suis pas bien, vraiment pas.

– Qu'est-ce que vous avez l'intention de faire?

– Je n'en sais rien, soupira Huntington, parfaitement conscient qu'il mentait.

Pendant qu'il attendait le retour de l'hélicoptère qui amenait Fedder et son équipe à Coit Hill, un plan s'était formé dans son esprit. Ce plan avait mûri au cours de l'opération. Un seul point restait à éclaircir : aurait-il le courage de le mettre en pratique?

***

Ils avaient fait l'amour. Julie s'était rapidement endormie, mais Allan n'arrivait pas à trouver le sommeil. Il passa la nuit à se relever : il arpentait la chambre, allait grignoter quelque chose à la cuisine, feuilletait des revues, regardait par la fenêtre. Plusieurs fois, il dut résister à la tentation de réveiller Julie pour lui proposer un café. Il chassa à grand-peine l'idée de se rendre au siège du *Telegraph* pour y demander un exemplaire de l'édition du matin aux coursiers qui chargeaient les liasses de journaux dans les fourgons de livraison.

A six heures un quart, il n'y tint plus. Il passa un jean et un sweat-shirt et courut jusqu'au coin de la rue. Le marchand de journaux n'était pas encore ouvert. Deux gros paquets étaient déposés devant la porte. Il fit les cent pas sur le trottoir. Kee Park, le vieux commerçant coréen, n'apparaissait pas. Allan décida de faire un peu de jogging; il partit au trot et revint une dizaine de minutes plus tard. Rien n'avait bougé. Allan s'approcha, jeta un coup d'œil à gauche, puis à droite, ne vit personne, se baissa et retira de la pile de journaux l'exemplaire du dessus. Il se promit de venir payer Park dans la matinée.

Julie, profondément endormie, reposait sur le dos en travers du lit. Il hésita une seconde, mais son impatience à lui relire ce qu'il avait déchiffré tant bien que mal en marchant dans la semi-pénombre l'emporta. Il s'assit au bord du lit, se pencha sur elle et déposa un baiser sur ses lèvres. Sans ouvrir les yeux, elle sourit et changea de position. Il se pencha encore et l'embrassa juste sous l'oreille. Elle s'étira mais replongea aussitôt dans le sommeil. Agacé, Allan lui donna un coup de journal sur le postérieur.

– Julie! Réveille-toi! J'ai le journal...

Elle se tortilla pour se retourner vers lui et se hissa lentement sur les coudes. Elle ouvrit les paupières, les ferma et les rouvrit aussitôt.

– Ça y est, j'ai le *Telegraph*, répéta-t-il.

– Le...?

Elle secoua la tête et cligna des yeux.

– Oh... Qu'est-ce que ça dit?

– C'est chouette. Tu veux entendre?

Elle se redressa un peu plus; le drap glissa sur sa poitrine. Instinctivement, Allan y porta son regard.

– Laisse tomber, s'esclaffa-t-elle, tout à fait réveillée. Tu peux toujours courir, après la manière dont tu m'as réveillée. Je vais faire du café. Je reviens dans trente secondes.

Allan, trépignant d'impatience, la précéda à la cuisine. Il brancha le percolateur et le remplit de café. Un bruit de chasse d'eau lui parvint, et l'instant d'après Julie faisait son entrée dans la cuisine.

– Alors, que dit notre ami Younger?

– Écoute :

« Il semblerait que près de la moitié des décès consécutifs à un accident survenus dans les hôpitaux du comté soient dus à l'incapacité de ces établissements à prodiguer les soins appropriés.

« D'après une étude communiquée au *Telegraph,* sur cent accidentés décédés dans les hôpitaux du comté sur une période de treize mois, quarante-cinq sont morts pour les raisons suivantes :

« + La plupart des médecins exerçant dans les services d'urgence n'ont pas de compétence spécifique en traumatologie. Dans de nombreux cas, ils se sont révélés incapables de fournir un diagnostic exact des traumas dont souffrait le patient.

« + Les médecins de garde aux urgences éprouvent très souvent de sérieuses difficultés à joindre les chirurgiens et autres spécialistes dont l'intervention immédiate est absolument nécessaire à la survie d'un traumatisé grave. La nuit, ce problème revêt une importance capitale.

« Cette étude a été établie par le Dr Allan Kirk, traumatologiste à l'Université de San Francisco, et par Julie McDonough, statisticienne attachée à l'institut médico-légal de San Francisco.

« Le Dr Kirk est actuellement suspendu de ses fonctions; une commission de contrôle enquête sur l'usage qu'il aurait fait sur un patient d'un composé sanguin artificiel à l'état expérimental.

Il est également mis à l'index en raison de ses critiques ouvertes à l'égard de l'organisation actuelle des secours d'urgence.

« Les données de cette étude, ainsi que les conclusions, ont été confirmées par deux experts en traumatologie consultés séparément par le *Telegraph*.

« – Les données sont quasiment irréfutables, nous a confié le Dr Harold Sykes, professeur à l'École de Médecine, University of Southern California. Certes, tous les patients étudiés n'auraient pu être sauvés. Mais nombreux sont ceux qui sont morts parce que l'intervention chirurgicale n'a pas eu lieu, ou a eu lieu trop tard.

« Un second chirurgien, qui a tenu à garder l'anonymat, a également convenu que près de la moitié des décès auraient pu être évités grâce à des secours plus appropriés ou plus rapides... »

Allan s'interrompit.

– C'est tout? demanda Julie.

– Non, ça continue, répondit Allan d'une voix tremblante d'excitation, les yeux brillants. Ces enfoirés vont devoir cavaler pour se garer les fesses! On va voir les rats quitter le navire!

Avec un cri de joie, il lança le journal en l'air. Julie s'approcha, s'assit sur ses genoux et l'embrassa longuement.

Allan souriait jusqu'aux oreilles.

– Tu sais ce qui va me faire plaisir? c'est d'assister à leur petite réunion, demain.

– Quelle réunion?

– Nom d'une pipe, j'avais oublié de te le dire! Vendredi, j'ai reçu un coup de fil pendant que tu étais sortie. Ils ont organisé une deuxième réunion à l'Université, toujours pour cette histoire d'arrangement à l'amiable avec Cummings. Ah! Rien que de voir la tête qu'ils vont faire!

– Ça doit valoir le déplacement, j'imagine. Mais pour le moment, il s'agit de fêter ça. Si on descendait déjeuner à Carmel, et puis...

Elle fut interrompue par la sonnerie du téléphone. Tous deux se retournèrent vers le combiné.

– A sept heures du matin un dimanche...? fit Julie.

Allan la fit descendre de ses genoux et alla répondre. L'oreille collée contre l'écouteur, il se retourna lentement vers elle.

– KIT-TV, lui murmura-t-il dans un souffle.

***

Tête baissée, bras croisés sur la poitrine, Al Anthony était affalé dans son fauteuil. Lorsqu'on sonna à la porte, il se leva et, sans jamais quitter l'écran de télévision des yeux, se dirigea à reculons vers l'entrée. Il tourna le bouton, jeta un bref coup d'œil par-dessus son épaule pour s'assurer qu'il faisait bien entrer Cummings, et alla se rasseoir dans son fauteuil.

– Ce salopard est partout, sur toutes les chaînes que je mets, maugréa Anthony en pointant le doigt vers l'écran où dansait l'image d'Allan.

– Comment allez-vous, Harrison? Beau dimanche, n'est-ce pas? Eh bien, oui, ça va très bien, Al, merci beaucoup. Et vous-même?

– Allez vous faire foutre, Harrison! Où étiez-vous passé, nom de Dieu? Je vous ai cherché toute la matinée!

– Volontiers, Al. Une bière, ce sera parfait. Où j'étais? Ailleurs. Vous savez, il y a des limites à ma disponibilité à votre égard.

– Vous plaisantez? Bon, la bière est dans le frigo, vous n'avez qu'à vous servir. Vous avez entendu les nouvelles?

– Pour Kirk? demanda Cummings de loin, tout en se dirigeant vers la cuisine. Doux Jésus, quel désordre, Al! Comment pouvez-vous vivre dans un tel capharnaüm? Oui, j'ai entendu un flash sur une radio du coin.

Il revint au salon et s'installa sur un rocking-chair, juste en face d'Anthony.

– Écoutez ça, lui dit celui-ci.

Il se leva et mit en marche le magnétoscope installé sous la télévision.

– J'ai enregistré ça pendant le journal de l'après-midi de Channel Seven. Ce salaud a eu droit à au moins dix minutes d'antenne. Je vais vous repasser les meilleurs moments.

Sur l'écran, tout d'abord criblé de parasites, Allan et une jeune femme qui tenait un micro se matérialisèrent. Le retour rapide de la bande rendait grotesques leurs attitudes et leurs mimiques. Quand le générique apparut à l'image, Anthony déclencha le défilement normal.

« ... Mais ce qui est intéressant, plus que le nombre de personnes qui meurent, disait Allan, c'est de savoir qui meurt, et où. Ce graphique montre clairement que les traumatismes figurent parmi les principales causes de décès chez les jeunes. D'après notre étude, cinquante-deux pour cent des morts évitables concernaient des gens âgés de seize à trente-six ans, et trente pour cent des gens âgés de trente-sept à cinquante-sept ans. Ainsi, huit sur dix de ces morts inutiles touchent des personnes probablement actives, bref, les forces vives de notre société. Le trauma tue au cours des années de la vie les plus productives.

– Intéressant. Vous disiez également qu'il était important de savoir *où* ces gens mouraient. Faisiez-vous implicitement référence à Coit Hill Memorial? »

– Écoutez un peu cette ordure, Harrison! s'exclama Anthony.

Sur l'écran, Allan sourit.

« ... Non, absolument pas. Beaucoup de gens semblent avoir compris que seul Coit Hill est en cause. En réalité, presque tous les hôpitaux sont dans le même cas.

– Les plus petits davantage que les autres, sans doute?

– Non, et c'est un autre élément intéressant de mon étude. Sur notre échantillon, plus de la moitié des morts évitables est survenue dans un établissement de plus de deux cent cinquante lits.

– Si je vous comprends bien, on ne peut se fier à aucun hôpital de la ville? »

– Et cette garce qui vient lui manger dans la main! C'est pas croyable! s'écria Anthony.

Allan secouait la tête.

« – Si vous avez un problème de vésicule, c'est parfait. Mais pas pour les traumas. Certainement pas. »

Anthony se leva et coupa le magnétoscope.

– Voyons un peu ce qui se passe au journal de six heures, dit-il en remettant la télévision. Je parie qu'il y sera.

Le journal avait déjà commencé. Allan et le présentateur, un Asiatique, étaient au cœur de leur entretien.

« ... Et la réponse est, docteur Kirk?

– C'est très simple. Il faudrait que le conseil général demande à tous les hôpitaux intéressés de lui remettre un dossier de candidature complet, qui comprendrait les plans du centre et toutes les indications quant à son financement et à son fonctionnement futurs. Ces candidatures seraient étudiées par un groupe d'experts, qui désignerait un des établissements. L'hôpital en question serait chargé de recruter lui-même des spécialistes – chirurgiens, anesthésistes – toujours disponibles sur place au moment de l'admission des blessés. Il devrait également s'engager à avoir en permanence une salle d'opération vacante, ainsi que des infrastructures suffisantes pour la période post-opératoire, qui est également cruciale.

– C'est exact, tout cela paraît simple. Dans ce cas, pourquoi n'y a-t-on pas pensé plus tôt?

– Comme la plupart des hôpitaux craignent de voir la désignation leur passer sous le nez, ils préfèrent s'opposer au principe lui-même. Dans certains cas extrêmes – je pense à Coit Hill – ils vont jusqu'à mettre sur pied un centre de traumatologie factice, dans l'espoir de mettre un point final à toute forme de compétition officielle.

– Mais n'est-ce pas cela que vous-même avez tenté de faire à l'Université? »

Le journaliste prit un air suffisant; il paraissait extrêmement satisfait de l'habileté avec laquelle il avait tendu son piège.

– Vas-y! Essaie de répondre à ça, petit merdeux! hurla Anthony.

« ... C'est vrai, reconnut Allan en s'efforçant de garder son assurance. Notre seule excuse, c'est que nous disposons d'une équipe de traumatologie compétente et dévouée. Je suis loin de pouvoir en dire autant des autres établissements. »

Anthony se leva.

– J'en ai marre de ces conneries!

– Laissez donc, Al. Voyons ce qu'il dit.

« ... Mon sentiment est que pour le moment, c'est l'anarchie complète dans l'organisation des secours d'urgence; si l'opinion n'exige pas la création d'un centre de traumatologie, le massacre n'a aucune chance de cesser.

– Exiger? Comment ça?

– En montrant qu'elle ne tolérera pas cette situation absurde plus longtemps. En écrivant au conseil général, en allant trouver les dirigeants des hôpitaux, en sanctionnant leur immobilisme.

– Ceci ressemble fort à un appel au boycott, docteur Kirk. »

Anthony, littéralement bouche bée, se tourna vers Cummings.

– Mais il est fou! Encore plus hystérique que je ne l'avais imaginé!

– Al, fermez-la une seconde, sapristi!

Cummings se leva pour monter le son.

« ... Eh bien, je ne sais pas si c'est vraiment possible, expliqua Allan, mais les hôpitaux sont en général très sensibles aux pressions financières, vu l'étroitesse de leurs budgets. On pourrait imaginer que les gens aillent recevoir certains soins ailleurs, par exemple dans le comté de Marin. Je pense notamment aux interventions chirurgicales mineures ou facultatives, ou encore à certains tests de diagnostic. A mon avis, les hôpitaux ne seraient pas longs à percevoir le message. »

Le présentateur secouait la tête; son expression abasourdie était parfaitement étudiée.

« – La solution est pour le moins originale, docteur Kirk. Mais ne craignez-vous de récolter de nouveaux problèmes au sein de la communauté médicale? Vous êtes déjà assez mal considéré, et voici que vous appelez – vous me passerez l'expression – au soulèvement populaire.

– Au point où j'en suis, il ne me reste plus grand-chose à perdre. Pour moi, ça n'a aucune importance. »

– Ça, c'est ce qu'on va voir, mon coco! maugréa Anthony.
Cummings lui fit signe de se taire.

« ... J'ai décidé de mettre ma carrière entre parenthèses. »

– A la poubelle, tu veux dire, pauvre con!

– Chut! siffla Cummings.

« ... Le problème des secours d'urgence, continuait Allan, est pour moi plus important que tout le reste. Le temps est venu de prendre les grandes décisions qui s'imposent. Si nous restons sans rien faire, si nous laissons des personnages tels qu'Al Anthony nous offrir des projets tape-à-l'œil qui ne tiennent absolument pas la route, nous continuerons à gaspiller inutilement de nombreuses vies humaines. Je suis prêt à hypothéquer tout mon avenir pour la réalisation de ce projet de centre. Et quand bien même j'échouerais, je garderai au fond de mon cœur la certitude d'avoir tout tenté pour y parvenir... »

Anthony bondit de son siège et coupa rageusement la télévision. Il se dirigea ensuite vers le petit bar à alcools aménagé dans un coin de la pièce. Il se servit un verre de bourbon, puis brandit la bouteille en direction de Cummings.

– Ça, ou une autre bière?

– Un bourbon.

Il servit généreusement l'avocat et lui tendit son verre. Il s'approcha de la vaste baie vitrée et tira les rideaux. Pendant quelques minutes, il contempla en silence les feux de la ville.

– Ce type est incroyable, dit-il finalement sans se retourner. On est presque obligé de l'admirer. Je le fais jeter de l'Université, je fais couper ses crédits de recherche, je lui colle le Bureau de Contrôle Médical aux fesses, et il continue comme si de rien n'était.

Il revint à son fauteuil et s'assit. Cummings put voir à son expression que sa colère revenait à grands pas.

– Bon Dieu, mais il se prend pour qui, celui-là?! Faire sa petite étude en cachette et la publier comme ça, sans même prévenir le Conseil des hôpitaux!

Il se leva, repartit vers la fenêtre puis vint se planter devant Cummings.

– Et ce Younger! Comment ose-t-il? Pas de contrôle préalable des données par une revue médicale, rien! Vlan, ils balancent ça à la une!

– Enfin, vous connaissez les médias, rétorqua calmement l'avocat. Tous les coups sont bons pour semer la zizanie.

– Ouais... Bon, eux, on s'en fout. Qu'est-ce qu'on fait pour Kirk? (Il marqua un léger temps d'arrêt.) Bon Dieu, et il y a cette réunion à l'Université demain!

– Cette réunion est le cadet de nos soucis, Al. A mon avis, cette affaire n'aura aucune influence sur les négociations en cours. Mais en ce qui concerne Kirk, vous n'allez probablement pas beaucoup aimer ce que je vais vous dire, Al. Je crois que vous avez épuisé vos munitions.

– Il y a toujours une solution. Trouvons des experts capables de démontrer que les conclusions de son étude sont fausses. Ensuite, on dépose une plainte en diffamation, et...

– Personne n'a été diffamé. Quant aux experts... vous pensez vraiment que ses conclusions sont fausses?

– Là n'est pas la question.

– Dans un sens, vous avez raison. Mais je répète ma question.

– Euh, je...

– Vous voyez bien. Ne pensez plus à cette histoire d'experts. Ça finirait fatalement par vous retomber dessus.

L'avocat se leva et alla se resservir de bourbon. Il but une gorgée.

– La solution la plus audacieuse, reprit-il, ce serait de déclarer publiquement que Kirk a raison.

Il gratifia Anthony d'un large sourire.

– Vous... vous êtes cinglé?

– Non. Laissez-moi m'expliquer. Vous ne pouvez plus faire grand-chose contre Kirk. Vous avez déjà fait tout ce qui était en votre pouvoir. Je pense par ailleurs que vous vous doutez bien que ses chiffres sont inattaquables. Mais il faut quand même voir le bon côté des choses. Je crois que Kirk vous a tendu une sacrée perche.

– On peut savoir laquelle?

– Kirk a attiré l'attention de l'opinion. Il a clairement mis en évidence que San Francisco a besoin d'un système de secours d'urgence centralisé. Eh bien, n'est-ce pas ce que vous souhaitez également? En somme, il a fait le gros du travail pour vous.

– Mais lui parle d'une compétition pour la désignation. Une bonne demi-douzaine d'hôpitaux, dont l'Université, seraient sur les rangs.

– Écoutez-moi. N'oubliez pas que Kirk est complètement isolé. Il n'a aucun soutien au Conseil des hôpitaux, aucun dans la communauté médicale, qui n'aime pas trop les justiciers solitaires. Il est même lâché par l'Université.

– Et alors?

– Alors? Pourquoi ne lui proposerions-nous pas une alliance? Admettez vos torts, persuadez-le que vous le combattiez de bonne foi, mais qu'il vous a permis d'y voir clair dans la situation. Proposez-lui deux cent mille dollars par an pour venir chez nous et concevoir lui-même le projet que nous déposerons au conseil général. Sans conditions. Même chose que pour Harper et Huntington. Pour être sûr qu'il mordra à l'hameçon, proposez-lui des crédits pour continuer ses recherches.

– Cummings, j'ai bien peur que la coke n'ait commencé à vous bouffer la cervelle. Vous avez dû passer un sacré week-end.

– Réfléchissez. Sans vous, il ne lui restera que le mérite d'avoir été à l'origine de la réforme des soins d'urgence à San Francisco. C'est un homme brisé, sa carrière est fichue, et il s'en rend sûrement compte. Avec vous, non seulement sa carrière redémarre dans un des plus puissants hôpitaux de la région, mais il a en plus l'occasion de réaliser personnellement ce projet pour lequel il a accepté de tout sacrifier.

– Et s'il refuse?

– Il faudra frapper fort.

– C'est déjà fait.

– Peut-être faut-il aller encore plus loin.

Anthony scruta intensément les traits de l'avocat.

– Vous envisagez de le faire supprimer?

Cummings éclata de rire.

– Ne soyez pas ridicule, gloussa-t-il. Mais nous devrions peut-être chercher à en savoir davantage sur cette Julie McDonough. Voir ce qu'elle représente pour lui. Et ce qu'on peut en tirer.

15

Anthony fulminait au volant en se rendant à son bureau le lundi matin; l'autoradio distillait le bulletin d'informations matinal. Lorsqu'il pénétra dans les couloirs de l'hôpital, des bribes d'interview d'Allan, de déclarations en forme de profession de foi de certains directeurs d'hôpitaux quasi hystériques, sans parler d'un éditorial du directeur de la station qui sommait les autorités de prendre leurs responsabilités, tout cela résonnait encore dans sa tête. Il était farouchement déterminé à lancer sa contre-offensive. Pourtant, il eut un moment de flottement en saisissant sur le visage de sa secrétaire l'expression qu'elle affichait à chaque fois qu'elle devait faire face à un événement inhabituel. Un rapide coup d'œil l'informa que la porte de son bureau était ouverte. Quelqu'un l'y attendait certainement. Il s'approcha discrètement de sa secrétaire.

– Qui est-ce? lui souffla-t-il.

– Cluny.

Il leva les yeux au ciel. Il avait un mauvais pressentiment.

– Mademoiselle Cluny! Quel plaisir! s'exclama-t-il avec une cordialité forcée. Que me vaut l'honneur, de si bon matin...?

Comme la première fois, Cluny était assise au bord de sa chaise, les mains jointes sur les genoux. Son visage était hâve. Visiblement, elle attendait son arrivée depuis la fin de sa garde de nuit. L'anxiété d'Anthony augmentait à chaque instant. Quelle désastreuse nouvelle allait-elle lui assener?

Cluny se raidit un peu plus.

– Je n'aime pas beaucoup ce genre de démarches, monsieur le directeur, commença-t-elle. Mais je crois que je n'avais pas le choix. Les autres ne semblent guère s'inquiéter de ce qui se passe dans cet établissement.

Pendant qu'elle parlait, Anthony avait posé son attaché-case et ôté sa veste. Il prit place derrière son bureau.

– Comme j'ai déjà eu l'occasion de vous le dire, mademoiselle Cluny, j'apprécie à sa juste valeur votre conscience professionnelle.

Il couronna sa déclaration d'un sourire engageant.

– La nuit dernière, un enfant blessé nous a été amené par l'hélicoptère. Le Dr Huntington a appelé les Drs Herbert et Dysan ; malheureusement, au même moment, le Dr Harper a eu besoin de leurs services pour une intervention cardiaque urgente. Le Dr Huntington a passé quelques appels pour trouver une équipe de remplacement, mais il a finalement téléphoné à l'Université...

– Et il y a fait transférer ce gamin, compléta Anthony, soulagé à l'idée que Cluny soit simplement venue le trouver pour se plaindre du fait que Huntington n'avait pas effectué le transfert dans les règles, au demeurant fort compliquées.

Cluny prit une mine dégoûtée.

– Non, monsieur le directeur, c'est bien pire que cela. L'Université a refusé le transfert. Et comme le Dr Huntington insistait beaucoup, ils ont fini par envoyer une équipe pour opérer le garçon chez nous.

Il y eut un silence.

– Pardon...? demanda Anthony, certain d'avoir mal compris. Vous dites qu'une équipe de l'Université est venue opérer chez nous un de nos patients?

– Eh bien, c'est-à-dire... Techniquement, ce n'était pas encore notre patient, pinailla Cluny. Son admission n'avait pas encore été formellement établie. A part ça, c'est exactement ce qui s'est passé. Une équipe de l'Université est venue l'opérer chez nous.

– Je vois... fit Anthony, qui en réalité était complètement perdu.

Pour gagner quelques secondes, il appela sa secrétaire et lui demanda de leur apporter du café.

– L'ont-ils emmené avec eux, après l'opération?

La secrétaire entra avec deux tasses, puis se retira sans bruit.

– Non, il est toujours là. Après une petite discussion avec le Dr Huntington, le Dr Dysan a finalement accepté de le prendre en charge. Il est aux Soins Intensifs, et son état est satisfaisant. Pourtant...

Anthony rappelait sa secrétaire. Quand celle-ci eut décroché, il lui demanda de rester un instant en ligne. Puis il se leva pour indiquer à Cluny que l'entretien était terminé.

– Merci beaucoup, mademoiselle. Je vous suis reconnaissant de m'avoir signalé ce détail.

– Je ne pouvais pas faire autrement, répondit-elle en relevant le menton. C'était mon devoir.

***

Une heure plus tard, Everett Huntington occupait la chaise laissée libre par l'infirmière-chef. Il paraissait épuisé.

Anthony lui jeta sur les genoux un épais volume.

– Ceci contient le réglement intérieur de l'hôpital, ainsi que le code édicté par le Conseil des Hôpitaux. Allez-y, prenez tout votre temps pour me trouver l'article qui vous autorise à faire ce que vous avez fait!

Huntington reposa lentement le livre et le reposa sur le bureau d'Anthony.

– Si nous discutions sérieusement, Al?

– Riche idée!

Anthony se leva et s'approcha de lui. Finalement, il s'assit sur le rebord de son bureau, croisa les bras et se pencha en avant.

– Dans ces conditions, peut-être allez-vous pouvoir m'expliquer ce qui vous a pris hier soir d'inviter chez nous vos amis de l'Université? Allez-y, je vous écoute.

– Ce garçon avait besoin d'une intervention immédiate. Comme aucun des médecins de la liste de garde n'était disponible, j'ai fait ce que j'estimais être mon devoir pour lui sauver la vie.

– Votre devoir, hein? répéta Anthony, sarcastique. C'est comme ça que vous appelez ça? Ces types-là n'ont aucun droit d'opérer chez nous!

– Ils n'avaient pas à avoir le droit, puisque l'intervention n'a pas eu lieu au bloc opératoire, mais dans la salle de réanimation. Et le patient n'avait pas encore été admis chez nous de façon officielle.

Anthony réfléchissait.

– Peu importe, bougonna-t-il enfin. De quoi aurons-nous l'air, quand on apprendra que nous sommes obligés de faire appel à des chirurgiens de l'Université pour opérer nos propres patients?

– De gens qui font passer la vie de leurs patients avant tout le reste.

– Imbécile! Vous n'auriez pas pu attendre que Harper ait fini?

Malgré sa fatigue, Huntington était encore suffisamment lucide pour comprendre qu'à sa sortie du bureau, il ne ferait plus partie de l'équipe de Coit Hill. Il n'avait plus rien à perdre en disant à Anthony ce qu'il avait sur le cœur.

– A mon avis, répondit-il, nous n'avions même pas le temps

d'attendre qu'ils arrivent en ambulance. C'est pour cette raison que je leur ai envoyé l'hélico.

Anthony ouvrit la bouche, mais aucun son n'en sortit. Il revint s'asseoir dans son fauteuil de cuir, saisit un dossier que sa secrétaire lui avait apporté et en parcourut rapidement le contenu.

– Votre carrière chez nous est terminée, dit-il d'une voix sourde. Je ne veux plus entendre parler de vous.

Huntington se leva et quitta la pièce. Il descendit au sous-sol et, aidé d'un manutentionnaire, y prit une douzaine de cartons vides qu'il rapporta à son bureau. Lorsqu'il y eut rangé tous les livres, dossiers et documents qu'il voulait garder, il laissa le manutentionnaire les charger sur un chariot et les descendre à sa voiture.

Lorsqu'il fut seul, il s'enferma à clé dans son bureau. Dans son portefeuille, il prit une chaînette à laquelle étaient suspendues deux clés minuscules. A l'aide de l'une d'elles, il ouvrit un tiroir de son bureau où il avait coutume de ranger les documents importants. Il renfermait un unique dossier. Huntington s'en saisit et le glissa dans la mallette que sa femme lui avait offerte à l'occasion de son arrivée à Coit Hill. Il la referma à clé. Ensuite, il tapa une note à l'intention de son équipe; il y expliquait les raisons de son départ. Il sortit de son bureau, alla fixer la feuille sur le tableau d'affichage placé derrière le comptoir de réception des urgences, et s'en fut après un dernier regard.

***

En sortant de l'ascenseur, Anthony aperçut Cummings qui le précédait de quelques mètres dans les couloirs de l'Université.

– Harrison!

L'avocat se retourna. Anthony le rejoignit et l'attira sur le côté du couloir.

– Vous ne pensez pas qu'il y aurait moyen d'ajourner cette réunion? souffla-t-il. Il se passe trop de choses à la fois... J'ai besoin d'un peu de temps pour me préparer.

Il le mit rapidement au courant de l'affaire Huntington.

– Et pour couronner le tout, deux conseillers généraux viennent de m'appeler pour exiger dans les plus brefs délais une réunion du comité de coordination, au sujet de l'étude de Kirk.

– Vous avez fait ce qu'ils disaient?

– Est-ce que j'avais le choix, bon sang? C'est pour demain soir. Quel merdier!

Ils reprirent leur marche vers la salle de conférences où devait avoir lieu la rencontre avec les représentants de l'Université. Soudain, Anthony s'immobilisa de nouveau.

– Il faut absolument parler à Kirk, au cas où votre proposition pourrait l'intéresser.

Cummings contempla un instant le bout de ses chaussures, puis releva les yeux vers Anthony.

– C'est déjà fait, lâcha-t-il.

– Quoi?... Quand?

– Je l'ai appelé ce matin à sept heures et je lui ai proposé de prendre notre petit déjeuner ensemble. J'étais même étonné qu'il accepte d'écouter ce que j'avais à lui dire.

– Alors? Qu'a-t-il pensé de votre proposition?

– Quand il a eu fini de se rouler par terre, vous voulez dire? Eh bien, il m'a envoyé promener. J'ai bien essayé de le raisonner, de lui expliquer tout ce qu'il avait à y gagner, mais il n'écoutait pas.

Ils se turent lorsque Phil Dorr, Joyce Cole et Randolph Astor les dépassèrent.

– Je crois qu'il est temps d'y aller, déclara Cummings. Il me semble qu'il est d'ores et déjà nécessaire de lancer notre plan de rechange. Tout est prêt. Il ne me reste plus qu'à passer un coup de fil.

– Le plan de rechange?

– Julie McDonough, glissa l'avocat au moment où ils franchissaient le seuil de la salle de conférences.

Ils échangèrent quelques rapides poignées de main. Il n'y avait ni beignets, ni café. L'atmosphère était tendue.

– Savez-vous si le Dr Kirk a pu être prévenu à temps? demanda Joyce Cole.

– Je l'ai fait appeler par ma secrétaire, répondit Dorr.

Au même moment, Allan fit son entrée d'un pas léger. Les autres le saluèrent vaguement à distance, mais Dorr se leva pour lui serrer la main.

– Vous arrivez pile, remarqua-t-il. Nous allons pouvoir commencer sans plus tarder.

– Si ça ne vous ennuie pas, je préférerais que nous attendions une petite minute, fit Allan. Je ne suis pas seul, et mes amis doivent arriver d'une seconde à l'autre.

Sur ces entrefaites, il adressa à la ronde un sourire cordial, de ceux dont on gratifie des amis réunis pour une partie de poker.

Un instant plus tard, un homme d'âge mûr, grand, mince et légèrement voûté, fit son apparition dans la salle. Dès qu'il l'aperçut, Dorr jaillit littéralement de sa chaise.

– Walter Creighton! s'écria-t-il, sans chercher à dissimuler son émotion. Ça faisait des années!

Il se retourna vers les autres.

– Pour ceux qui ne le connaîtraient pas, le Dr Creighton était – pardon, est toujours – un des plus éminents pathologistes du pays. Avant de prendre sa retraite, il y a sept ans de cela, il dirigeait le département de pathologie de l'Université de Stanford, ajouta-t-il d'un ton plus mesuré.

Visiblement, son nom n'inspirait rien au reste de l'assistance. En revanche, une grenade dégoupillée soudain balancée dans la salle n'eût probablement pas eu plus d'effet sur eux que l'arrivée du second « invité » d'Allan. Tous connaissaient le visage rondouillard, les yeux noirs et luisants surmontés de lunettes à monture métallique, l'abondante moustache et la chevelure poivre et sel de Roger Steinhardt.

Conscient de la consternation ambiante, Allan décida de prendre la parole.

– Ne vous attendez pas à un petit discours d'ouverture. En fait, je n'ai qu'une chose à dire : je refuse de cautionner l'arrangement que vous avez évoqué lors de la précédente réunion. A moins que vous n'envisagiez de revoir vos positions respectives, je suis prêt à porter l'affaire devant les tribunaux.

Dorr fit un effort considérable pour rester aimable.

– Allan...

– Épargnez votre salive, Phil. Je ne vous laisserai pas sacrifier ma carrière pour protéger votre Université. J'ai l'intention de me défendre, et ce que vous pouvez penser ne m'intéresse pas.

– Malgré vos divers problèmes, docteur Kirk, intervint Cole, j'imagine que vous avez gardé assez de lucidité pour vous rendre compte à quel point votre situation – du point de vue juridique s'entend – est délicate. Pourquoi la compliquer encore?

– Et vous, répliqua Steinhardt avant qu'Allan n'ait pu ouvrir la bouche, vous devez certainement vous rendre compte que cette situation n'était délicate que parce qu'il n'avait pas cherché à se constituer une défense.

– Vous avez consulté son dossier, Roger?

– Je ne vous ferai pas l'injure de prendre votre question au sérieux, Joyce.

– En ce cas, reprit-elle, nous pouvons sans doute convenir ensemble d'un certain nombre de constats fondamentaux.

– C'est-à-dire?

– Votre client a injecté sans autorisation une substance expérimentale à ce jeune homme, qui sans cela avait des chances raisonnables de survie. Secundo, il a négligé de demander le consentement de la famille, en supposant que cela ait pu suffire.

– Je vois. Commençons par le second point, voulez-vous?

Pourriez-vous m'expliquer ce qui vous permet de dire que le Dr Kirk n'avait pas le droit d'administrer cette substance?

– Voyons, Roger! Avez-vous vu dans le dossier le formulaire que tout médecin est censé remplir lorsqu'il utilise sur un être humain un produit expérimental?

– Il n'en avait absolument pas le droit, monsieur Steinhardt, intervint Anthony, c'est parfaitement clair. Le Dr Kirk s'est bien gardé de demander leur accord aux parents avant de se livrer à sa petite expérience.

– Je vous accorde ce dernier point, monsieur Anthony, dit Steinhardt en sortant de son attaché-case un document de trois feuillets.

Anthony le reconnut immédiatement.

– Qu'est-ce que vous faites avec le formulaire général de prise en charge? Tout le monde signe ce machin-là, que ce soit pour une appendicite ou une trépanation! Où voulez-vous en venir?

– Monsieur Anthony, dit Steinhardt en se tournant ostensiblement vers le directeur de Coit Hill, avez-vous récemment relu l'alinéa six de l'article dix de votre formulaire de prise en charge?... Laissez-moi vous rafraîchir la mémoire : « En cas de problème complexe et imprévu, je soussigné... accorde au médecin en charge le droit d'utiliser tout produit, traitement ou appareil à sa disposition qu'il jugera approprié en son âme et conscience. » En d'autres termes, votre formulaire autorise implicitement l'usage de substances expérimentales, c'est en tout cas ainsi que nous l'interprétons. Dans un contexte d'extrême urgence...

– Qu'est-ce que ça change? De toute façon, personne n'a eu le temps de le faire signer à la famille, que je sache.

– Vous vous trompez sur ce point. Si j'ai correctement déchiffré son nom, une certaine Mlle Cluny a veillé à soumettre le formulaire général de prise en charge aux parents Gerbetti. Nous sommes donc prêts à soutenir devant la cour qu'au vu des circonstances – aucun chirurgien n'a répondu aux appels du Dr Kirk – mon client avait toutes les raisons d'agir comme il l'a fait.

– Soit, intervint Cummings. Admettons pour l'instant qu'un jury se rallie à votre point de vue en ce qui concerne le formulaire de prise en charge. Il n'en reste pas moins que – sur ce point excepté – les faits sont indéniables.

– Indéniables, monsieur Cummings? demanda Steinhardt avec une feinte naïveté.

– Oui. Le produit injecté par le Dr Kirk a provoqué un arrêt du cœur et la mort du patient.

– Sur quelles preuves fondez-vous cette affirmation?

– Je ne vois pas pourquoi on aurait besoin de preuves, répliqua Anthony. Les faits parlent d'eux-mêmes : l'arrêt cardiaque est survenu à peine une minute après l'injection.

Steinhardt éclata de rire.

– Vous êtes maître dans l'art de jouer sur les mots, monsieur Anthony! Ça ne prend pas. Vous vous êtes retrouvés avec un mort sur les bras, et vous avez tout simplement essayé de faire retomber toute la responsabilité du décès sur le Dr Kirk pour vous protéger! Quant aux faits, vous leur faites dire ce que vous voulez.

– Roger, comme tout le monde, j'ai une sincère admiration pour vos talents d'avocat, déclara Cole, mais enfin... vous devez bien vous rendre compte que votre position est tout simplement indéfendable.

– Vous parlez de l'injection de sang artificiel?

– Évidemment! De quoi sommes-nous en train de parler?

– En soi, l'injection est peut-être indéfendable. Quand bien même, cela ne signifie absolument pas que c'est elle qui est responsable de la mort du patient. Il nous suffit de prouver que l'injection de sang artificiel et l'arrêt cardiaque sont deux événements sans rapport de cause à effet pour obtenir gain de cause, vous le savez aussi bien que moi.

– Vous seriez prêt à contester devant la cour la responsabilité du sang artificiel dans la mort du patient? demanda White.

– Ça ne devrait guère poser de problèmes, répondit le Dr Creighton.

Phill Dorr, qui jusque-là avait suivi distraitement la joute oratoire, se tourna vivement vers le pathologiste.

– Vous avez des raisons de penser que l'administration de ce produit – je pense notamment à la réaction immunitaire – est sans rapport avec l'arrêt cardiaque?

– Toutes sortes de bonnes raisons, basées sur les plus récents travaux en matière de chimie du sang. Certes, le patient est mort peu de temps après l'injection. Il y a quelques mois encore, tout pathologiste aurait conclu à une défaillance de la réaction immunitaire, en avançant que les cellules spécifiques ne s'étaient pas formées assez vite en raison de la nature particulière du produit. En tout cas, jusqu'à une époque récente, il était impossible de prouver le contraire, et vos accusations auraient au moins conservé le bénéfice du doute. Mais de récentes recherches ont très clairement démontré que les décès consécutifs à l'administration de sang artificiel sont dus à l'accumulation ultra-rapide de globules blancs dans les vaisseaux capillaires des poumons. J'ai eu la possibilité de me rendre à l'institut médico-légal, où j'ai analysé des échantillons de tissu pulmonaire du jeune Gerbetti. Je n'ai pas trouvé la moindre trace d'infiltration capillaire. En d'autres termes, l'arrêt cardiaque qui a entraîné sa mort n'a rien à voir avec l'injection de sang artificiel.

– Et pourquoi ce garçon est-il mort, selon vous? demanda Anthony.

– Je crois que sur ce point, le rapport d'autopsie est clair : il est mort d'hypovolémie prolongée.

– Excusez-moi, docteur, fit Cummings. Quand j'étais au lycée, ce terme n'était pas au programme de biologie.

– Il est mort des suites de ses hémorragies, expliqua Creighton. Il souffrait de lésions internes multiples, notamment au foie, qui se sont révélées fatales faute d'intervention.

– Avez-vous consulté le dossier médical du jeune Gerbetti, transmis par Coit Hill à l'institut médico-légal, docteur Creighton? demanda Steinhardt.

– Bien entendu.

– Que pensez-vous de la manière dont il a été soigné?

– Qu'est-ce que cela peut faire? intervint Cummings. Revenons à nos moutons, je vous en prie.

– Justement. Je crois que la qualité des soins reçus par ce jeune homme à Coit Hill est au cœur du problème.

Cummings se tassa légèrement sur son siège.

– A ma connaissance, les soins effectués en réanimation étaient d'une qualité exceptionnelle. Sans l'ombre d'une hésitation, je dirais que le Dr Kirk a fait tout ce qu'il était possible de faire. Toutefois, vu la gravité des lésions, seule une intervention chirurgicale immédiate pouvait sauver le patient.

– Sans vouloir vous offenser, docteur Creighton, il semble que les avis divergent sur ce point, déclara Cole en se tournant vers White, Cummings et Anthony. De toute façon, puisque le Dr Kirk est décidé à contester le bien-fondé des plaintes déposées contre lui, l'arrangement que nous avions prévu n'a plus de raison d'être.

Cummings se pencha en avant et fixa intensément Steinhardt.

– Vous êtes vraiment décidé à ressortir ce baratin devant les jurés?

– Absolument, et ça vaut également pour les cinq autres plaintes dont vous vous occupez. Et je ne parle pas de la plainte vous concernant dont nous avons l'intention de saisir le barreau.

Cummings s'empourpra.

– Qu'est-ce que c'est que cette histoire?

– Non-respect du code professionnel, rétorqua Steinhardt. Pour la manière dont vous avez incité tous ces gens à porter plainte contre le Dr Kirk. Ensuite, nous songeons à vous attaquer pour diffamation.

– Vous êtes fou.

– Vraiment? Vous n'avez encore rien vu. Joyce, je ne saurais trop vous recommander de songer dès à présent à la défense de l'Université : elle devra plus que probablement répondre des voies illégales utilisées pour démettre le Dr Kirk de ses diverses fonctions.

Les autres semblaient pétrifiés.

– D'autre part, vous et monsieur Cummings feriez bien de contacter le plus tôt possible un confrère spécialisé dans la loi antitrust, car j'ai également l'intention de saisir dès la semaine prochaine les autorités compétentes, au sujet de l'accord secret passé par Coit Hill et l'Université sur le partage des patients.

Tous ouvrirent la bouche en même temps. La voix de Cummings domina toutes les autres.

– Steinhardt, ce genre d'esbroufe marche peut-être avec des péquenots, mais en ce qui nous concerne, vous vous fourrez vraiment le doigt dans l'œil! Si vous espérez vous en tirer par un petit coup de bluff!

Steinhardt se leva.

– Parce que vous croyez vraiment que nous sommes en train de bluffer, Harrison? Si vous changez d'avis, vous pourrez toujours nous recontacter. Pour l'instant, je vous salue bien.

Il sortit. Allan, qui n'avait pas dit un mot, se leva précipitamment pour le suivre. Creighton sourit à la ronde, se redressa à son tour et leur emboîta le pas.

Aussitôt, sans le moindre mot, Dorr bondit de sa chaise et se lança à leur poursuite. Courant presque, il les rejoignit devant la batterie d'ascenseurs. Il agrippa le bras d'Allan.

Celui-ci se tourna vers lui, et considéra longuement celui qui avait été son guide spirituel. Les yeux du vieil homme reflétaient une profonde tristesse.

– C'était ça que vous vouliez...? interrogea-t-il.

Au son de sa voix, Steinhardt et Creighton, qui précédaient légèrement Allan, se retournèrent. Steinhardt revint sur ses pas.

– Si vous avez quelque chose à ajouter... commença-t-il.

Allan lui fit signe.

– Laissez. Si c'est ce que je voulais, Phil? Qu'est-ce que vous croyez?

Dorr était au supplice. Il voulait parler, mais ne savait que dire.

– Allan... Vous causez un terrible gâchis...

– Pire que celui que vous avez voulu faire de ma vie, vous

croyez? rétorqua Allan en se libérant sans ménagements de l'étreinte de Dorr. Vous avez failli me convaincre, Phil. Oui, j'en étais presque venu à me dire que tout était de ma faute, que j'étais en train de détruire l'Université, le système et tout le reste. Mais c'est faux. Si je suis coupable de quelque chose, c'est d'attacher trop d'importance à la vie des patients que je prenais en charge. Si vous cherchez vraiment à me faire condamner pour ça, vous devrez en assumer les conséquences, un point c'est tout.

– Il doit bien y avoir un moyen d'arranger les choses...

Allan sentait que Steinhardt était à nouveau sur le point d'intervenir. Il lui fit signe de rester à l'écart.

– Arranger les choses? Maintenant? Vous commencez à sentir le vent tourner, Phil? Vous essayez de sauver votre peau?

– Walter... fit Dorr, prenant à parti le pathologiste. Vous connaissez ce genre de problèmes...

– Et vous voudriez que je le dissuade de continuer? répondit Creighton, avec un sourire indulgent. Non, Phil. Le petit a raison. Il se bat dans les règles, lui.

Dorr secoua la tête, fit demi-tour et regagna la salle de conférences. Allan le suivit un bref instant du regard. Il songea une seconde à rattraper le médecin-chef, pour lui dire que c'était d'accord, qu'ils allaient s'arranger, que tout serait à nouveau comme avant. Il chassa cette idée et se tourna vers ses alliés.

– J'ai faim, déclara-t-il. Si on allait dîner?

– Julie nous accompagne? s'enquit Creighton.

– Elle nous retrouvera au restaurant si elle arrive à s'échapper de son bureau à temps.

***

Comme tous les soirs, Julie inspecta une dernière fois son bureau du regard, puis se dirigea vers la réception, en espérant que le gardien pourrait la raccompagner jusqu'à sa voiture. Le vieil homme était introuvable, probablement en train de faire sa ronde dans l'immeuble. Elle songea un moment à attendre son retour. Finalement, impatiente de rejoindre Allan et les autres, elle jeta un coup d'œil dehors et décida de sortir seule.

C'était un début de soirée agréable quoique un peu frais. Elle pensait à Allan et à la nuit qui s'annonçait.

Une rude voix d'homme la tira brutalement de sa rêverie.

– C'est vous, Julie McDonough?

Elle faillit tomber en se retournant.

L'individu portait un vieux blouson de la marine. Il était

chauve; ses joues étaient recouvertes d'une barbe rase. Elle trouva à son regard quelque chose d'hypnotique.

– N'ayez pas peur, dit-il d'un ton sourd, les yeux toujours rivés sur ceux de Julie. Je ne suis pas ici pour vous faire du mal. Continuez à marcher... Je veux vous parler de votre ami le Dr Kirk, et de la façon dont il s'est comporté récemment.

Julie cherchait à apercevoir le gardien par-dessus l'épaule de l'inconnu.

– Le vieux est parti voir si les macchabées se tiennent tranquilles, mademoiselle, fit l'homme en lui faisant signe de continuer à marcher.

Elle obéit. L'inconnu lui saisit le coude.

– Contentez-vous d'écouter, et je ne vous ennuierai pas longtemps. On peut dire que votre ami, c'est vraiment quelqu'un, ça oui. De nos jours, ça fait plaisir de voir quelqu'un qui sait ce qu'il veut et qui s'y donne à fond. Mais attention, à force de foncer, on finit par marcher sur les pieds des gens, tout simplement parce qu'ils se trouvent sur votre passage. Et les gens, eux, ils n'aiment pas beaucoup qu'on leur marche sur les pieds, mademoiselle. Il faut que vous et le Dr Kirk vous mettiez bien ça dans la tête.

Julie crut qu'elle allait se sentir mal. L'homme assura sa prise pour la soutenir.

– Qu'est-ce que vous nous voulez? bredouilla-t-elle.

– Rien du tout, mademoiselle. Je me permets simplement de vous donner quelques conseils utiles. Quand les gens puissants se fâchent, vous savez, des accidents peuvent arriver. Et moi, je suis inquiet pour le Dr Kirk. Ce serait vraiment trop bête qu'un médecin de sa classe nous quitte, vraiment... Mais là, il pousse trop loin. Beaucoup trop loin.

Il marqua un temps d'arrêt.

– Vous devriez lui parler. Vous êtes une fille intelligente, peut-être que vous réussiriez à lui mettre un peu de plomb dans la cervelle. Voyez-vous, il ne faudrait surtout pas qu'il aille plus loin. Si j'étais vous, je ne le laisserais pas continuer. Ça non, sûrement pas.

Ils étaient arrivés devant la voiture de Julie. L'homme jeta un coup d'œil circulaire.

– Réfléchissez à ce que je vous ai dit, mademoiselle.

Après un bref signe de tête, il s'éloigna à grands pas.

Le souffle coupé, elle s'appuya contre sa voiture. Elle eut les pires difficultés à sortir ses clés. Chaque mouvement représentait un effort surhumain. Après s'être installée au volant, elle voulut mettre le contact. Le moteur n'eut aucune réaction. Elle recommença. Sans succès. Elle commanda l'ouverture du capot et sortit.

On avait volé la batterie.

***

Lorsque Allan, accompagné de Steinhardt et Creighton, rentra chez lui après le dîner, il trouva devant la porte de sa maison une grosse enveloppe brune.

– C'était un fameux gueuleton, déclara Steinhardt pendant que Allan se penchait pour la ramasser. Dommage que Julie n'ait pas pu nous rejoindre.

– Oui, dommage... répondit Allan en tournant et retournant l'enveloppe. Elle était sûrement coincée au bureau.

Il les fit entrer, alluma les lumières et s'approcha du canapé.

– J'imagine qu'elle viendra directement ici.

Il défit l'enveloppe et en sortit une épaisse liasse de papiers. Tandis qu'il lisait, les autres ne le quittaient pas des yeux.

Allan releva la tête. Tous ses traits exprimaient la plus vive surprise.

– C'est un double du dossier médical du maire. Feuille de température, notes de salle d'op, résultats d'autopsie. Tout y est.

Creighton s'était approché.

– Qui vous l'a envoyé?

– Je suppose que c'est Huntington, répondit Allan. En fait, ça ne peut être que lui.

Il poursuivit un moment sa lecture, puis laissa tomber le dossier sur la table basse.

– On les tient! s'écria-t-il, triomphal. Cette fois, on les tient vraiment!

Creighton voulut ajouter quelque chose, mais la sonnerie de la porte d'entrée l'en empêcha. Allan se précipita pour aller ouvrir.

– Ma main au feu que vous attendiez quelqu'un d'autre, déclara Younger en entrant.

– Julie.

– Désolé de vous décevoir. (Il aperçut alors Steinhardt et Creighton.) Ils vous ont été utiles?

– Je vous dois une fière chandelle, Younger. C'est comme s'ils me sauvaient la vie... Si vous êtes disposé à attendre un petit moment, nous allons pouvoir vous donner des détails sur l'assassinat du maire.

– Nous ne savons pas s'il s'agit d'un assassinat, corrigea Creighton. Son dossier médical nous dira de quoi il est mort, c'est tout.

– J'ai une chance de pouvoir en parler dans l'édition de demain? interrogea Younger.

– Attendez de savoir ce qu'on trouve là-dedans, suggéra Creighton.

– Ça marche. Vous acceptez que j'enregistre? demanda le journaliste à Creighton.

– Naturellement. Je n'ai pas l'habitude de m'exprimer sous couvert de l'anonymat.

Pendant une heure, Allan et Creighton étudièrent mot à mot le contenu du dossier. De temps en temps, ils échangeaient une brève remarque. Steinhardt préparait les grandes lignes de sa défense, Younger regardait la télévision.

Finalement, le journaliste leva les yeux de l'écran et aperçut Allan dans la cuisine, visiblement absorbé par ses réflexions. Younger prit la télécommande posée sur ses genoux et coupa la télévision.

– Alors? lança-t-il. Le jury a-t-il arrêté son verdict?

Creighton se leva et entra à son tour dans la cuisine. Il se servit un verre d'eau.

– C'est une affaire délicate, dit-il en reposant le verre.

Un voile de déception passa dans le regard de Younger. En posant les yeux sur lui, Creighton éclata de rire.

– Oh, ne vous en faites pas! Il y a largement de quoi faire un article. Mais ce n'est peut-être pas celui que vous vous imaginiez.

– Comment ça? interrogèrent en chœur Younger et Allan.

– Je ne pense pas qu'il s'agisse d'une négligence caractérisée. Certes, à première vue, il a été mal soigné. La radio indique un pneumothorax qui aurait dû être repéré en salle de réanimation. Une ponction pleurale aurait pu tout changer. Le pire, c'est qu'ils ne s'en sont même pas rendu compte en salle d'opération.

– Dans ce cas, pourquoi rester si prudent? demanda Allan en se tournant vers lui. Ça n'est pas un débat académique. En gros, ils ont commis une erreur de diagnostic, et c'est à cause de ça que le maire est mort. Et après l'avoir tué, ils ont maquillé leur crime.

– Jeune homme, je commence à comprendre pourquoi vous vous attirez tant d'ennuis. Ça ne vous avance à rien de brailler qu'ils ont « tué » le maire. Ils ne lui ont pas arraché ses perfusions, ils ne lui ont pas planté le scalpel dans le cœur, que je sache. Quant à savoir si Coit Hill a « maquillé » ou non les faits, c'est au jury d'en décider.

– Que diriez-vous si vous étiez appelé à témoigner? demanda Younger.

– Ça n'est certainement pas de mon ressort. Toutefois, vu les circonstances, le moins que je pourrais dire est que ces personnes se sont affolées, et que leur explication de la mort du maire est inappropriée.

– Foutaises! cria Allan en frappant du poing sur la table.

Creighton lui adressa un coup d'œil acéré.

– Vous ne pouvez tout de même pas ignorer le fait que le maire était sur le billard moins de quinze minutes après son admission. C'est un temps tout à fait remarquable.

Allan, les yeux écarquillés, s'approcha du pathologiste.

– Mais c'est insensé! Vous me dites que d'après ce dossier, vous déclareriez devant le tribunal que le maire a reçu des soins dignes d'éloge?!

– Mesurez vos propos, Allan. Je n'ai pas dit ça, et je n'ai pas non plus voulu le dire.

– D'accord, d'accord. Vous dites quoi, dans ce cas?

– Je dis que la mort du maire est inacceptable.

– Je crains de n'avoir pas bien compris, intervint Younger.

– Si notre jeune ami me faisait l'honneur de me laisser terminer mes phrases, vous n'en seriez pas là.

Il dévisagea Allan, qui battit bientôt en retraite sous prétexte d'aller explorer le réfrigérateur.

– Un trauma peut être mal traité à plusieurs niveaux, reprit-il. D'abord, on peut le laisser se vider de son sang sans rien faire. Ensuite, il peut recevoir en réanimation des soins insuffisants : on ne lui donne pas assez de sérum ou pas assez de sang, on ne contrôle pas sa tension assez régulièrement, on lui fait une ponction pleurale alors qu'il lui en faudrait deux, et caetera. Passons au niveau suivant. On peut imaginer un service d'urgence où les médecins sont compétents, font tout ce qui est en leur pouvoir, mais n'arrivent pas à faire venir le chirurgien approprié. Finalement, ils en sont réduits à regarder leur patient se vider de son sang.

– Mais c'est exactement ce qui est arrivé là-bas! s'écria Allan.

– En un sens, oui. Les premiers spécialistes qu'ils ont contactés n'étaient pas disponibles. Pourtant, lorsque le maire a été transféré en salle d'opération, le chirurgien et l'anesthésiste étaient déjà prêts. Voilà où je voulais en venir : la survie du patient n'est pas seulement subordonnée à la qualité des soins reçus en réanimation et à la vitesse d'intervention d'un chirurgien, mais aussi à la compétence spécifique de l'équipe qui s'occupe de lui. Et l'énorme avantage qu'offre de ce point de vue-là un centre de traumatologie, c'est l'expérience de ses équipes en matière de traumas. C'est précisément ce qui a fait cruellement défaut dans le cas du maire.

– L'opinion n'est pas très réceptive à ce genre de raisonnements, observa Allan. On ne fera pas lever les foules avec ça.

– Peut-être, mais c'est à peu près tout l'enseignement que vous pourrez tirer de la mort du maire, si vous comptez utiliser cet exemple pour relancer votre campagne en faveur d'un centre de traumatologie : Coit Hill s'est foutu dedans par manque d'expérience. Ce qui n'arrange rien pour eux, c'est que leur conduite après sa mort n'a pas été très claire. A mon avis, après la parution de l'article de Sam, ils risquent d'avoir quelques petits problèmes avec les autorités. Je crois qu'ils peuvent d'ores et déjà faire une croix sur leur désignation.

Younger consulta sa montre.

– Merde! C'est râpé pour l'édition du matin!

Il se tourna vers Allan.

– A votre avis, quelqu'un d'autre est en possession de ce dossier?

– Pas que je sache.

– Vous avez l'intention d'en parler?

– Sam, j'ai une dette envers vous, répondit Allan. Quand pouvez-vous publier ça?

– Je file tout de suite au bureau pour rédiger mon papier. Au plus tôt, ça sortira dans l'édition de mercredi, c'est-à-dire qu'il sera dans les kiosques mardi soir vers dix ou onze heures. Anthony et ses amis auront le plaisir d'en prendre connaissance à leur sortie de la réunion du comité de coordination.

– Celle que les conseillers généraux ont exigée après votre papier sur mon étude?

– Oui. On leur ordonne pratiquement de mettre sur pied une organisation toute neuve. Rien de tel que la pression de l'opinion pour faire bouger les choses.

Steinhardt suivit des yeux la sortie de Younger, puis applaudit brièvement Allan.

– Félicitations, Allan. On dirait que les choses s'arrangent pour vous. Demain soir, Anthony devrait avoir quitté la ville avec son baluchon.

– J'aimerais bien, mais je n'en suis pas si sûr. Je crois qu'il faudrait que j'aille trouver Huntington – je suis certain que c'est lui qui m'a remis ce dossier – pour le convaincre de dire publiquement ce qu'il sait.

– Vous croyez qu'il pourrait accepter? Je ne vois pas ce qu'il aurait à y gagner.

– Je n'en sais rien, mais il faut que j'essaie. Il faut que les gens sachent comment fonctionne le « centre de traumatologie » d'Anthony. Si Huntington accepte de témoigner, on a une chance de coincer définitivement ce mégalomane.

Allan enfila son blouson.

– Sortons, proposa-t-il. J'ai des tas de choses à faire.

Au moment où il ouvrit la porte d'entrée, il découvrit Julie de l'autre côté, un doigt posé sur la sonnette.

– Hé toi! Où étais-tu passée? J'allais voir Huntington. Tu sais qu'il m'a envoyé le dossier complet du maire? Il faut que je lui demande d'accepter de déclarer publiquement que...

– Allan, murmura-t-elle. N'y va pas, je t'en prie.

Intrigué, il la dévisagea.

– Julie! Qu'est-ce qui t'arrive?

– Allan... J'ai peur, réussit-elle à articuler avant de fondre en larmes.

16

Allan attendait Julie, qui s'était arrêtée en cours de route pour se désaltérer, devant la porte de la salle où allait avoir lieu la réunion extraordinaire du comité de coordination.

– Regarde un peu ça, lui dit-il quand elle l'eut rejoint.

– « Séance à huis clos »? Qu'est-ce que ça veut dire?

– Rien de plus que ce que ça dit, répondit la voix de Younger, qui arrivait à son tour. Ils ont dû trouver un prétexte quelconque pour écarter les oreilles indiscrètes. Mais comme ils avaient annoncé une réunion publique, je pense qu'ils ne devraient pas tarder à nous laisser entrer.

Allan fixait toujours la porte close.

– Je donnerais cher pour savoir ce qui se passe là-dedans, nom d'une pipe...

Younger inspecta les environs et lui désigna une seconde porte, à quelques pas de là.

– Eh bien, allons-y, proposa-t-il.

Julie et Allan le suivirent dans la salle déserte. A droite, plusieurs centaines de chaises étaient alignées le long du mur; à gauche, un panneau coulissant séparait cette partie de la salle de celle où les membres du comité s'étaient réunis.

– Je vous présente le meilleur ami du journaliste : la cloison accordéon.

A la mine éberluée de ses deux amis, Younger éclata de rire.

– Très pratique pour écouter sans être vu dans les réunions syndicales ou autres, quand les organisateurs préfèrent ne louer qu'une moitié de salle, ce qui est courant. Nous n'avons qu'à nous approcher pour savoir ce que racontent nos amis du comité.

Julie le regarda avec inquiétude.

– Vous croyez vraiment que...

– Julie? De quoi as-tu peur?
– Tu le sais bien.
– Qu'est-ce qu'il y a? demanda Younger, intrigué.
Allan lui raconta les menaces de l'inconnu du parking, puis se tourna vers la jeune femme.
– Il ne peut rien nous arriver, chérie. Anthony essaie de nous impressionner, c'est tout. Ce n'est pas un assassin.
– C'est pour toi que j'ai peur, pas pour moi.
Allan l'enlaça tendrement.
– Écoute, dit-il, si Huntington ne se montre pas, je me contenterai de rester sagement assis sans rien dire. Si les types du comité me posent des questions sur notre étude, j'y répondrai, mais c'est tout. Je ne dirai pas un mot sur la mort du maire, c'est promis. Ils trouveront tout ça dans le journal de ce soir.
– Et si Huntington vient? Tu es toujours décidé à dévoiler le scandale ici?
– Oui. Ça reste de loin la meilleure solution. Pour coincer Anthony, il faut qu'Huntington raconte, devant témoins, tout ce qui s'est passé à Coit Hill. Et surtout, il faut que ce soit fait avant qu'Anthony ait eu le temps de faire pression sur lui pour le forcer à se rétracter. De toute façon, Huntington m'a dit que s'il m'avait envoyé le dossier, ce n'était pas pour se venger d'Anthony, mais pour qu'on sache ce qui se passe à Coit Hill. Il a ajouté qu'il n'irait pas plus loin, qu'il refusait de faire une déclaration publique. Allez, voyons si on peut entendre quelque chose.
– Al, vous n'êtes pas sérieux, disait une voix. Après tous les efforts que nous avons faits pour sauvegarder le système actuel, vous voudriez maintenant que nous nous inclinions devant Kirk?
– C'est très sérieux. Nous ne pouvons pas nous permettre de laisser se développer l'offensive sans réagir. Annonçons que nous sommes disposés à prendre l'étude de Kirk en considération, et suggérons aux services du comté de mener une enquête à grande échelle, afin de déterminer dans quelle mesure ses conclusions sont correctes au niveau global.
– Mais si nous ne faisons rien avant la publication des résultats, la presse nous accusera de chercher à gagner du temps en laissant mourir des milliers de gens qui auraient pu être sauvés, objecta quelqu'un.
– Mais il n'est pas question que nous restions sans rien faire, répliqua Anthony, qui s'efforçait de paraître triomphant. Nous allons annoncer qu'en attendant les résultats, Coit Hill est désigné comme centre de traumatologie provisoire.
– Comme c'est pratique, Al, disait quelqu'un. Vous croyez vraiment que les autres hôpitaux vous laisseront faire?

– Nous pouvons demander au Conseil des hôpitaux d'établir une échelle de gravité des traumas; au-dessous d'un certain seuil, les patients pourront être admis dans n'importe quel établissement. Au-dessus, ils seront dirigés sur Coit Hill. De cette manière, les autres ne pourront pas nous accuser de leur voler leur clientèle. Notre comité pourrait même mettre en place une commission de contrôle à ce sujet.

– Ça ne marchera pas, Al.

– Il le faut! Sinon, Kirk aura la voie libre, le conseil général fera appel à d'autres pour réorganiser le système, et nous perdrons toute influence!

– Vous n'arriverez pas à convaincre les hôpitaux, malgré vos échelles et vos commissions. Pas un seul n'acceptera.

– Très bien! Ils veulent avoir leur part? Eh bien, nous pouvons la leur donner. A votre avis, combien d'établissements seraient intéressés par le traitement des traumatisés?

Allan se pencha vers Julie et Younger.

– Quel filou! Il sait parfaitement qu'au bout de six mois, tous les hôpitaux se rendront compte qu'ils perdent de l'argent à s'occuper de traumas une semaine sur quatre. Peu à peu, ils se retireront du jeu, et Coit Hill finira à coup sûr par se retrouver seul.

– ... Sans parler du fait, continuait Anthony, qu'il y a une excellente raison d'adopter ce système. Si on laisse les gens de l'extérieur décider que les urgences doivent être traitées dans un établissement unique, il ne se passera pas longtemps avant qu'un type quelconque se mette à exiger la même chose pour la cardiologie ou autre. Il faut y mettre un terme dès aujourd'hui!

Il y eut un bref silence.

– Al, il est presque dix-neuf heures trente, dit une voix. Ouvrons la salle. Il y a peut-être des gens dehors.

Younger, Julie et Allan battirent précipitamment en retraite. Le médecin inspecta le couloir.

– Huntington n'est pas là. J'imagine que ce salopard n'a pas l'intention de venir.

Julie, profondément soulagée, ferma les yeux. Quand elle les rouvrit, Huntington s'approchait d'eux à grands pas.

– Vous aviez raison, Allan, dit-il quand il fut arrivé à leur hauteur. On y va?

Allan sourit chaleureusement. En guise de réponse, il ouvrit énergiquement la porte de la salle et y fit entrer Huntington, en savourant intérieurement le spectacle des traits décomposés d'Anthony.

***

Ils levèrent leurs verres en silence et burent une gorgée de champagne.

– Everett, déclara Allan, merci encore. J'étais persuadé que vous ne viendriez pas.

– Hier soir, moi aussi.

– Qu'est-ce qui vous a fait changer d'avis? s'enquit Younger.

– Une nuit blanche, passée à repenser à ce gosse que Fedder est venu opérer. A ce qui se serait passé s'il était mort. Je me suis dit qu'il fallait empêcher ce genre de choses de se reproduire. J'ai récité quelques prières et je suis venu vous retrouver.

Julie resservit le champagne.

– Vous croyez qu'ils étaient sérieux?

– Quand ils ont parlé de me nommer à la tête d'un sous-comité chargé de concevoir le système d'urgences? dit Allan. C'est complètement dément, mais je pense que oui.

– A mon avis, ajouta Younger, ils ont bien vu qu'Anthony était grillé. Ils n'avaient plus le choix. Ils ont voulu se démarquer de lui, histoire de montrer qu'ils n'étaient pas des marionnettes. Même si le bien-être de la collectivité n'est pas leur souci principal, ils ne sont pas complètement bornés. Ils doivent se figurer qu'il vaut mieux confier la conception du projet à quelqu'un qu'ils connaissent, avant que le conseil général ne désigne quelqu'un de l'extérieur, qui ne tiendrait aucun compte de leur avis.

– En un sens, vous avez eu de la chance, non? fit Julie.

– Comment ça?

– Qu'Anthony ait voulu dissimuler ce qui est arrivé au maire. S'il avait été honnête, il aurait peut-être réussi à bâtir son empire.

– C'est probable, mais je n'irais pas jusqu'à parler de chance. Ce type était tellement mégalomane, tellement obsédé par ses ambitions qu'il aurait fini par commettre une erreur. Son système ne pouvait pas marcher, puisque son équipe n'était pas motivée. Si nous allions acheter le *Telegraph?*

Ils s'apprêtaient à partir, mais Allan se ravisa.

– Au fait, dit-il, levant son verre devant Younger. Merci de votre aide. Je vous en voulais à mort après vos premiers papiers, mais je dois bien admettre que sans vous, nous n'en serions pas là.

***

Pour la cinquième ou sixième fois en vingt minutes, Anthony, aussi immobile qu'une statue, parcourait la une du *Telegraph*. Du coin de l'œil, il voyait clignoter sans répit les huit voyants du combiné téléphonique posé sur son bureau. Les huit lignes étaient en permanence occupées depuis le début de la matinée. De temps à autre, il entendait sa secrétaire répéter qu'il était en rendez-vous, qu'il n'avait pour le moment aucun commentaire à faire. Des journalistes, des cameramen et des photographes étaient embusqués autour de l'hôpital, dans la salle d'attente du service des urgences, dans le couloir qui donnait sur son bureau. De grand matin, il avait dû s'introduire à Coit Hill comme un voleur. Cummings, la seule personne à qui il eût souhaité parler, ne semblait pas vouloir se manifester.

Il se replongea dans la lecture du *Telegraph*. Enfin, le second téléphone – la ligne directe – émit un bourdonnement étouffé. Anthony se rua sur le récepteur.

– Je commençais à trouver le temps long, maugréa-t-il, mâchoires serrées.

– Figurez-vous que j'ai dû fuir mon bureau pour échapper aux appels incessants des journalistes. Je me demande même comment j'ai pu vous appeler si tôt.

– Qu'allons-nous faire?

– Ma foi... difficile à dire pour l'instant.

– Qu'est-ce que vous espérez? Une inspiration divine?

– Ce que je veux dire, c'est que l'article n'est pas le principal aspect de nos problèmes. A mon avis, le plus urgent, c'est le District Attorney.

– Quoi? Qu'est-ce qu'il vient foutre là-dedans, celui-là?

– Vous n'avez pas eu Rowlands? demanda tranquillement Cummings.

– Je n'ai pris aucun appel.

– Il aimerait beaucoup avoir un entretien avec nous à son bureau. Selon toute vraisemblance, il va y avoir une enquête du grand jury.

– Hein?! Vous... Ça n'est pas possible...!

– Malheureusement si. Le District Attorney fait ce qu'il veut des grands jurys, et comme il est du parti du défunt maire, s'il peut nous inculper, soit pour homicide involontaire, soit pour destruction de preuves, il n'hésitera pas.

– Ce fumier de Kirk...!

– Ce n'est pas tant à Kirk qu'à celui qui lui a transmis le

dossier qu'il faut vous en prendre, Al. J'ai dans l'idée que c'est quelqu'un avec qui vous êtes allé trop loin.

– C'est cette lavette gémissante d'Huntington! Je l'aurai. Il a violé le secret professionnel, et j'ai des amis dans les services de l'Attorney Général à Sacramento. Je vais...

– Laissez tomber, Al. Je doute fort que les services de l'Attorney lèvent ne serait-ce que le petit doigt pour vous, surtout si vous vous retrouvez inculpé par le grand jury. N'aggravez pas votre cas en faisant d'Huntington un nouveau martyr.

Anthony resta muet.

– Al? Vous êtes toujours là? Il y a encore une chose.

– Oui, oui, j'écoute...

– La réunion du conseil d'administration...

– Nom de Dieu de merde! C'est aujourd'hui à trois heures! Faites-la annuler, Harrison. Je ne peux pas affronter ça aujourd'hui...

– Je ne crois pas que ce soit possible, Al. Vous avez intérêt à vous trouver des excuses en béton, pour le maire.

Anthony ne buvait jamais le matin. Pourtant, il se servit un whisky bien tassé. Le verre à la main, il revint à son bureau et sortit l'exemplaire du dossier du maire qu'il avait gardé. Lorsqu'il eut terminé et son whisky et sa lecture, il était à nouveau convaincu que rien n'aurait pu sauver le maire, et donc qu'il n'avait aucune raison de s'inquiéter. Il reprit le rapport du pathologiste de l'hôpital et souligna au feutre les deux alinéas qui retraçaient l'historique des problèmes cardiaques du défunt. Ensuite, il demanda à sa secrétaire d'en faire une photocopie pour chacun des membres du conseil d'administration. Quant au fait que le pneumothorax n'était mentionné nulle part, il n'aurait aucun mal à l'expliquer par l'affolement d'Huntington.

Il voulut appeler Sherman Harper pour lui demander d'assister avec lui à la réunion du conseil et insister sur les problèmes cardiaques du maire. On lui répondit que le chirurgien ne sortirait pas du bloc opératoire avant le milieu de l'après-midi. Anthony téléphona au bloc opératoire, mais Harper refusa de prendre la communication.

Anthony renonça à obtenir le soutien de Harper et sortit la liste des noms et numéros de téléphone des membres du conseil. Il en toucha seulement deux, qui lui répondirent courtoisement qu'il n'était pas question de discuter avant la réunion. Résigné, il appela le vigile de l'hôpital vers trois heures moins dix, pour qu'il s'interpose entre lui et les journalistes postés dans les couloirs.

En entrant dans la salle, il eut l'impression que sa brève marche à travers les corridors l'avait requinqué. Il marcha d'un pas alerte vers sa place, à l'extrémité de la longue table ovale. Les réunions n'ayant lieu qu'une fois par mois, l'ordre du jour était régulièrement surchargé, et Anthony, ce jour-là, était venu avec une bonne demi-douzaine de dossiers. Il s'agissait de bien montrer aux membres du conseil que cette réunion n'avait aucun caractère exceptionnel. On y parlerait affaires, comme d'habitude. Il posa ses dossiers, sourit à la ronde et salua par son prénom chacune des personnes présentes. Trois d'entre elles fuirent son regard, mais il ne s'en formalisa pas outre mesure. Richard Marden était le seul à le dévisager de front. Mais il chercha en vain dans ses yeux la moindre étincelle de connivence; il n'y vit qu'une lueur froide de mauvais augure. Il décida d'appliquer malgré tout sa tactique.

– Avant d'en venir à l'article fallacieux du *Telegraph* d'aujourd'hui, commença-t-il laborieusement, nous avons des problèmes importants sur lesquels il...

– L'article de ce matin est prioritaire à l'ordre du jour, Al, intervint lentement Marden.

Anthony écarta ses dossiers.

– Très bien. Débarrassons-nous-en tout de suite, de manière à pouvoir aborder par la suite certains sujets plus importants.

– La mort du maire est le seul sujet important, répliqua Marden sans se laisser impressionner.

Anthony soupira longuement. Il ramena devant lui la pile de dossiers, sortit le plus épais et en tira plusieurs liasses de papiers, dont il distribua un exemplaire à chacun.

– Ceci est un résumé des informations dont nous disposons sur le séjour du maire dans notre établissement. Quand vous l'aurez lu, vous penserez comme moi qu'il ne s'est rien passé dont nous puissions rougir. Le maire n'aurait pas pu mieux être pris en charge.

Personne ne témoigna la moindre attention au document qu'il venait de faire circuler. Marden esquissa même vaguement le geste de le repousser devant lui.

– Quelle est votre opinion sur l'article de ce matin? demanda le banquier.

– Il est calomnieux.

– C'est tout?

– Oui. Le Dr Creighton n'a vu que des dossiers, les mêmes que ceux dont vous avez devant vous un résumé. A aucun moment il n'a vu le patient, là est la différence fondamentale avec nos médecins. Les dossiers sont très utiles, mais si l'on n'a pas approché un patient, comment peut-on se permettre d'affirmer qu'il a été bien ou mal soigné?

– Ça n'est pas l'avis du Dr Creighton, souligna Marden, qui, de toute évidence, s'était érigé en porte-parole.

– Le Dr Creighton est un pathologiste, autrement dit quelqu'un qui travaille avec un microscope et côtoie des cadavres. Il ne saurait probablement pas soigner un rhume! Comment pourrait-il savoir ce qu'il faut faire dans ce genre de cas?

– Soit vous êtes de mauvaise foi, soit vous n'avez pas les pieds sur terre. Le Dr Creighton jouit d'une renommée considérable, dit Francine Normans, l'unique femme du conseil d'administration.

– Je ne permettrais pas de contester les qualités du Dr Creighton, madame Normans. Tout ce que je dis, c'est qu'il est impossible de juger d'un cas sur la seule base d'un dossier.

– Vous croyez donc le Dr Creighton capable de tenir en l'air des propos aussi graves? demanda Marden.

Anthony se redressa sur sa chaise.

– Il a combien, soixante-dix? Soixante-quinze ans? Il est à la retraite depuis au moins huit ans. Peut-être a-t-il quelque peu perdu la notion des réalités médicales.

– Cette remarque est parfaitement incongrue, monsieur Anthony, rétorqua Francine Normans. La réputation du Dr Creighton n'est pas seulement fondée sur son passé, mais aussi sur ses activités actuelles. Le diffamer ne vous apportera rien.

– De toute façon, intervint Zachary Scott, le directeur de la télévision éducative de San Francisco, les affirmations du Dr Creighton sont confirmées par le Dr Kirk.

– Si je puis me permettre, monsieur Scott, l'opinion du Dr Kirk, c'est de...

Anthony ravala le mot grossier qui avait failli lui échapper. Piqué au vif, il prit soin de mesurer ses propos.

– En ce qui concerne Coit Hill, reprit-il, on ne peut pas dire que le Dr Kirk se montre très objectif. Et aurai-je besoin de vous rappeler que ses options médicales ne sont pas toujours très heureuses?

– Peut-être que son attitude en tant que chercheur est parfois contestable, insista Scott, mais peut-on pour autant mettre en doute ses talents de médecin? D'après ce que j'ai entendu dire, il est tout simplement remarquable.

– Quoi qu'il en soit, dit Marden, le contenu de cet article n'est pas notre propos pour l'instant.

Anthony tiqua.

– Je ne suis pas sûr de vous suivre. J'avais cru comprendre...

– Excusez-moi si je me suis mal exprimé. Le problème n'est pas de savoir si les Drs Kirk et Creighton sont crédibles ou non.

– Mais... où est le problème, dans ce cas?
– Il y a deux choses. Premièrement, vous avez obligé nos médecins à falsifier le dossier médical du maire. Deuxièmement, chacun d'entre nous a reçu ce matin une analyse détaillée des soins prodigués au maire. La conclusion de cette analyse – qui, à la différence de la vôtre, comprend le dossier radiologique et tient compte de la lésion pulmonaire – est que sa vie aurait pu être sauvée si le pneumothorax avait été repéré. Ce rapport était signé de la main du Dr Huntington.
– L'attitude du Dr Huntington n'est pas neutre! répliqua Anthony en se penchant par-dessus la table. Il s'en prend à nous parce que je l'ai licencié la semaine dernière, à cause...
– Nous savons pourquoi vous l'avez licencié, coupa Francine Normans. Et nous sommes convaincus qu'il a eu raison de se conduire comme il l'a fait pour sauver cet enfant. Ce qui nous amène à un autre problème. Vous avez réussi à nous persuader que nous devions organiser ici un centre de traumatologie. Nous avons approuvé l'investissement de millions de dollars, pour mettre en place votre service d'hélicoptère, agrandir le service des urgences et acquérir des équipements neufs et engager le Dr Huntington. Et pourtant, l'élément-clé fait toujours défaut : nous n'avons pas de bons spécialistes en traumatologie. Pire, d'après le Dr Huntington, vous n'avez pas le soutien de vos médecins.
– C'est une chose qui s'obtient avec le temps.
– Combien de temps, monsieur Anthony? Six mois? Un an? Deux? Et combien de morts inutiles dans l'intervalle?
Anthony avait la corde au cou. Il en était conscient.
– C'est difficile... Il fallait bien commencer un jour, madame Normans. J'étais convaincu – je le suis toujours – que nos médecins finiraient par s'intéresser à ce service s'il améliorait notre image de marque.
Marden, avec un geste d'impatience, prit le relais.
– Trop, c'est trop, Al! Bon, nous sommes arrivés à un certain nombre de conclusions. Primo, Coit Hill se retire dès aujourd'hui de la course à la désignation du centre de traumatologie. Secundo – et c'est peut-être le point le plus important – nous avons décidé dans l'intérêt de Coit Hill de mettre fin à vos fonctions directoriales.
Anthony pâlit.
– Mais...
– Je suis navré, Al, mais c'est une décision sans appel. Nous allons devoir affronter la justice et l'opinion pour répondre de vos agissements. Nous devons faire comprendre aux gens que nous avons l'intention de revoir nos orientations.

– Monsieur Marden...

– Votre salaire vous sera versé pendant deux mois. L'hôpital accepte également de prendre en charge vos frais de justice éventuels si vous êtes poursuivi au sujet du maire. Vous serez officiellement relevé de vos fonctions à dix-sept heures aujourd'hui même.

Anthony regarda un à un les membres du conseil, en espérant vaguement que l'un d'eux interviendrait en sa faveur. Personne n'ouvrit la bouche.

– Et maintenant, Al, si vous voulez bien nous excuser... fit Marden.

L'ex-directeur repoussa lentement sa chaise et se leva. Il commença de rassembler ses dossiers, puis se ravisa. En trois foulées, il fut à la porte. Il partit d'un pas traînant. Les voix étouffées reprirent leur discussion derrière la porte close.

17

Quand Julie entra dans la salle de bains avec deux tasses de café, Allan, qui sortait du bain, s'essuyait vigoureusement. Elle lui en tendit une.

– Trois cuillerées de sucre, c'est assez? demanda-t-elle.

Il but une gorgée et fit la grimace.

– C'est plus qu'assez. Regarde-moi : une vraie pile électrique!

– Tu es nerveux?

– Tu parles! Ça fait des mois que je n'ai pas touché un scalpel. Ça suffit pour perdre un peu la main. Et puis il y a, disons, l'environnement.

– Tu t'inquiètes de l'accueil que va te réserver ton équipe? Pourquoi donc? Santorre, Fedder, les autres... ils n'ont jamais cessé de te soutenir.

– Je pensais plutôt à Dorr et White.

Il étala une bonne dose de mousse sur sa figure, puis il y fit courir son rasoir préféré en grimaçant. Julie le suivait des yeux.

– Si je peux me permettre, dit-elle, qu'ils aillent se faire foutre, eux et tous leurs semblables.

– Facile à dire! Le problème, c'est que pour obtenir ma réintégration, Steinhardt les a présentés comme deux parfaits salauds. Ils risquent de m'en vouloir pendant un bout de temps.

Il avait fini de se raser. Après s'être rincé le visage, il se pencha en avant pour s'étudier dans le miroir. Satisfait du résultat, il s'aspergea de lotion après-rasage.

Julie et lui revinrent dans la chambre. Il prit son pantalon sur le lit.

– Surtout, ne te laisse pas impressionner, Allan.

Il boucla sa ceinture, puis la dévisagea.
– C'est promis. On dirait qu'il y a quelque chose qui te turlupine.
Elle secoua la tête.
– Fillette, tu me caches quelque chose. Tu es bizarre, ces jours-ci. Un peu distante.
Elle s'assit au bord du lit; Allan l'imita aussitôt.
– Julie?
– C'est difficile à dire...
– Tu ferais mieux d'essayer, parce que je ne quitterai pas cette pièce avant de savoir ce qui se passe dans ta petite tête.
Julie posa sa tête contre l'épaule d'Allan. Au bout d'un instant, il la repoussa légèrement. Ses yeux étaient embués.
– Depuis que les choses s'arrangent, c'est toi qui deviens distant, Allan. Tu es sans cesse occupé, et quand par hasard tu es ici, soit tu passes des heures au téléphone avec Younger ou Steinhardt, soit tu es complètement perdu dans tes pensées et tu ne dis rien.
– Je t'aime, Julie. A force d'être avec toi, d'être soutenu par toi, j'ai compris à quel point ma vie était triste avant notre rencontre. Tu m'as redonné espoir. Mais tout n'est pas réglé, vois-tu. Mes travaux de recherche sont réduits à néant, et je ne sais pas comment faire pour les reprendre. Je ne sais pas non plus comment va tourner cette bagarre pour le centre de traumatologie. Et qui sait ce qui m'attend à l'hôpital? Non, je crois que pour le moment, ma situation est trop incertaine pour que je prenne des engagements définitifs.
– Ça n'est pas ce que je te demande. Mais l'amour l'après-midi, ça ne m'intéresse pas. Je veux partager ta vie, Allan. Pas question d'une liaison à temps partiel. Voilà ce que j'avais à dire.
Elle se leva et s'éloigna. Il prit une chemise dans le tiroir de la commode, l'enfila et la rentra dans son pantalon. Il sentait le regard de Julie posé sur lui.
– Julie...
– Ce n'est rien, Allan. Tu es de garde pendant combien de temps?
– Vingt-quatre heures, Julie. Vingt-quatre longues heures.

***

Il y avait des places à proximité de l'entrée des urgences, mais il préféra se garer le plus loin possible. Au fond de lui-même, l'accueil qu'il allait recevoir l'inquiétait terriblement. Un peu de marche lui ferait sans doute du bien. Il aurait voulu oublier tout ce qui s'était passé, faire comme si de rien n'était.

Au moment où les portes automatiques s'ouvrirent devant lui, une salve d'applaudissements et d'acclamations troua le silence. Allan aperçut Santorre, Fedder, Maggie, plus un certain nombre d'internes et d'infirmières qu'il connaissait. Un vieux drap de lit, suspendu au-dessus du poste d'infirmières, tenait lieu de bannière de bienvenue. Le comptoir avait été débarrassé de ses paperasses habituelles; un énorme gâteau, moulé en forme de bassin hygiénique, trônait dessus à côté d'une grande jatte remplie d'un liquide rose. Des cotillons étaient disposés de part et d'autre du gâteau.

– Vous faites bien de revenir un lundi soir, déclara Maggie en s'avançant vers lui. Nous ne sommes pas trop bousculés, ça tombe bien.

Elle l'embrassa chaleureusement.

Allan voulut protester, mais il se tut. Fedder, conscient de l'intense émotion de son confrère, lui passa un bras autour des épaules et l'entraîna vers le comptoir.

– Alors, sale lâcheur? Vous vous rendez compte à quel point on s'est emmerdés depuis votre départ?

Allan voulut lancer une réplique spirituelle, mais il ne trouva rien et resta bouche bée. Fedder éclata de rire et commença à couper le gâteau.

– Puisque c'est comme ça, reprit-il ensuite, vous devrez subir la punition suivante : Maggie Brooks se chargera de toutes vos incisions pendant un mois.

Il y eut des rires. Maggie pouffa et tira la langue à Fedder.

Ils restèrent un moment debout à bavarder en évitant d'un commun accord les sujets délicats. Au grand soulagement d'Allan, une sirène d'ambulance vint bientôt couvrir les plaisanteries. Le personnel des autres services qui était venu à la fête continua tranquillement à boire et à bavarder, pendant qu'Allan, Fedder et Maggie, presque à l'unisson, jetaient leurs assiettes à la poubelle et couraient jusqu'à l'aire d'arrivée des ambulances.

Un fourgon, qu'ils reconnurent immédiatement comme un véhicule du pénitencier de San Quentin, exécuta un rapide demi-tour en marche arrière pour amener ses portières à deux pas des médecins.

– On vous apporte un client bien saignant, lança le chauffeur en s'approchant de l'arrière.

– Cirrhose? demanda Santorre en l'aidant à ouvrir les portières et à sortir la civière.

Un autre homme, visiblement un gardien du pénitencier, sauta à son tour du fourgon.

– Non, je crois pas, répondit-il en s'approchant de Fedder et d'Allan, occupés à installer le patient sur un lit roulant. C'est pas le genre pochard, çui-là.

Allan avait retrouvé tous ses anciens réflexes; il commença à aboyer sèchement ses instructions.

Avant même que le détenu soit entièrement déshabillé, Allan entreprit de l'examiner. Il ne trouva pas trace de coup de couteau ni d'impact de balle.

– Il a été mêlé à une bagarre, ces temps derniers? demanda-t-il au gardien.

– Nan... Tout allait bien, et puis son compagnon de cellule s'est mis à brailler comme un fou. Tout ce qu'on a pu en tirer, c'est que depuis quelques jours, il arrêtait pas de vomir, mais que ce soir il s'est mis à cracher le sang. C'est pour ça qu'il nous a appelés.

– La tension est un peu basse : 7/5, déclara Maggie après avoir mis en place une perfusion de sérum. Qu'est-ce qu'il a, à votre avis?

– Je n'en sais rien, mais en tout cas, ça n'a rien à voir avec un trauma. Enfin, on peut toujours y jeter un coup d'œil.

Allan posa les yeux sur le détenu.

– Qu'est-ce qui ne va pas, mon gars?

– L'estomac, mec.

– Vous avez déjà eu des pépins de ce côté-là?

– Ouais, un ulcère. Mais jamais à ce point-là.

Allan le considéra un instant, puis se tourna vers Maggie.

– Faites venir la radio et appelez le labo pour les tests sanguins habituels.

– Hé, mec! J'ai pas besoin de radio, moi! Je veux pas de ce genre de truc. Refilez-moi des pilules pour mon ulcère, ça suffira.

– Ça ne se passe pas comme ça, mon gars. Pas de radio, pas de pilules.

Un technicien et un interne poussèrent la radio portative jusqu'au chevet du patient et la mirent en position pour effectuer un cliché de l'abdomen.

Cinq minutes plus tard, le technicien était de retour avec la radio.

Allan s'en saisit et la plaça sur le négatoscope. Dès qu'il l'eut examinée, Fedder émit un ricanement. Maggie s'approcha.

– Mais qu'est-ce que c'est que ces trucs dans l'estomac?

– Regardez plus attentivement, conseilla Allan.

Elle colla littéralement son nez sur le cliché, puis se retourna, stupéfaite.

– Des lames de rasoir? Ce type a trois lames de rasoir dans l'estomac!

– C'est bien ça, doc, fit le gardien.
– Mais...
– Ce type devait avoir un compte à régler avec quelqu'un, reprit le gardien.
– Mais pourquoi les a-t-il avalées?
– Parce que c'est comme ça qu'il les a fait entrer dans la prison. C'est un vieux truc... Il demande à sa bourgeoise de lui apporter des lames. Elle les enveloppe dans du sparadrap et se les fourre dans la bouche. Quand elle l'embrasse, elle les lui refile, et lui, il les avale. Il les récupère aux chiottes, et le voilà armé pour trucider qui il veut.
– Eh bien... Soit il n'a vraiment pas eu de chance, soit sa bonne femme n'est pas douée pour l'emballage, conclut Allan. Je suppose que le sparadrap a complètement bouché le canal qui relie l'estomac au duodénum, ce qui fait que tout ce qu'il absorbe est refoulé dans l'estomac. Regardez comme il est dilaté.
– On l'envoie en salle d'op? demanda Maggie.
Allan considéra le détenu, qui paraissait exaspéré.
– Pas tout de suite. On va l'intuber pour lui drainer l'estomac et l'admettre aux Soins Intensifs. Mais à mon avis, il aura droit au billard dans les jours à venir.
– Sauf vot' respect, Doc, c'est ce qui s'appelle jeter par les fenêtres le pognon du contribuable, remarqua le gardien. Y a dix ans qu'on aurait dû passer cet enfoiré à la casserole.
Allan s'éloigna, accompagné de Santorre.
– Pour votre grand retour, on ne peut pas dire que vous ayez eu droit à un cas palpitant, dit ce dernier.
– Au point où j'en suis, je serais prêt à m'occuper d'un ongle incarné, répondit Allan en souriant.

***

Ils se dirigèrent vers le secteur réservé aux traumatisés convalescents. Santorre s'immobilisa devant la deuxième porte après le poste d'infirmières et l'ouvrit doucement. Il y avait là deux hommes, tous deux profondément endormis. Il revint sur ses pas jusqu'au poste, où il prit leurs feuilles de température. Entre-temps, Allan était entré dans la chambre et surveillait les moniteurs cardiaques installés au-dessus de chaque lit.
– A gauche, c'est ce gosse qui s'est fait faucher les deux jambes, chuchota Santorre. Il s'en sort très bien. Psychologiquement, il a bien encaissé le choc, et il s'est lancé à fond dans la rééducation. On a même dû le calmer un peu, parce qu'il avait tendance à se surmener. Mais tout n'est pas rose.

– A cause de son père?

– Oui, dans un sens. Son frère vient de craquer, parce qu'il n'a pas réussi à le sauver. Il y a trois semaines, il a fait une dépression. On nous l'a amené aux urgences, l'estomac bourré de tranquillisants. On l'a sauvé de justesse.

– Vous l'avez transféré en psychiatrie?

– Il y est resté quelques jours; ensuite, nous l'avons envoyé à Langley-Porter... Le type de droite, c'est notre jogger. On lui a retiré l'intubation trachéale il y a trois jours. Les fonctions rénales sont en progrès régulier. A mon avis, on devrait pouvoir abandonner le pontage à la fin de la semaine et arrêter les dialyses. Nous pensons commencer à l'alimenter par voie orale à partir de lundi ou mardi.

– Et la rééducation?

– C'est assez bon. Les orthopédistes pensent qu'il pourra bientôt remarcher.

– Comment va sa femme?

– Pas mal. Maggie m'a même raconté que l'autre jour, quand elle a débarqué, notre ami avait la main fourrée dans son corsage.

– Je me demande pourquoi on fait tous ces examens de labo, commenta Allan. Finalement, le retour du désir sexuel est le meilleur signe de guérison, et de loin.

A ce moment-là, le dormeur se retourna et ouvrit les yeux. Il alluma sa lampe de chevet et se redressa dans son lit.

– Qu'est-ce que c'est...? Quelle heure est-il?

– Excusez-nous, dit doucement Santorre en s'approchant. Il est deux heures. Je mettais au courant le Dr Kirk, qui est revenu aujourd'hui.

Le jogger se tourna vers Allan.

– Le Dr Kirk? Celui qui m'a opéré? Bon Dieu, ça me fait sacrément plaisir de vous rencontrer! Docteur, si vous avez besoin de quoi que ce soit...

Allan s'avança.

– N'y pensez pas. Rien ne peut me faire plus plaisir que de vous voir dans une forme pareille.

L'homme sourit.

– Au fait, il doit bien y avoir quelqu'un dans ce service à qui une douzaine de roses ferait plaisir? Mes collaborateurs viennent de m'envoyer un troisième bouquet.

– Oui, j'en suis sûr, répondit Santorre. Merci, je poserai la question. Et maintenant, reposez-vous. Je repasserai dans la matinée.

***

Santorre et Allan s'approchèrent à petits pas des distributeurs automatiques de boissons.

– Pas trop surchargé, ces jours-ci? demanda Santorre. J'ai entendu dire que vous donniez des tas de conférences.

– Oui, du matin au soir. D'après Steinhardt, la contre-attaque est la meilleure défense.

– C'est comme ça que vous avez obtenu votre réintégration?

Allan secoua la tête.

– Non. Steinhardt a menacé l'Université de toutes sortes de poursuites s'ils ne me reprenaient pas avant la fin du procès. Si je parle tant en public, c'est pour essayer de me débarrasser de cette image de Frankenstein qui me colle à la peau depuis l'affaire du sang artificiel. Je ne pense pas regagner de sitôt tout ce que j'ai perdu, mais enfin ça peut aider. J'espère surtout que le problème de l'organisation des urgences ne sera pas enterré au fond d'un tiroir dans les semaines qui viennent.

– Et pour vos autres ennuis?

– Steinhardt pense que nous avons intérêt à éviter tout arrangement amiable : nous allons donc nous défendre contre toutes les plaintes. A son avis, il se passera au moins deux ans avant que l'Institut National de la Santé se décide à m'accorder de nouveaux crédits de recherche. Il est probable que l'Université finira par me relever officiellement des mes fonctions de patron de service, et qu'elle ne me laissera plus diriger un groupe de recherches. Mais Steinhardt croit qu'ils me laisseront mon titre d'assistant-professeur de chirurgie : a priori, je continuerai à opérer ici, c'est déjà ça.

– Et l'histoire du Bureau de Contrôle Médical?

– D'après Steinhardt, ils n'oseront plus m'attaquer maintenant que je ne suis plus isolé. Ils savent que même en rassemblant leurs maigres forces, ils ont toutes les chances de perdre la bataille. Ils vont probablement se faire tout petits.

– Vous pensez participer à ce sous-comité que le comité de coordination vous a proposé de diriger?

– Pourquoi pas? Je pense que je pourrai me rendre utile.

– Sans doute. Nous espérons tous que vous allez faire bouger un peu tout ça, parce qu'ici, vraiment, ça ne va plus.

Ils s'assirent côte à côte sur une banquette.

Allan, qui avait cru percevoir un reproche implicite, respira profondément.

– Écoutez... je suis vraiment désolé si mes ennuis avec l'Université vous ont créé des problèmes.

– Ça n'est pas ça, Allan. Nous vous avons soutenu. Nous vous aurions aidé si vous nous l'aviez demandé.

– Dans ce cas, qu'est-ce qui ne va pas? demanda Allan, étonné.

– Eh bien... Tout d'abord, je crois que votre idée de boycott a eu un certain impact. Juste après, les patients ont commencé à arriver en masse, et la tendance s'est encore accentuée après la destitution d'Anthony. Des gens à peine conscients suppliaient qu'on les dirige sur l'Université. Quand ce n'était pas eux, c'était leur famille. Il y en a même qui l'avaient écrit sur leurs papiers d'assurance. Certains jours, on manquait tellement de lits aux Soins Intensifs qu'on était obligés de faire sortir des patients plus tôt que prévu. C'était un sacré foutoir!

– Dorr n'a rien fait?

– Il a essayé. Ça n'était pas drôle pour lui non plus. Il y a eu quelques prises de bec, parce que les cancéreux et les cardiaques faisaient la queue devant le bloc opératoire, qui était complètement squatté par les traumatisés. Quelques cardiologues ont fait un foin terrible! Il y en a un qui a même menacé de quitter l'Université. La chienlit, quoi!

– Où voulez-vous en venir, Joe? J'aurais dû fermer ma gueule, c'est ça? Rester tranquille, comme tout le monde?

– Non. Il fallait que vous le fassiez, nous sommes tous d'accord là-dessus. Ce que je constate, c'est que dans les faits, nous sommes tout simplement devenus le centre de traumatologie de la ville. Ça ne peut pas continuer comme ça. Si on veut qu'on s'occupe correctement des blessés, il nous faut la désignation officielle et les crédits qui vont avec. On a besoin de réorganiser le système de transport des blessés; et surtout, il faut que nous passions des accords précis avec les autres établissements, afin de nous faire une idée du nombre de patients que nous aurons à traiter. Si on ne restructure pas tout ça rapidement, nous allons tous devenir fous!

– Qu'attendez-vous de moi, au juste?

– Que vous accélériez la procédure, que vous harceliez le conseil général. Sinon, ça prendra des années.

Allan se leva, s'approcha du distributeur de boissons, y inséra une pièce et demanda un potage. Le gobelet tomba de travers. Alors qu'Allan avançait la main pour le redresser, le liquide brûlant se déversa, moitié dans le gobelet, moitié sur sa main. Après avoir retiré son maigre butin, Allan gratifia l'appareil d'un coup de pied rageur.

– Saloperies d'engins! bougonna-t-il en revenant vers Santorre. Écoutez, Joe... Je ne peux pas faire ce que vous me demandez, vous le savez bien. Sinon, on pensera forcément que je n'ai agi que par ambition personnelle. Et surtout, la désignation doit être régulière. Tout hôpital qui s'y intéresse doit avoir sa chance de présenter un projet. Sans consensus, ce projet ne marchera jamais.

– Il y a des chances pour qu'un autre hôpital soit désigné?

– Très franchement, quasiment aucune. Je crois qu'en matière de traumatologie, aucun établissement du comté ne peut rivaliser avec l'Université. Nous sommes les seuls à disposer en permanence d'une équipe d'intervention complète. Les autres auraient du mal à convaincre leur personnel de se lancer dans une telle aventure, à en juger par le nombre de coups bas qu'Anthony a été obligé de distribuer à certains membres de son équipe de médecins pour les forcer à le suivre.

– Je vois. En tout cas, si nous sommes désignés, ne croyez pas que vous pourrez vous laver les mains du problème. C'est vous qui devrez nous donner les moyens nécessaires.

– Ce qui veut dire?

– Étant donné que nous sommes déjà partiellement subventionnés par le comté, je parie que le conseil général considérera que nous n'avons pas besoin de crédits supplémentaires pour accomplir des prodiges; en conséquence, il fera tout son possible pour éviter de débourser un centime de plus. Même si nous ne constituons plus un service indépendant, vous restez quand même le patron des urgences. Vous devrez vous battre pour obtenir les fonds nécessaires. Nous vous admirons, et nous aimons travailler avec vous, mais nous voulons le faire dans des conditions décentes. Dans le cas contraire, je suis sûr qu'aucun d'entre nous n'aurait de mal à trouver ailleurs un poste confortable et intéressant. Je déteste être aussi brutal, mais il fallait que je vous le dise.

Allan but une gorgée.

– Je ne vous ferais pas confiance si je ne savais pas que vous pouvez être direct quand il le faut.

Il se tut et contempla silencieusement le fond de son gobelet.

– Hé, Allan! Où êtes-vous parti?

Allan releva la tête, un sourire radieux aux lèvres.

– Vous feriez bien de me trouver un remplaçant pendant une heure ou deux.

– Vous êtes cinglé? Où allez-vous?

– Je vais voir Julie. Je serai revenu dans deux heures, dernier délai.

– Encore un de vos coups de tête à la noix!

Sans se donner la peine de relever la remarque, Allan tourna les talons et revint rapidement jusqu'à la chambre du jogger.

Sans bruit, il ouvrit la porte et jeta un coup d'œil à l'intérieur. Hormis un léger ronflement, la pièce était plongée dans le silence. A pas de loup, il s'avança vers l'armoire, l'ouvrit et y prit le bouquet de roses.

Un quart d'heure plus tard, penché au-dessus du lit, il déposait un léger baiser sur la nuque de Julie. Elle se retourna et ouvrit les yeux.

– Allan?

Il alluma la lampe de chevet. Aussitôt, Julie referma les yeux. Quand elle les rouvrit, son regard se posa sur les fleurs.

– Où as-tu trouvé des roses à quatre heures du matin?

– Ça n'a aucune importance.

Il posa ses mains autour de son visage et l'attira à lui. Tout le temps que dura leur baiser, les yeux de Julie restèrent grands ouverts. Lorsqu'il recula, elle le regardait toujours.

– Julie, je crois que je suis un imbécile. En tout cas, je suis long à la détente. Je t'aime, j'ai besoin de tout ton amour et de tout ton soutien.

– Allan...

– Chut... Écoute. C'est vrai, je commençais à m'éloigner de toi, je courais de tous côtés en te laissant seule. Ça me paraissait normal. Mais je ne le ferai plus, Julie. Plus jamais.

Il se pencha et l'embrassa encore.

Julie finit par se dégager.

– Tu repars à l'hôpital.

– J'ai dit à Santorre que je serais absent deux heures. Il me reste donc une heure un quart.

– Assez pour faire quelques galipettes.

– Et peut-être pour commencer à réfléchir à la date de notre mariage...?

– Il faut voir, répondit Julie en riant. Il faut voir...

Cet ouvrage a été réalisé sur
Système Cameron
par la SOCIÉTÉ NOUVELLE FIRMIN-DIDOT
Mesnil-sur-l'Estrée
pour le compte de France Loisirs
le 20 août 1987

Imprimé en France
Dépôt légal : août 1987
N° d'édition : 12915 – N° d'impression : 7506